穴位贴敷治百病

XUEWEI TIEFU ZHI BAIBING

第 6 版

程爵棠　程功文　编著

河南科学技术出版社

·郑州·

内容提要

本书在第 5 版的基础上修订而成，分上、中、下三篇。上篇简述了穴位贴敷疗法的基本知识，包括穴位贴敷疗法的历史、作用原理与功用、适应证、用药原则及选穴等；中篇介绍了内科、儿科、妇科、男科、肿瘤科、伤外科、皮肤科和五官科等 270 多种常见病和部分疑难病症的治疗经验，共精选穴位贴敷良方 1100 余首，每首包括组成、制法、用法、功用、主治、疗效、附记等；下篇精选备用贴敷通治方 20 首。本书是作者 50 余年临床实践和四代家传、师授经验的总结，并参考了大量的文献资料，内容丰富，实用性强，可供基层医务人员及广大家庭自疗者阅读参考。

图书在版编目（CIP）数据

穴位贴敷治百病/程爵棠，程功文编著. —6 版. —郑州：河南科学技术出版社，2020.4

ISBN 978-7-5349-9788-4

Ⅰ.①穴… Ⅱ.①程…②程… Ⅲ.①穴位—中药外敷疗法 Ⅳ.①R244.9

中国版本图书馆 CIP 数据核字（2020）第 028055 号

出版发行： 河南科学技术出版社
北京名医世纪文化传媒有限公司
地址：北京市丰台区万丰路 316 号万开基地 B 座 1-114　邮编：100161
电话：010-63863186　010-63863168
策划编辑： 杨磊石
文字编辑： 杨　竞
责任校对： 龚利霞
封面设计： 龙　岩
版式设计： 崔刚工作室
责任印制： 陈震财
印　　刷： 河南省环发印务有限公司
经　　销： 全国新华书店、医学书店、网店
开　　本： 850 mm×1168 mm　1/32　　**印张：** 10.75　**字数：** 272 千字
版　　次： 2020 年 4 月第 6 版　　　　　2020 年 4 月第 1 次印刷
定　　价： 38.00 元

第 6 版前言

穴位贴敷是民间常用而有效的药物外治疗法,深受基层医务人员和广大群众的欢迎。本书自 1999 年出版以来,已经 4 次修订再版,由于内容实用、操作简便、疗效确切而受到读者的厚爱,故多次重印,发行 50 000 余册。同时也接到了一些读者的来信或电话,既给予了鼓励、赞扬,也提出了一些改进意见和建议,希望修订再版,使之不断完善。为此,我们在保留前几版特色的基础上,再次对本书进行了修订。此次修订,除改正上版书中的错漏外,在内容上亦做了不少更新,删除和精减了部分疗效相近或同一疾病较多的方药,增补近年来经临床验证疗效确切的外治良方,新增疾病 2 种,使全书外治贴敷良方达 1100 余首,涉及疾病 270 余种。总之,本版与第 5 版比较,内容更加丰富,方药更加实用。

在本书修订过程中,承蒙程美红、张大英、张大亮、李勇、陈常珍等做了大量的资料收集整理和校对工作,在此谨表谢意。虽经修订,但因水平所限,书中错漏恳请广大读者批评指正。

程爵棠

2019 年 7 月

第 1 版前言

穴位贴敷疗法是药物外治的一种有效方法,为民间疗法之精华。

穴位贴敷,既可统治外症,也可内病外治,简便易懂,见效快,疗效高,安全可靠。因此,它能够长期在民间广泛流传和应用,并越来越受到医界同仁的关注和重视。笔者自幼受家传影响,特别是 20 世纪 60 年代有幸在农村工作多年,面对条件艰苦、缺医少药的情况,运用民间疗法,积累了不少经验。此后,在临床中常单用或配用穴位贴敷疗法及其他民间疗法治疗疾病,不仅方便了患者,减轻了病人经济负担,而且临床疗效不断提高。目前,有关穴位贴敷疗法的专著甚少,为了使贴敷疗法发扬光大,笔者根据 40 余年临床实践,并广泛收集古今医学文献资料,结合四代家传秘本——《外治汇要》和师授经验,几经易稿,始编著成《穴位贴敷治百病》一书。

全书分上、中、下三篇。上篇简要介绍了穴位贴敷疗法的历史、作用原理与功用、适应证、用药原则与选穴等。中篇重点介绍了内科、儿科、妇科、肿瘤科、伤外科、皮肤科和五官科等 220 多种常见多发病和部分疑难病症的临床治疗经验,精选有效外治方1100 多首。每一疾病列方若干个,每方均按"组成、制法、用法、功用、主治、疗效、附记"七项内容依次排列。附记中主要交代了资料来源、方剂加减、注意事项等。下篇列选了备用贴敷通治方 30 首。在应用时,若能三篇互参、灵活运用、融会贯通,则可大大扩大治疗范围。

为了既节省篇幅，又能提供较多的治病经验，对疾病简介、方义、取穴方法等一律从略。

本书在编写中，承蒙程华、程美红、文力、李春霞、程平、新苗等协助做了大量的资料收集整理工作，谨表谢意。由于笔者学识浅薄、经验不足，遗漏和错误之处，恳请同仁高贤和广大读者不吝批评赐正。

程爵棠

1999 年 3 月写于江西景德镇

目　录

上篇　概　论

中篇　疾病的贴敷疗法

下篇　备用贴敷通治方

上篇　概　论

　　穴位贴敷疗法,长期在民间广泛流传和应用,是民间疗法精华之一,也是中医学的重要组成部分。贴敷治病,古谓:"外敷""外贴",故称"贴敷疗法"。因药贴穴位,故又称"穴位贴敷疗法"。它是利用药物贴敷穴位,刺激穴位,而起到药效、穴效的双重作用,达到治病的目的。本疗法独特、简便,可配用不同药物,达到汗、清、下、消、补、温、和等治疗作用。

一、穴位贴敷疗法的历史与发展

　　在人类医学史上,穴位贴敷疗法作为一种最古老的药物外治疗法,广泛流传于民间,应用于民间。

　　在原始社会,人类为了自身的生存和健康,不得不在与灾害搏斗中自求救护,消除病痛。通过长期反复实践,人们总结了将泥土、树叶、草茎等捣烂涂敷伤口或某一部位等多种外治方法。在我国最早的医学经典著作《黄帝内经》中,有"内者内治,外者外治"的论述,马王堆出土的《五十二病方》就有外敷、浴法、熏法等多种外治法的记载。公元前3世纪帛书《灸经》(1974年在湖南长沙4号汉墓出土的文物)中就有"蚖……以蓟印其中颠"的记载,即用芥子泥贴敷百会穴,使局部皮肤发红,治疗毒蛇咬伤。这便是贴敷疗法最早的文字记载。

　　此后,历代医家应用穴位贴敷疗法治病更不乏其人,并在《黄帝内经》"外者外治"的基础上,扩展至"内者也可以外治"。如汉代《伤寒杂病论》,晋代《肘后备急方》,唐代《备急千金要方》,宋代《太平圣惠方》,元代《世医得效方》,明代《本草纲目》《普济方》《万病回春》,清代《张氏医通》《医宗金鉴》等都详细地记载了丰富的治疗内外诸疾的外治方药。后又有《急救广生集》《理瀹骈文》《串雅外编》及《外治寿世方》等许多外治专著问世。特别值得指出的是清末的吴尚先(字师机)将自己丰富的临床经验,并广泛搜集他人的经验,撰著成《理瀹骈文》一书,可谓集外治法之大成,因而被后世誉为"外治之宗"。历代医著中记载的包括贴敷疗法在内的多种外治法,以及许多行之有效的外治方沿用至今。

新中国成立后,中医外治法与整个中医事业一样得到了较大发展。外治法专著——《实用临床外治大全》《外治法简编》等相继问世。与此同时,各种医学资料、医著和中医期刊中有关穴位贴敷疗法的许多好经验、好方法,更是层出不穷。这一疗法越来越受到医家和民间大众的青睐和重视,并广为流传,大力推广应用。

二、贴敷治病的理论依据与作用原理

(一)理论依据

1. 理本内治 中医治病,不外乎内治与外治两法,均是以脏腑经络学说为指导。内治可疗内外诸疾,外治同样可疗内外诸疾,只是给药途径不同。外者外治,药物直达病所,尤为快捷,其理自明。而外治用于内病者,道理同于内治,所异者法耳。内治,服药须先入胃,经过消化道分别清浊后,再输送到全身,药物之糟粕不能入于经脉,能入者乃是药物的气味。贴敷之药,切近皮肤,彻于肉理,同样能将药之气味透过皮肤直到经脉、摄于体内,融化于津液之中,具有内外一贯之妙,正如《理瀹骈文》所说的"切于皮肤,彻于肉理,摄于吸气,融于津液"。随其用药,能祛邪、拔毒气之外出,抑邪气以内消;能扶正、通营卫、调升降、理阴阳、安五脏,挫折五郁之气,而资化源。内治可以治外,非外治不能治内。内治与外治方式不同,但其治病原则一样,实殊途同归。

2. 用本经络 贴敷用药与针灸疗法一样,亦是以经络学说为依据。经络内属脏腑,外络肢节,沟通表里,运行气血,是一切疾病的反应部位。病从外入、由表达里,即有外治以应之,故先取其外。病从内生,形诸于外,由里达表,亦可以外治,非外治者不能治内。无论病从外入,抑或病从内生,都离不开经络之地面——十二皮部,而穴位又循序分布于十四经脉之上,药切皮肤穴位之上,药气透到经脉,摄于体内而达病所,故贴敷用药,实本于针灸经络穴位治病之理,法虽异而其理则同。同时,又因药物刺激穴位,而收到药效、穴效的双重效应。

3. 药同内治 《理瀹骈文》云:"外治之理,即内治之理,外治之药,亦即内治之药,所异者法耳。"说明凡是临床上内治有效的汤剂、丸剂,一般都可以熬膏或用末调敷,并不限于成方,应根据临床实际定夺方药,原方可用则用,不可用则选他方,或制定新方使用。

临证治病,无论采用何种方法,均是以"愈疾"为目的。历代医家大量临床实践证明,用贴敷疗法治疗内外诸疾,颇具效验。只要用之得法,其效立应。从本书所列经验,亦足以佐证。同时,又可补内治之不足,可克服服药怕苦,或格拒不纳,以及治不及时、辨证失误之弊,此也实为外治法之一大优点。

(二)作用原理

穴位贴敷治疗内外诸疾的理论依据是"调节经脉、平衡阴阳"。因为十二经脉,内属于脏腑,外络于肢节。同时,又能行气血、营阴阳、濡筋骨、利关节、温腠理,因此,调经脉之虚实,可以治百病。贴敷治病,是通过不同的药物之气味,直接作用于病所(外者外治),或由经脉入脏腑,直到病所(内者外治)。作用原理归之有三。

1. 扶正祛邪 病从外入,六淫致病则邪入机体,正邪交争,正盛邪退、正虚邪进,甚则伤正,故邪盛时须祛邪。病从内生,七情致病则脏腑气血功能紊乱而耗伤正气。正虚之时,必须扶正,以发挥机体的调节作用,抗邪外出,邪去正安、正复邪却,贴敷疗法就有此作用。

2. 平衡阴阳 经云:"谨察阴阳所在以调之,以平为期。"疾病发生的过程即是阴阳失调的过程。健康人阴阳平衡,互相维系。故经云:"阴平阳秘,精神乃治。"阴阳一旦失去平衡,则会出现阴阳偏盛偏衰,阴盛则阳病,阳盛则阴病。因此,治疗疾病,就是协调阴阳,使之平衡。

3. 升降复常　升降是人体脏腑气血运动的一种形式,如肝升肺降,水升火降,脾升胃降。一旦升降失常则产生病变,主要表现有三:一是升降不及;二是升降太过;三是升降逆乱。贴敷之药可使升降复常。

贴敷治病之所以能收到上述三大治疗作用,主要依赖于药物刺激穴位产生的局部刺激作用和经络的调节作用,即穴效和药效双重效应的结果。

(三)功用

穴位贴敷疗法可收到与内治同样的治疗效果。"医门八法",除吐法外,大致可备。

1. 汗法　即开泄腠理,使邪随汗解。汗法还可通畅气机,调和营卫,临床上常用于解表、透疹、祛湿、消肿。如"实表膏"用来治疗外感风邪,表虚自汗。

2. 清法　"热者寒之",使用范围广泛。临床常用于清热、凉血、解毒、除湿。如清热化痰膏,贴在肺俞穴,具有健脾、清热、化痰之功。

3. 下法　又称泻下法,即通便、下积、泻实、逐水等诸法。下法,又有寒下、温下、润下、逐水之别。临床当审轻重缓急,虚实先后,方能用药准确。如"十膘取水膏"贴敷肚脐(神阙穴)可利水消胀。

4. 消法　即用消导或消散之法以逐积聚之邪,临床常用于化食、磨积、豁痰、利水等方面。用消法,应分清病之部位和虚实。如"阿魏膏"消食化积、理气消痞。

5. 补法　"虚者补之",治应分清阴、阳、气、血之偏虚,如"十全大补膏"贴敷气海穴,以大补气血,功效颇著,适用于内外诸虚证。

6. 温法　"寒者温之",即通过扶助人体阳气以祛寒、回阳,消除里寒证。如"平喘饼"贴敷肺俞穴,有温化痰饮、利气平喘之功。

7. 和法　包括和解表里、调和肝脾、调和胆胃、调和脾胃等法。如"越鞠加味膏"贴敷中脘穴,具有平肝、顺气、和中之作用。和法,还具有调理中焦、降逆和胃之功用。

上列七法,临证可单用,亦可兼用。盖一法之中,七法备焉,七法之中,百法备焉。病变虽多,而法归于一。

三、穴位贴敷疗法的适应证与禁忌证

(一)适应证

凡临床各科内外诸疾皆可疗之,而且疗效显著。《理瀹骈文》云:"病之所在,各有其位,各有其名,各有其形……按其位,循其名,核其形,就病以治病,皮肤隔而毛窍通,不见脏腑恰直达脏腑也。""中焦之病,以药切粗末,布包缚脐上为第一捷法。"说明凡内治可疗之诸疾,皆可以用贴敷治之。

(二)禁忌证

本疗法无明显禁忌证。必要时,应配合药物或其他民间疗法治疗,有利于缩短疗程、提高临床治疗效果。

四、穴位贴敷的用药原则与精选要穴

(一)用药原则

贴敷治病,无异于内治,皆本内治之理和内治之药,其用药原则如下。

一要重视辨证论治。经云:"谨守病机,各司其属。"因此,只有审因、明位、定性,才能有的放矢。吴师机说:"外治之法,间有不效者,乃看证未的。非药之不效也。"他又说:"大凡外治用药,皆本内治之理,而其中有巧妙之处,则法为之也。"所以贴敷用药,须以准确辨证为依据,才能药无虚发。

二要审四时、察病情、分虚实。人与天地相应,病与四时之气相关,准确察病情,分虚实,补虚泻实,自能用药丝丝入扣。

三要察病位,分先后主次。病有在表、在里、在脏、在腑之分,病变有先后、主次之别,尤当详察。

四要强调"三因制宜"。贴敷治病,与内治一样,同样要"因人制宜,因地制宜,因时制宜"。并采用适宜的治疗方药,否则会影响疗效。

五要知标本、明缓急。经云:"知标本者,万举万当;不知标本,是谓妄行。"又云:"急则治其标,缓则治其本。"所以,贴敷治病,同样要知标本、分缓急,才能使疾病获得痊愈。

六要分内外。病在外者,贴敷局部或患部;病在内者则要精选要穴。

七要随证立法。药随证变,及时调整所用方药,使之药切病机,达到治疗作用。

八要随时观察药后情况,中病即止。

(二)精选要穴

贴敷取穴与中医针灸取穴同理,所不同者,针灸取穴,是针刺得气或艾灸刺激;贴敷取穴是通过药物贴敷穴位,使药味之气通过穴位,渗透于经脉,摄于体内,直达病所。施术之方法不同,但"愈疾"的目的则是一样的。

一般来说,贴敷取穴,病在外者或病之局限者则贴敷局部(或患部)即可。但病在内者或病变广泛者则应贴敷要穴。欲清上焦,选中脘、肺俞、劳宫、内关为要;欲清中焦,贴敷中脘、神阙、涌泉为要;欲清下焦,贴敷涌泉、劳宫、丹田、关元为要。欲温上焦,贴敷劳宫、胸口为要;欲温中焦,贴敷中脘、神阙为要;欲温下焦,贴敷丹田、关元为要。欲补五脏,各取其背部腧穴;欲泻六腑,亦可各取其背部腧穴。欲救阳者,贴关元、气海穴。正如《理瀹骈文》所云:"若脏腑病,则视病之所在,上贴心口,中贴脐眼,下贴丹田,或兼贴心俞与心口对,命门与脐眼对,足心与丹田应。""若病在经,循其经而取之。"可见,若能选穴精当,可两收药效、穴效之益,疗效卓著。

以上仅示其要。然临证取穴,又因疾病不同,病位、病情和虚实不同,要加选相应穴位。临证应用,所涉及穴位甚多,具体可详见本书各疗法。

五、全身各部位腧穴与主治病症图解

见图 1～图 9。

六、穴位贴敷疗法的优点与注意事项

(一)优点

1. 适应证广。凡临床内外各科诸疾,为内治或针灸所能疗者,皆可用本疗法治疗。

2. 贴敷治病,简便易行。

3. 疗效显著。本疗法来源于实践,并行之有效 。

4. 安全可靠,不良反应少。一是治远其所。经云:"诛伐无过,是为大惑。"贴敷治病,治上不犯下,治下不犯上,治中则上下不犯。二是治无贻患。贴敷治病,不走迂途,随病之进退,应变斡旋,中病即止,脾胃无伤,生机无害。贴敷治病,不经过脾胃,故不致伤害脾胃而影响水谷精微之输布,虽有攻伐,但不直接连及脏腑,作用缓和,因此,可以避免五脏气血损伤及由此产生的阴阳偏胜的病变。三是药贴穴位,便于观察,即有不适,可立即将药物撤除,不会发生毒性反应。故《理瀹骈文》云:"外治先治而不效,亦不致造成坏证,犹可另易他药以收效,未若内服不当则有贻误病机之弊。"

5. 可补内治之不足。内服汤药,有时病气与药气相格拒,药入胃即吐,不能纳药,或患者服药怕苦,医者为之束手。而贴敷治病,则无此虑。更有体虚、衰老稚弱者,不能服药,贴敷药力甚轻、作用徐缓,无窒碍,无牵掣,无沾滞,尤非此疗法不可。实可补内治之不足,于衰老稚弱及怕苦、不纳药者尤需。

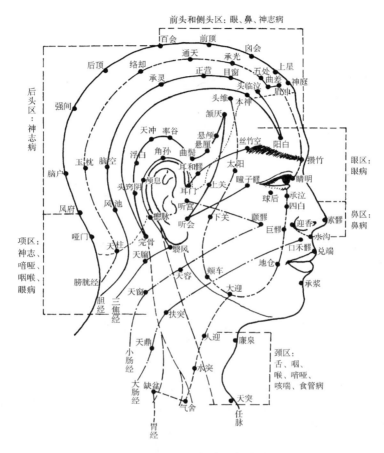

图 1 头面颈项部腧穴与主治

(二)注意事项

1. 治病要遵内治之理,重视辨证论治。贴敷治病,同样要按照中医基本原则,辨证选方用药,才能取得良好的治疗效果。

2. 贴敷部位(穴位)要按常规消毒。因为皮肤受药物刺激会产生发红、水疱和破损,容易发生感染。通常用 75％乙醇棉球行

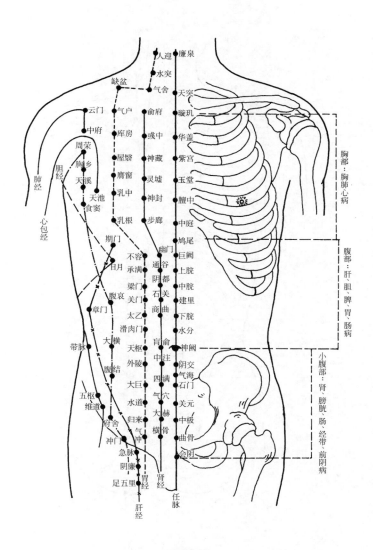

图2 胸腹部腧穴与主治

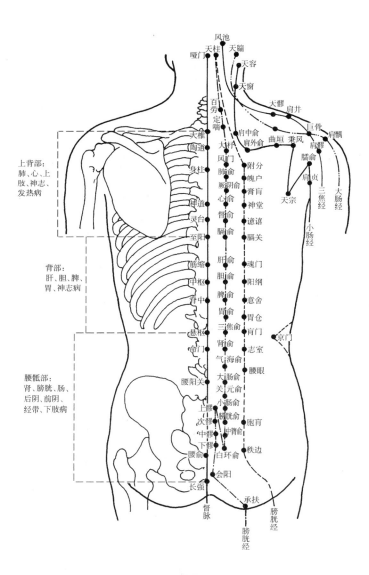

图 3　背腰部腧穴与主治

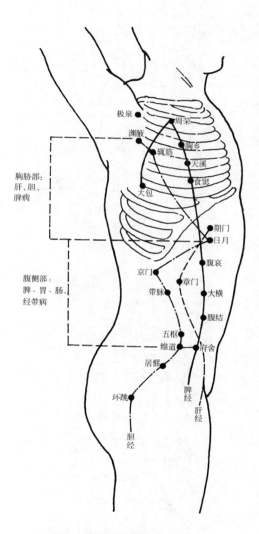

极泉
渊腋
周荣
胸乡
辄筋
天溪
食窦
大包

胸胁部:
肝、胆、
脾病

期门
日月
腹哀
京门
章门
大横
带脉
腹结
五枢
维道
府舍
居髎

腹侧部:
脾、胃、肠、
经带病

环跳

脾经
肝经

胆经

图 4　胸胁侧腹部腧穴与主治

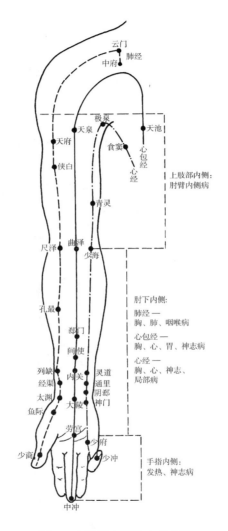

图 5　上肢部内侧腧穴与主治

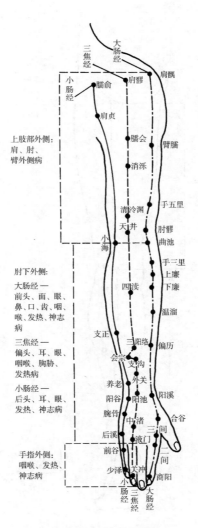

大肠
经
三焦
经
小肠经
肩髎
肩髃
臑俞
肩贞
臑会
臂臑
消泺
上肢部外侧：
肩、肘、
臂外侧病
清冷渊
手五里
天井
肘髎
曲池
小海
手三里
上廉
下廉
肘下外侧：
大肠经——
前头、面、眼、
鼻、口、齿、咽、
喉、发热、神志
病
四渎
温溜
三焦经——
偏头、耳、眼、
咽喉、胸胁、
发热病
支正
三阳络
偏历
会宗
支沟
小肠经——
后头、耳、眼、
发热、神志病
养老
外关
阳谷
阳池
阳溪
腕骨
合谷
中渚
后溪
三间
手指外侧：
咽喉、发热、
神志病
前谷
液门
二间
少泽
关冲
商阳
小肠经
三焦经
大肠经

图6 上肢部外侧腧穴与主治

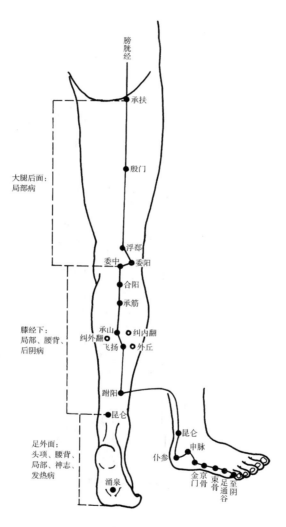

图 7 下肢部背面腧穴与主治

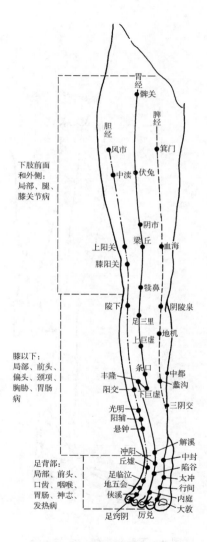

图 8　下肢部前面腧穴与主治

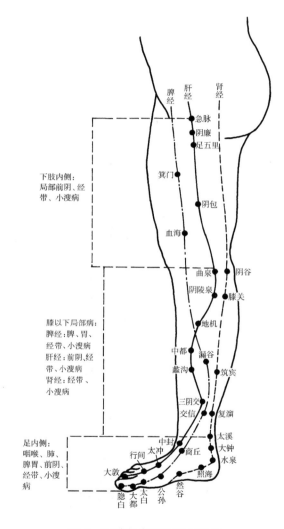

图9 下肢部内侧腧穴与主治

局部消毒。

3. 合理选择稀释剂调和贴敷药,有利于发挥药物之药效作用。如用醋调贴敷药而起解毒、化瘀、敛疮等作用,虽用有猛药,可缓其性;酒调贴敷药,则起行气、通络、消肿、止痛等作用,虽用缓药,可激其性;水调贴敷药,当取药物性能等。又热性贴易效,凉性贴则次之。

4. 穴位贴敷后要外加固定,以防止药物脱落或移位。通常选用纱布覆盖,医用胶布固定。若贴在头面部,外加绷带固定特别重要,还可防止药物掉入眼内,避免发生意外。

5. 同一部位(每个或每组穴位)不宜连续贴敷过久,要交替使用,以免药物刺激太久,造成皮肤溃疡,影响继续治疗。一般为每日换药 1 次。同时用药厚度要适中,不可太厚或太薄。

6. 头面部、关节、心脏及大血管附近,不宜用刺激性太强的药物进行发疱,以免发疱遗留瘢痕,影响容貌或活动功能。孕妇的腹部、腰骶部及某些过敏穴位,如合谷、三阴交等处不宜采用贴敷发疱治疗。

7. 有些药物如麝香等孕妇禁用,以免引起流产。

8. 小儿的皮肤嫩薄,不宜用刺激性太强的药物,贴敷时间也不宜太长。

9. 要随时注意观察病情变化,中病即止。或有不适,要立即撤除药物,并易方贴敷,以愈为度。有皮肤过敏或皮肤破损者,不宜用此法。

10. 贴敷治病,可单用本疗法,亦可与内治或其他疗法并用。只要适当,常能相得益彰。如以贴敷治其标,以内治治其本,即是其例。

中篇　疾病的贴敷疗法

一、内科疾病

感　冒

（一）实表膏

【组成】羌活、防风、川芎、白芷、白术、黄芪、桂枝、白芍、甘草、柴胡、黄芩、半夏各等份。【制法】共研粗末，麻油熬，黄丹收。【用法】取药膏适量，做成小饼，贴于心口上，外用胶布固定。每日换药1次。【功用】实卫解表。【主治】体虚感冒、表虚自汗及风寒感冒。【疗效】曾用本方治疗体虚感冒15例，表虚自汗5例，用药2～5天，均收良效。【附记】本方有调和营卫，祛邪实表之功。凡卫阳不固，外感风邪所致外感诸症，用之皆效。本方亦可用麻油熬煎后、研细，用白酒调敷心口。

（二）劳感调荣养胃膏

【组成】党参、黄芪、生地黄、当归、川芎、柴胡、陈皮、羌活、白术、防风各10克，细辛、甘草各8克。加生姜、葱白、大枣各适量。【制法】共研粗末，麻油熬，黄丹收。【用法】每取药膏适量，贴于心口上，外用胶布固定。每日或隔日换药1次。【功用】益气补血，疏散风寒。【主治】劳力感冒（内伤气血，外感风寒所致头痛、身热、恶寒、自汗、沉困无力）。【疗效】临床验证5例，均效。【附记】凡气血两虚，复感风寒所致外感，用之有效。

(三)五味退热膏

【组成】大黄、山栀子、僵蚕各 40 克,牛膝 20 克,细辛 10 克,米醋适量。【制法】将前 5 味药共研细末,装瓶备用。【用法】每次取药末 5～10 克,以米醋调成稀糊状,分贴敷于双侧足心涌泉穴,外用伤湿止痛膏固定,或上盖塑料薄膜,胶布固定。4～6 小时后取下,可连续贴敷。【功用】解表退热。【主治】感冒发热。【疗效】试治多例,均获良效。

(四)荆防感冒膏

【组成】荆芥、连翘各 12 克,防风 10 克,薄荷 9 克,葱白、菊花各 20 克,柴胡 6 克。【制法】先将上药(除葱白外)共研细末,入葱白共捣烂如泥,捏成药饼若干个备用。【用法】将上药饼分别贴于双足心涌泉穴、双手心劳宫穴、肺俞、大椎、合谷穴,敷料覆盖,胶布固定。每日换药 1 次。【功用】疏风解表。【主治】风寒、风热感冒。【疗效】治疗 50 例,痊愈 47 例,显效 3 例。

(五)羌活胜湿散

【组成】羌活、佩兰叶各 10 克,苍术、香薷、明矾各 6 克。【制法】将上药共研细末,装瓶备用。【用法】每次取药末 20 克,用生姜汁调和成软膏状,搓成 4 个药饼,分贴敷于双侧劳宫和涌泉穴上,外用纱布覆盖,胶布固定。每日换药 1 次。【功用】祛风散湿。【主治】暑湿感冒。【疗效】屡用效佳。一般连用 2～5 次即效。【附记】验之临床,确有良效。

流行性感冒

(一)鱼腥二叶膏

【组成】水泽兰叶、黄皮果树叶、鱼腥草各 15 克,生姜、大蒜、葱白各 10 克。【制法】上药均取鲜品,共捣烂如泥膏状备用。【用法】取上药分别外敷于双足心涌泉穴、太阳和大椎穴,上盖以纱布,以胶布固定。贴药后局部灼热、发红,随之出汗。贴药后嘱患者喝姜糖水 1 小碗,以助发汗。每日换药 1 次,连续 3～5 天。【功用】清热解毒,发汗解表。【主治】流行性感冒。【疗效】屡用效佳。【附记】若贴药后皮肤起水疱,可按常规处理。

(二)山栀膏

【组成】山栀子 10～20 克,鸡蛋 1 或 2 枚。【制法】将山栀子研细末,与蛋清调和均匀,做成药饼,厚如 3 个 5 分硬币,摊于布上备用。【用法】取上药膏,按男左女右分别外敷于足心涌泉穴,外加包扎固定。8 小时换药 1 次,连续 3 天。发热兼抽搐者加敷内关穴。【功用】清肝泄热。【主治】流感。【疗效】屡用屡验。一般 1 次即效,3～5 次可愈。【附记】又用生绿豆 50 克,研末,入鸡蛋适量,调为糊状,做成直径 3～5 厘米,厚 0.6～0.8 厘米的圆形药饼 2 个,分摊于布块上,敷两足心(涌泉穴),外用绷带固定。每日换药 2 次,每次贴 6～8 小时,连续 2 天。本方具有清热解毒、平肝泄热之功。用治流感效果亦佳。

(三)三叶鱼芎膏

【组成】大青叶、鱼腥草、川芎各 30 克,水泽兰叶、黄皮果树叶各 15 克。【制法】上药均取鲜品,共捣烂如泥膏状备用。【用法】上药膏做成药饼 4 个,分别贴敷于双足心涌泉穴和双侧太阳穴,上盖敷料,以胶布固定。每日换药 1 次,连贴 3～5 天。【功用】清热解毒。【主治】流行性感冒。【疗效】多年使用,效果甚佳。

头　痛

(一)贴头止痛膏

【组成】荆芥穗 12.5 克,穿山甲(代)、蝼蛄、猪牙皂各 7.5 克,白芷 12.5 克,干蝎、土鳖虫、僵蚕各 5 克,冰片(后兑)1.5 克,薄荷 2.5 克。【制法】上药共研细面,蜂蜜调匀,摊于布上备用。【用法】取药布 2 小块,贴于太阳穴(双)。每日换药 1 次。【功用】疏风通络、活血止痛。【主治】头痛。【疗效】屡用效佳。

（二）头痛膏

【组成】青黛、黄连、石决明子、黄芩、桑叶、当归、红花、生地黄、防风、紫苏叶、贝母各等份。【制法】上药用麻油熬,黄丹7/10,朱砂1/10,用青黛收,备用。【用法】取药膏适量,用时掺黄花末,左头痛贴右太阳穴,右头痛贴左太阳穴,全头痛双贴。外以纱布盖上,胶布固定。每日换药1次。【功用】清热凉肝,疏风止痛。【主治】头痛(风热型)。【疗效】治疗25例,其中风热型头痛15例,肝火头痛10例。1次痛减,3～5次痛止,效佳。【附记】本方亦可用麻油熬煎后(除青黛外),与青黛同研细,用药油调和贴敷。

（三）头痛散

【组成】生草乌、天南星、生白附子各30克,葱白7根,生姜40克。【制法】上药共研末调匀,备用。【用法】上药用一层纱布包好,放入锅内蒸,热敷痛处,包扎固定。【功用】祛风散寒,通络止痛。【主治】血管性头痛(头痛、偏头痛)。【疗效】治疗43例,24小时内止痛40例,2～3天痛止3例。随访2年内无复发者31例。【附记】验证5例,均痛止。

（四）全蝎地龙散

【组成】全蝎21个,地龙6条,土狗(又名蝼蛄)3个,五倍子15克,生天南星、生半夏、白附子各30克,木香9克。【制法】上药共研为极细末,和匀,装瓶备用。勿泄气。【用法】用时取药末30克,用白酒调和成药饼1～2个,贴敷患侧太阳穴,用纱布包裹固定,次日揭去,每日换药1次,用至临床症状消失。【功用】祛风化痰,通络止痛。【主治】偏正头痛,痛不可忍。【疗效】临床屡用,均获得显著疗效。【附记】多年应用,治程中未见不良反应。

（五）头痛药饼

【组成】桑叶、菊花、川芎、白芷各15克,生川乌、生草乌各10克,地龙3条,酒、面粉各适量。【制法】上药共研细末,和匀,贮瓶备用。【用法】用时取药适量(约 30 克),加面粉、酒各适量调匀做成小药饼 2 个,于临睡前贴敷太阳(双)穴,用胶布固定,次晨揭去。每日换药 1 次,至头痛消除后继续贴 1 周,以巩固疗效。【功用】清热祛风,温经止痛。【主治】头部胀痛较甚,有灼热感。【疗效】用本方治疗 15 例,治愈 13 例,有效 2 例,总有效率达 100%。

(六)头痛膏

【组成】川芎、白芷各 30 克,细辛、川红花各 10 克。【制法】上药共研细末,用陈醋适量调为膏状备用。【用法】每次取 30 克,掺冰片少许混匀,做成药饼 2 个,贴于双侧太阳穴上,上盖敷料,胶布固定。每次贴 24 小时,3 天贴 1 次,10 次为 1 个疗程,连贴 1 或 2 个疗程。【功用】活血通络,祛风止痛。【主治】风寒头痛及瘀血头痛。【疗效】治疗 100 例,其中风寒头痛 30 例,瘀血头痛 70 例,用药 1~2 个疗程,痊愈 90 例,显效 7 例,有效 3 例。【附记】头部有外伤史、复感风寒所致的头痛尤为适宜,用之无不立验。

偏 头 痛

(一)三生祛痛方

【组成】生乌头(草乌、川乌均可)、生天南星、生白附子各等份。【制法】上药共研细末,备用。【用法】每次用 32 克,加葱白连须 7 棵,生姜 15 克,切碎捣烂如泥,入药末和匀,用纱布包好蒸热,趁热贴于痛处,绷带包扎,每日换药 1 次。【功用】祛风化痰,活络止痛。【主治】偏头痛,痛不可忍。【疗效】奏效较速,痛即缓解,效佳。【附记】原载《蒲辅周医疗经验》,并云:"其效颇速,痛可缓解。"

(二)三白头痛散

【组成】白芷、白芍、白芥子、川芎、郁李仁、吴茱萸、七叶莲各

15 克,香附 10 克,柴胡 12 克。【制法】上药共研细末,备用。【用法】每次用 10 克以白酒调匀(加入少许蜂蜜)外敷于患侧太阳穴、内关穴,以胶布固定。敷 1 夜除去,连敷至愈。【功用】疏肝解郁,通络止痛。【主治】偏头痛。【疗效】一般 3 次痛减,1 周即痛止,效佳。

(三)桂麝丸

【组成】肉桂心 3 克,麝香(后入)0.6 克,人言 0.3 克,北细辛、辛夷各 1.5 克,胡椒 100 粒。【制法】上药共研细末,用枣肉捣丸如豌豆大,制成丸药 10 粒。备用。【用法】取 1 粒,置于膏药中心,贴准太阳穴,每日换药 1 次。【功用】散寒通络,祛风止痛。【主治】偏头痛。因风寒而起者更效。【疗效】屡用神效,一般 1 天见效。【附记】如壮年火盛者,愈后服黄芩、大黄泻火,即日自愈。

(四)巴霜散

【组成】巴豆 15 克,百草霜 3 克。【制法】将巴豆去除外壳,同百草霜共制成泥膏状,收瓶密封备用。【用法】用时取药泥如黄豆大,平摊于痛点中心部位(如此处有头发可将头发剪去),再取大枣 1 枚,剖开去核,使其枣肉面覆盖药泥之上,勿使移动。后用绷带包裹固定,2～3 小时后,即可将药泥取下,如局部皮肤起疱,乃为佳象,不必担心,如疱已溃,可涂少许甲紫防止感染。必要时可隔 3～5 天再用 1 次。痛点多时,可先取最痛之点用药,后敷他处。【功用】逐痰通闭,解痉止痛。【主治】血管性头痛(痰湿型)。【疗效】屡用效佳。并附验 1 例,用药 2 次,痛未再作。追访多年,亦未复发。【附记】笔者临床验证数例,均愈。

(五)祛风止痛散

【组成】羌活、白芷、细辛、藁本各等份。【制法】上药共研细末,装瓶备用。【用法】每次取本散 10～15 克,用米醋调和成稀糊状,外敷患侧太阳穴处,包扎固定。每日换药 1 次,连用 5～7

天。【功用】疏风通络,散寒止痛。【主治】偏头痛。【疗效】治疗 85 例,连用 5～10 天,止痛率达 100％。

(六)三生头痛散

【组成】生草乌、天南星、生白附子各 30 克,白芷、细辛各 15 克。【制法】上药共研细末或粗末,装瓶备用。【用法】用法有二:一是取细末 10～15 克,用葱白 7 茎水煎取浓汁,入药末调和成膏状,贴敷于患侧太阳穴或痛处,外加包扎固定。每日换药 1 次。二是取粗末 50～100 克,加生姜 15 克,葱白 7 茎(均切细)调匀,用纱布包好,放入锅内隔水蒸后,趁热敷痛处。【功用】祛风化痰,活络止痛。【主治】偏头痛、头痛及三叉神经痛。【疗效】多年应用,疗效满意,止痛尤捷。【附记】本散有毒,严禁内服。本方系由古方三生饮加细辛、白芷而成。验之临床,效果尤佳。一方即三生饮加葱白 7 茎,生姜 40 克,用热敷法,用于治疗偏头痛,效果亦佳。

(七)头风膏

【组成】川乌、白附子、生南星、川芎、细辛、樟脑、冰片各等份。【制法】上药共研细末,过 120 目筛,贮瓶备用,勿泄气。【用法】用时取药末适量,以蜂蜜调和成糊状,置于直径约 1.5cm 的胶布上,分贴于两侧的太阳穴上,每次贴敷 6～8 小时,每日 1 次,每次为 1 个疗程。【功用】温经散寒,活血祛痰,通络止痛。【主治】偏头痛。【疗效】治疗 78 例,显效 56 例,有效 16 例,无效 6 例,总有效率为 92.31％。【附记】治疗至痛止后,再继续治疗 1 个疗程,以巩固疗效。

三叉神经痛

(一)止痛饼

【组成】樟脑、细辛各 10 克,薄荷 12 克,五加皮 15 克,全蝎、龟甲胶、当归、白芷、寻骨风各 30 克,蒲公英、紫花地丁、川芎各 45

克。【制法】上药除樟脑、龟甲胶外,均经炮制、干燥粉碎,取香油500～750 毫升,入锅中烧至滴水成珠时,加入上药,充分搅拌均匀,文火至沸,凉凉即成膏状。3 克为 1 丸,装瓶备用。【用法】用时每取 1 丸,略加温后压成圆饼状,敷贴患侧穴位(据受累神经不同,选择不同的穴位),每 3 日换药 1 次。【功用】清热解毒,祛风活血,通络止痛。【主治】三叉神经痛。【疗效】用本方治疗原发性三叉神经痛患者 65 例,结果治愈 62 例,显效、好转、无效各 1例,总有效率为 98.5%。

(二)白乌膏

【组成】生川乌、生草乌、白芷各 15 克,黄丹 100 克,香油 100毫升。【制法】将上药用香油浸泡 24 小时,然后文火煎药,炸焦去渣,在油中徐徐加入黄丹收膏,再将药膏倒入冷水中浸 24 小时(去火毒)备用。亦可将上药煎成汤剂,加水 200 毫升,煎至 60～80 毫升盛瓶中备用。【用法】发作频繁,疼痛剧烈者,将上药汤剂用纱布折叠数层浸湿,湿敷患处,一般 1～2 天疼痛可减轻,继将膏剂少许加热摊在纱布块上,贴在患处,胶布固定。每 5 天换药 1次。【功用】麻醉止痛。【主治】三叉神经痛,剧烈难忍、频频发作。【疗效】几年来,使用本法治疗三叉神经痛取得满意效果。【附记】又一方,本方加马钱子 10 克,余如上法。验之临床,效果尤佳。

(三)马乌散

【组成】马钱子、川草乌、乳香、没药各等份。【制法】上药共研细末,装瓶备用。【用法】用时取适量(约 40 克),以黄酒或醋调成膏状,贴敷太阳、下关、颊车或阿是穴。外以纱布盖上,胶布固定。每日换药 1 次。【功用】祛风散寒,活络止痛。【主治】三叉神经痛。【疗效】屡用屡验,效佳。

(四)龙蝎散

【组成】地龙、全蝎、白附子、细辛、生天南星、生半夏、路路通

各等份。【制法】上药共研细末,装瓶备用。【用法】取 30～60
克,用黄酒调匀成膏状,贴敷太阳、颊车穴上,外以纱布盖上,胶布
固定,每日换药 1 次。【功用】搜风化痰,通络止痛。【主治】三
叉神经痛。【疗效】临床验证 10 例,均收到较好的疗效。

(五)蜈蝎散

【组成】地龙、全蝎、细辛、蜈蚣各等份。【制法】上药共研细
末,装瓶备用。【用法】取本散适量,用活血药酒适量调为稀糊
状,敷于患侧太阳穴处,外加包扎固定。每日换药 1 次,连贴 5～7
天。【功用】活血通络,搜风止痛。【主治】三叉神经痛,兼治偏
头痛。【疗效】屡用有效,久用效佳。【附记】笔者常加用本散内
服,每服 1.5～3 克,用白酒或温开水送服,每日 2 或 3 次。验之临
床,效果尤佳。

(六)白香膏

【组成】白芷、蓖麻仁、乳香、没药各 5 克。【制法】上药为 1
次量,共捣烂为膏状,或再加白酒调成膏状备用。【用法】用时取
上药膏贴敷于患侧太阳穴处,敷料包扎,胶布固定。每日换药 1
次,连贴 3～5 天。【功用】祛风通络,活血止痛。【主治】三叉神
经痛,兼治偏头痛。【疗效】临床屡用,效果均佳。

急性支气管炎(咳嗽)

(一)气管炎膏

【组成】川乌、草乌、麻黄、细辛、白芷、天南星、白附子、川椒、
皂角刺(去核皮)各 150 克,香油 250 毫升。【制法】将上药油炸
后去渣,再把油烧开,徐徐放入樟丹 400 克,并不断用木棒搅动,待
樟丹熟后,滴水成珠,试其硬度(卡断为度),此时断火,将锅离开火
焰,温度下降,膏药能拔丝时,再放冰片 100 克搅匀,2 分钟后,加
研细的白矾 20 克,薄荷脑 4 克。搅匀摊于牛皮纸或白布上备用。
【用法】用时先针刺天突穴 1～1.5 寸,不留针(斜刺),再将膏药 1

块(10~15 克)贴于刺过的穴位上固定,每 5 天更换 1 次。3 帖为 1 个疗程。休息 7~10 天后再行第 2 个疗程,至愈为度。【功用】止咳、祛痰、平喘、消炎。【主治】支气管炎。【疗效】多年使用,颇具效验。

(二)止喘膏

【组成】川乌、当归、白及、茯苓、草乌、乌药各 18 克,连翘、白芷、木鳖子、赤芍、肉桂、白薇各 24 克,猪牙皂、桑枝、枣枝、桃枝、柳枝、槐枝各 15 克。【制法】上药经麻油 1500 毫升浸泡 1 夜后,熬焦去渣,入飞黄丹 500 克使如麦色,再以桃柳棍 2 根搅至滴水成珠状,入乳香、没药细末各 12 克搅匀,备用。【用法】用时取膏适量摊贴于肺俞穴(双)上,每 2 天换药 1 次,3 次为 1 个疗程。同时配合红霉素、庆大霉素、地塞米松静脉滴注及口服气喘片、溴己新(必嗽平)片等对症治疗。【功用】祛风散痰、开结止咳。【主治】毛细支气管炎。【疗效】治疗小儿毛细支气管炎 100 例,痊愈 40 例,显效 45 例,好转 6 例,无效 9 例。

(三)桂附散

【组成】附片、肉桂、干姜各 20 克,山奈 10 克。【制法】上药共研细末,装瓶备用。【用法】先用拇指在两侧肺俞穴(背部第 3 胸椎棘突下旁开 1.5 寸处)用力按摩半分钟左右,使局部潮红。再将药粉 1 小撮放于穴位上,并以医用胶布 3 厘米×3 厘米贴牢即可。隔日换药 1 次。【功用】温经、散寒、止咳。【主治】急慢性咳嗽,尤以风寒型效果更佳。【疗效】治疗急、慢性咳嗽数十例,均能奏效。尤以小儿风寒咳嗽,效果更佳。

(四)清热化痰膏

【组成】六君子丸加胆南星、香附、黄芩、黄连、麦冬、枳壳、石菖蒲、生姜、竹茹各等份。【制法】麻油熬、黄丹收。【用法】每取适量,贴肺俞穴(双),外加固定。【功用】健脾清肺,化痰止咳。【主治】咳嗽(脾虚痰热型)。【疗效】临床证明,本方有良好的治疗和预防作用。

慢性支气管炎(咳嗽)

(一)安咳膏

【组成】川乌、草乌、麻黄、桂枝、干姜各 200 克,白芥子 100 克。【制法】上药用麻油煎熬、去渣,入黄丹收膏。摊成黑膏药,每张 15 克即成。【用法】单纯型贴敷膻中穴、肺俞穴(双);喘息型贴敷膻中穴、定喘穴(双)。每次贴 2 天,持续换药,10 天为 1 个疗程。【功用】祛风散寒,止咳平喘。【主治】老年慢性气管炎及喘息型支气管炎。【疗效】坚持贴敷,效果均佳。

(二)《张氏医通》敷贴方

【组成】延胡索、北细辛、白芥子各 30 克,丁桂散(丁香、肉桂各等份)、甘遂末各 1～1.5 克,米醋、姜汁、面粉各适量。【制法】将延胡索、细辛、白芥子、甘遂共研细末,加姜汁、米醋、面粉调和制成药饼 6 个,每个直径 2～2.5 厘米,饼中心用笔杆按 0.8 厘米大小的孔穴,在孔中放 1～1.5 克丁桂散备用。【用法】用米醋浸泡过的纱布包裹药饼,置于患者百劳、肺俞、膏肓 3 对穴位上,并加置大小相等的电极板固定(正极放于上述 3 对穴位上,负极置于华盖至膻中穴位处),通直流脉冲电流,强度为 2～5mA,或从患者背部,觉针跳感为度。每次 20 分钟,每周 4 次,4 次为 1 个疗程。患者 1 个夏天为 1 个疗程。【功用】理气散寒,祛痰止咳。【主治】慢性支气管炎,肺气肿。【疗效】治疗 36 例,显效 11 例,好转 21 例,无效 4 例,总有效率为 88.9%。【附记】应用中药贴敷法加离子透入,可预防及减少感冒,为防治慢性支气管炎、肺气肿的可行疗法。

(三)气管炎膏

【组成】猪牙皂 120 克,冬虫夏草 90 克,肉桂、生半夏、天南星各 9 克,冰片 6 克,铅粉 220 克,芝麻油 500 毫升。【制法】将前 5

味药放入热麻油中炸枯(成炭),去渣过滤,再将药油熬至滴水成珠时(约300℃),入铅粉收膏,离火略停,冰水去火毒后,纳入冰片搅匀,待成形时摊于油纸上备用。【用法】每张药量以成人小指腹大小为宜。贴敷于膻中穴,3天一换,9天为1个疗程。一般1～3个疗程。【功用】扶正散寒,化痰止咳。【主治】慢性支气管炎。【疗效】治疗小儿急、慢性支气管炎208例,临床控制138例,显效38例,好转28例,无效4例。总有效率为98%。【附记】本方用于成人慢性支气管炎,效果亦佳。

(四)伏天药饼

【组成】细辛、白芷、白芥子、甘遂、铅粉各等份。【制法】上药共研细末,用蜂蜜调成糊状,做成蚕豆大圆饼备用。【用法】选定穴位,用生姜片擦至穴位处发热,置药饼于穴上,外用敷料固定。每次贴24～48小时,每隔3～4天用药1次,10次为1个疗程。可连用2～3年伏天。敷贴处有时出现发热发痒或有少量水疱,停用后自愈。从肺俞开始,依次往下厥阴俞、膏肓、心俞、膈俞、肝俞、胆俞、脾俞、胃俞。每次贴1穴,左右成对。严重病例加贴天突、膻中各1次。【功用】散寒解毒,化痰止咳。【主治】慢性气管炎。【疗效】治疗139例,临床控制110例,显效17例,好转6例,无效6例。总有效率为95.68%。

(五)橡皮膏

【组成】芫花、皂角刺、细辛、肉桂、麻黄、大黄、木鳖子各24克,甘遂、川乌、蓖麻子、白芥子各30克,鹅不食草15克,川椒9克,巴豆3克。【制法】依法制成橡皮膏,备用。【用法】取穴:①天突、大椎、肺俞(双);②人迎(双)、中府(双)。每次用1组,交替使用。用时取膏药4块,贴于1组穴位上。3天换药1次,10次为1个疗程。【功用】祛风散寒,除湿消炎,化痰止咳。【主治】慢性支气管炎。【疗效】据中医研究院广安门医院报道:治疗73例。其中单纯型46例,治疗10天后,基本痊愈17例,显效13例,好转 15 例,无效 1 例;哮喘型 27 例,显效 1 例,好转 17 例,无效 9 例。总有效率为 86.3%。

(六)止咳膏

【组成】生甘遂 20 克,白芥子、细辛各 35 克,延胡索 20 克,肉桂 10 克(儿童用量酌减)。【制法】上药共研细末,装瓶备用。【用法】用时取药粉适量,用醋或酒调成糊状,做成圆形药饼(约 6 克),摊在直径 5.5 厘米的硬塑料纸上,分别贴在肺俞、心俞、膈俞 3 个对称的穴位上,用胶布固定。嘱患者喝温开水,微微出汗。用药时间:夏季初、中、末三伏之首日,每伏贴 1 次。每次贴时间:15 岁以下 4～6 小时;成人 6～8 小时。对药物不敏感者可适当延长时间,但以患者忍受程度灵活掌握。【功用】散寒、祛痰、止咳。【主治】慢性支气管炎。【疗效】治疗 500 例,临床控制 70 例,显效 280 例,好转 129 例,无效 21 例,总有效率为 95.8%。

(七)足疗止咳散

【组成】桃仁、杏仁、木通各 10 克,白胡椒 25 克,扁豆 30 克,黑木耳、鸡血藤、柴胡各 6 克,木香 4 克,木鳖子 15 克,沉香、巴豆、陈皮、甘草各 3 克。【制法】上药共研细末,装瓶备用。【用法】每次取药散 6 克,用鸡蛋清或凡士林调为膏状,贴敷于双足心涌泉穴。上盖敷料,胶布固定。每日换药 1 次,7 天为 1 个疗程,一般连用 2 或 3 个疗程。【功用】宣肺理气,化痰止咳。【主治】慢性支气管炎。【疗效】屡用效佳,一般连用 15～30 天可愈。

(八)止咳膏

【组成】川乌、草乌、麻黄、细辛、白芷、白附子、川椒、皂角(去核、皮)各 150 克,香油 250 毫升,冰片 100 克,白矾 20 克,薄荷脑 4 克。【制法】将上药放入香油内炸后去渣,再把香油烧开,放入樟丹 400 克,用木棒搅动,待搅至滴水成珠时,试其硬度(卡断为度)。将锅离火,待温度下降,膏药能拔丝时,放冰片搅匀,2 分钟后加研细的白矾、薄荷脑,搅匀,均匀摊于牛皮纸或白布上,每块膏药

10～15 克,备用。【用法】取膏药贴于天突、肺俞(双)穴上,每 5 天换药 1 次,3 帖为 1 个疗程。休息 7～10 天再行下 1 个疗程。【功用】止咳、祛痰、平喘、消炎。【主治】慢性支气管炎。【疗效】屡用屡验。

(九)止咳膏

【组成】生半夏、生天南星、甘遂、冬虫夏草、麻黄、地龙、百部各 100 克,肉桂、沉香、冰片、铅粉各适量。【制法】上药按传统黑膏药熬制方法制作,每帖重 7 克(含生药 3 克),收贮备用。【用法】用时取药膏,先用小火将膏药烤软,分别贴于膻中、风门、肺俞穴,每 7 天换药 1 次,2 次为 1 个疗程。【功用】宣肺平喘、止咳化痰。【主治】慢性支气管炎,兼治咳喘。【疗效】屡用有效。

(十)十味止咳散

【组成】生石膏 50 克,炙麻黄、白芥子、生半夏、桑白皮各 30 克,杏仁 35 克,桔梗、甘遂、冰片各 20 克,山豆根 15 克。【制法】上药共研为细末,和匀,装瓶备用。【用法】用时取药面适量(50～70 克)用生姜汁调成糊膏状,涂在 5 厘米×5 厘米的胶布上(约如 1 元硬币大小),分别贴于天突及双侧中府、定喘、肺俞穴上,每次贴 8～12 小时,每 6 天 1 次,2 次为 1 个疗程。【功用】清热化痰,宣肺止咳。【主治】慢性支气管炎。【疗效】多年应用,屡收良效。

喘息型支气管炎(咳喘)

(一)麻油膏

【组成】①麻油 1850 毫升,铅丹 500 克;②麻黄粉 70%,白胡椒粉 30%。【制法】①麻油熬至滴水成珠后,将铅丹放入油中搅拌均匀,再次炼熬至一定的黏稠度,即成膏基;②将两药粉混合均匀即可。【用法】用时每取膏基适量,摊于油纸上,再放上一小药匙药粉(约 0.1 克)于膏基中心,趁热合拢备用。将此膏烘热,贴于患儿背部肺俞穴上。病情重或年龄稍大者贴于两侧肺俞穴,每日换药1次。病情轻或幼儿可贴一侧或2天换药1次。【功用】消炎、散寒、宣肺、止咳。【主治】咳喘(风寒型)。【疗效】治疗小儿风寒咳喘288例,治愈235例,好转42例,无效11例。总有效率为96.2%。288例中,3天内治愈164例;5天内治愈56例,好转17例;1周内治愈15例,好转25例,1周后未愈11例。

(二)止咳平喘膏

【组成】黄芩、大黄各30克,麻黄20克,细辛6克,葶苈子24克,丹参15克。【制法】上药共研细末,备用。【用法】取药粉适量,用鲜生姜汁调成糊状,制成约0.5厘米×1厘米×2厘米大小,敷于大杼、定喘、肺俞(均双)、天突、膻中穴上(每次取6或7个穴位),贴8～12小时取下。每日1次,6次为1个疗程。【功用】止咳平喘。【主治】咳喘。【疗效】治疗477例。其中:肺炎37例,治愈16例,显效21例;支气管炎394例,治愈152例,显效104例,好转119例,无效19例;支气管哮喘46例,治愈4例,好转32例,无效10例。总计治愈172例,显效125例,好转151例,无效29例。总有效率为93.8%。

(三)发散膏

【组成】麻黄(去根节)、杏仁(去皮尖)、桂枝、紫苏叶、陈皮、薄荷、桑白皮、大腹皮、甘草、桔梗、款冬花、炒荆芥、炒百部、炒白前、贝母、半夏、知母、天南星各32克,炒柴胡、炒黄芩、炒枳壳、炒葶苈子、天冬、麦冬、旋覆花、马兜铃各15克,五味子、乌梅、木香、皂角刺、干姜各12克,川椒、轻粉各10克。【制法】上药用麻油2250毫升浸泡后,慢火熬焦去渣,加入黄丹250克,牛皮胶30克,搅匀成膏,摊于布上,膏厚0.6～0.8厘米,备用。【用法】取上膏贴于天突、肺俞(双)、膻中、气海穴上。每2～3天换药1次。【功用】疏散风寒,宣肺化痰,止咳平喘。【主治】外感风寒及诸般喘咳。【疗效】屡用神效。

(四)四子麻黄膏

【组成】麻黄 10 克,苍术、细辛、紫苏子、白芥子、莱菔子、葶苈子各 5 克,公丁香、肉桂、天南星、半夏各 3 克,人造麝香 1 克。【制法】上药共研细末,装瓶备用。【用法】取药末适量(每穴约 5 克),以生姜汁调和成膏状,分贴于膻中、定喘(双)、肺俞(双)穴上。上盖敷料,胶布固定。每日换药 1 次,10 天为 1 个疗程。【功用】宣肺散寒,燥湿化痰,平喘止咳。【主治】慢性喘息型支气管炎(咳喘)。兼治慢性支气管炎。【疗效】多年使用,每收良效。

(五)二子元胡膏

【组成】白芥子、葶苈子、细辛各 15 克,醋延胡索 30 克。【制法】上药共研细末,以生姜汁调和成膏状备用。【用法】取上药膏分成 10 份,摊于塑料薄膜上,分别贴于双百劳、肺俞、膏肓、足三里、丰隆穴上,以胶布固定。春夏贴 3~6 小时,秋冬贴 6~12 小时,每 2~3 日贴 1 次,连续 3~5 次。【功用】祛寒化痰、温肺化饮,降逆平喘。【主治】慢性喘息型支气管炎。【疗效】屡用有效,久用效佳。

(六)热敷散

【组成】白芥子、莱菔子、紫苏子、桔梗各 50 克,甘遂、细辛各 20 克,麻黄、法半夏各 15 克。【制法】上药共研细末,装瓶备用。【用法】取上药末置于锅中炒热后,布包热敷于双肩胛之间 30 分钟。每日 1 次,每剂药可连用 7 天。【功用】温肺散寒,降气平喘。【主治】慢性喘息型支气管炎。【疗效】屡用神效。【附记】另一方为本方减麻黄、半夏。依上法用之,效果亦佳。

支气管哮喘

(一)麝香膏

【组成】麝香 1~1.5 克,紫皮蒜 10~15 头。【制法】将麝香研细末,紫皮蒜捣烂如泥备用。【用法】于农历五月初五(即端午节),让患者俯卧,以肥皂水及盐水清洁局部皮肤,于中午12点整,先将麝香末均匀撒敷在第7颈椎棘突到第12胸椎棘突宽2.5～3厘米的脊柱中线长方形区域内,继将蒜泥覆于麝香上。贴敷60～75分钟后,将药取下,清洗局部。涂以硼酸软膏,并以塑料薄膜覆盖,胶布固定。贴药后局部皮肤充血发红,有烧灼样疼痛感,少数可出现水疱。小儿皮肤娇嫩,紫皮蒜用量宜少,贴敷时间30～40分钟。大部分患者用药1次后,哮喘即减轻,为巩固疗效,可连续治疗3次(每年1次)。【功用】止咳平喘。【主治】支气管哮喘。【疗效】治疗184例,痊愈46例,近期控制35例,显效65例,好转29例,无效9例。总有效率为95.1%。

(二)哮喘膏

【组成】生川乌、生草乌、野百合各36克,当归12克,马钱子、肉桂、赤芍、仙鹤草、老鹳草各48克,鲜桑枝、鲜枣枝、鲜桃枝、鲜槐枝、鲜柳枝各30克。【制法】将上药放入铜锅内,用菜油3升浸泡3天。熬后去药渣。当熬至滴水不散时,将广丹(炒如麦色)1000克,徐徐撒入(此时须用文火),并以桃、柳粗枝2根(用麻皮扎在一起)不停地搅匀至滴水成珠为度。再加入乳香、没药细粉各24克,搅匀冷却后即成膏药。用较薄的牛皮纸和棉布裱成膏药布,裁成5厘米见方大小,将膏药放在布面上摊成3.2厘米直径的圆形备用。【用法】临用时烘软,在膏药中心加入纯净的白信粉0.2克,贴于身柱穴。春季、深秋、冬季,成人贴3昼夜,儿童酌减;盛夏及初秋,成人贴6～10小时,儿童酌减。揭去膏药后,皮肤局部微红,出现十几粒或几十粒像痱子大小的丘疹,是最理想的有效反应。若出绿豆大小的水疱,也是较好的反应,为治疗有效的先兆。反应部位2～3天后可轻轻洗揩。一般以连贴3次为1个疗程。【功用】驱邪活血,止咳平喘。【主治】支气管哮喘。【疗效】随访87例,其中痊愈42例,显效18例,有效14例,无效13例。【附记】治疗期间及治疗半年后,忌食鱼腥、公鸡肉、鹅肉、猪头肉等。

(三)白胡散

【组成】炙白芥子、延胡索各 21 克,细辛、甘遂各 12 克。【制法】上药共研细末,备用。【用法】用时将药粉用生姜汁调制成饼,在夏秋伏天贴于双侧肺俞、心俞、膈俞穴上,外以纱布盖上,胶布固定。贴 4~6 小时取下。每 10 天贴敷 1 次,每年贴 3 次。【功用】疏散风寒,降逆祛痰,止咳平喘。【主治】支气管哮喘、喘息性支气管炎。【疗效】经 21 年临床应用,曾系统观察 1074 例。其中喘息型支气管炎 785 例,支气管哮喘 289 例。治愈率为 22.8%,总有效率为 85.6%。

(四)保肺膏

【组成】鹿茸、明附片、肉桂各 100 克,全瓜蒌、紫苏叶各 20 克,防风、生绵黄芪、党参、白术各 150 克,炮姜、母丁香各 30 克,酒炒黄芪 300 克。【制法】将肉桂、丁香研细末,余药用清水 4000 毫升浸一夜,次日入锅中煎至水干,再倾入茶油 2 升同煎,待药枯,用绢筛去净渣,再煎至滴水成珠后,入黄丹 270 克,然后将肉桂、丁香末加入和匀,收膏摊布上,每张 25~30 克重。【用法】用时取膏烘热贴于背部肺俞穴(双)上。每 2~3 天换药 1 次。【功用】温脾肾,止喘咳。【主治】老幼新旧哮喘。【疗效】坚持使用,效果甚佳。

(五)哮喘外用方

【组成】连翘、当归、白芷、木鳖子、肉桂、赤芍、白薇各 40 克,白及、茯苓、草乌、乌药、川乌各 30 克,猪牙皂、枣枝、桑枝、桃枝、柳枝、槐枝各 25 克。【制法】麻油 1500 毫升,浸药一夜,熬焦去渣,入飞黄丹 500 克,如麦色,再以桃柳棍 2 根,搅至滴水成珠,入乳香、没药细末各 20 克,收膏摊成膏药。【用法】将膏药贴于双侧肺俞、风门穴上,贴三伏九九。【功用】祛风散寒,活血养阴,止咳平喘。【主治】哮喘。【疗效】坚持使用,其病可以根治、神效。

(六)温白膏

【组成】生麻黄、白及、紫菀各 10 克,天南星、半夏、桔梗、川贝、细辛、杏仁、甘草各 15 克,生姜 32 克。【制法】上药用麻油熬、黄丹收,阿胶 32 克搅匀即成。【用法】贴肺俞(双)。【功用】宣肺化痰,降逆平喘。【主治】哮喘。【疗效】屡用效佳。

(七)夏桂散

【组成】细辛、生半夏、甘遂、延胡索、肉桂各 5 克,白芥子 10克。【制法】上药共研细末,和匀备用。另备麝香 2 克。【用法】用时先用姜汁调和成糊状,再加麝香,贴在第 3、5、7 胸椎左右旁开1.5 寸处及大椎穴,共贴 7 次。每次贴敷 2 小时,每年盛夏初伏、中伏、末伏各贴 1 次,可连贴 3 年。【功用】温肺定喘,止咳祛痰。【主治】哮喘(适用于寒哮)。【疗效】治疗 38 例,病史 2～30 年,连续 3 年外贴 16 例,痊愈 14 例;连续外贴 2 年 12 例,痊愈 8 例;仅外贴 1 年 10 例,治愈 2 例。观察 3～5 年未见复发。

(八)平喘饼

【组成】细辛、白芥子各 21 克,甘遂、延胡索各 12 克(1 次贴敷量)。【制法】上药共研细末,用生姜汁 120 毫升,调成糊状,制成药饼 6 只,再用麝香 1.5 克,研细后均分 6 份,放在药饼中央,备用。【用法】将药饼放在直径约 10 厘米的圆形布上,贴在百劳、肺俞、膏肓 3 穴,两边对称,共 6 个穴上。用胶布固定,在伏天敷贴,初伏贴 1 次,中伏贴 2 次,末伏贴 1 次,每次敷贴 2 小时。【功用】祛痰逐饮,利气平喘。【主治】支气管哮喘。【疗效】对支气管哮喘属于蕴热、风寒、阳虚、阴虚 4 个类型,运用上述方法施治后,发作频度和严重程度均有一定效果,总有效率为 80%。

(九)哮喘膏

【组成】野百合、生川乌、生草乌各 36 克,当归 12 克,肉桂 8克,赤芍 18 克,马钱子、仙鹤草、老鹳草各 48 克,鲜桑枝、鲜柳枝各30 克。【制法】将上药放入铜锅内,用植物油 3000 毫升浸泡 3天,熬后去渣。当熬至滴水不散时,将广丹(炒为青色)1000 克徐徐撒入(用文火),并以桃、柳粗枝 2 根不停地搅匀至滴水成珠为度,再加乳香、没药细粉各 24 克,搅匀冷却即成。然后用较薄的牛皮纸和棉布裱成膏药布,裁成 5 厘米×5 厘米大小,将膏药放在布面上,摊成直径 3.2 厘米的圆形即可。【用法】将膏药烘软,贴于身柱穴上。3 天 1 次,3 次为 1 个疗程。【功用】温肺散寒,止咳平喘。【主治】支气管哮喘。【疗效】屡用有效,久用效佳。

(十)寒哮膏

【组成】细辛、生半夏、甘遂、延胡索、肉桂、橘红各 5 克,白芥子 10 克。另配麝香 2 克。【制法】上药共研细末,先用生姜汁调药末成糊状,再加麝香于药面备用。【用法】取药饼贴敷于大椎、肺俞(双)穴上,包扎固定,每次贴 2 小时,每年盛夏初伏、中伏和末伏各贴 1 次。【功用】温肺化饮。【主治】寒哮。【疗效】屡用多效。【附记】临床验证有效。方中麝香剂量过重,可改用 0.3 克即可。

肺　　炎

(一)肺炎膏

【组成】紫苏子 30 克,雄黄 9 克,细辛、没药各 15 克。【制法】上药共研细末,用醋调和成膏状。【用法】取膏药贴敷于胸部听到啰音最明显的部位。要经常保持药物湿润,如干燥,用醋调湿后再敷。每剂可连敷 2 或 3 次。【功用】清热解毒,活络止痛。【主治】痰鸣长久,迁延不愈的各种类型的肺炎。【疗效】屡用皆效。

(二)十味肺炎膏

【组成】苏子 30 克,生麻黄、金银花、连翘、雄黄、桃仁各 9 克,鱼腥草、明矾、桔梗、薄荷各 6 克。【制法】上药共研细末,和匀,贮瓶备用。【用法】用时每取此散适量,用米醋调和成稠糊状,贴敷于双足涌泉穴或加敷胸部啰音处、肺俞(双),上盖敷料。胶布固定。每日换药 1 次。5～10 天为 1 个疗程。【功用】清热解毒,降逆平喘。【主治】各型肺炎。【疗效】多年使用,屡用有效。【附记】若于足部按摩后敷药,则效果更好。若病情严重者,还应配合内治方药为宜。

(三)麻杏石膏散

【组成】麻黄、杏仁、甘草各 9 克,生石膏、鱼腥草各 30 克,大青叶、葶苈子、桑白皮各 15 克。【制法】上药共研细末,和匀,贮瓶备用。【用法】用时每取此散适量,用米醋调和成稠糊状,分别敷贴于肺俞(双)、胸部啰音相应区和肚脐上,上盖敷料,胶布固定。要经常保持药层湿润;如干燥,用醋调湿再敷。每日换药 1 次。同时应配合内服,每次取本散 9～15 克,每日服 3 次,温开水送服。【功用】清肺化痰,止咳平喘。【主治】各型肺炎,特别是急性肺炎(肺热咳喘型)。【疗效】屡用效佳。

(四)黄硝膏

【组成】大黄、芒硝、大蒜各 20 克。【制法】上药共研细末,用清水调和成膏状。【用法】取药膏,做成 4 个小圆饼状,贴于中府、肺俞双侧穴位上。上盖纱布,胶布固定。如皮肤未出现刺激反应,可连用 3～5 天。【功用】清热化痰。【主治】肺炎后期,咳嗽痰多,两肺啰音经久不消者(证属痰热郁肺型)。【疗效】屡用皆效。【附记】若证属痰湿蕴肺型者,则改用白芥子粉、面粉各 30 克,加清水调成膏状,用纱布包,外敷于肺俞、膏肓、阿是穴上,每日 1 次,每次 15 分钟,以皮肤发红为度,连敷 3 次。用之多效。

肺　痈

(一)云母膏

【组成】云母、芒硝、甘草各 128 克,槐枝、桑白皮、柳枝、侧柏叶、橘皮各 64 克,川椒、白芷、没药、赤芍、肉桂、当归、黄芪、血竭、石菖蒲、白及、川芎、白薇、木香、防风、厚朴、桔梗、柴胡、党参、苍术、黄芩、龙胆草、合欢皮、乳香、茯苓各 15 克。【制法】麻油熬,黄丹收,加松香 32 克搅匀。【用法】取药膏适量,贴敷患处,外以纱布盖上,胶布固定。每日换药1次。【功用】清肺、化痰、散瘀、排脓,兼以补虚。【主治】肺痈。【疗效】屡用神效。

(二)肺痈膏

【组成】金银花120克,玄参、麦冬、瓜蒌仁、桔梗、苍术、生甘草各15克,百部10克,贝母、天花粉、当归、皂角刺各9克,蒲公英50克。【制法】上药共研细末,用鲜马齿苋汁调和成膏状备用。【用法】取上膏药适量,贴敷于胸部,肺俞(双)和阿是穴(压痛点)上,外以纱布盖上,胶布固定。每日换药1次。【功用】清热解毒,祛痰排脓,活络止痛。【主治】肺痈,无论已溃未溃者均可用之。【疗效】多年使用,效果颇佳。若配以内治,效果更佳。

支气管扩张

(一)地冬散

【组成】生地黄、熟地黄、天冬、麦冬、知母、川贝、百部、怀山药、白及各10克。【制法】上药共研细末备用。【用法】用时每取药末10克以鸡蛋清调匀,贴敷肺俞穴(双)上,外以纱布盖上,胶布固定。每日换药1次。【功用】润肺化痰,凉血止血。【主治】支气管扩张。【疗效】效果很好。一般3次症减,10次即愈。

(二)白贝膏

【组成】款冬花、川贝、侧柏叶、生地榆、鱼腥草、白及各等份。【制法】上药共研细末,用食醋调和成膏泥状。【用法】取膏药适量,贴敷于肺俞(双)及膻中穴上,外以纱布盖上,胶布固定。每日换药1次。若配以本方散剂内服(每次服5克,日3次),则效果更佳。【功用】清肺润肺,凉血止血,化痰止咳。【主治】支气管扩张,咳嗽咯血。【疗效】治疗50例,均获佳效。

(三)南芥平喘膏

【组成】天南星、白芥子各30克,紫苏子15克,姜汁适量。【制法】上药共研细末,以生姜汁适量调和成糊膏状。【用法】取药膏 30 克,分做 3 个药饼,贴于双足心涌泉穴和中脘穴。干后则换,每日贴 3～5 次,连贴 3～5 天。【功用】温肺化痰,降气平喘。【主治】支气管扩张,痰喘上气。【疗效】屡用效佳。

脑血管意外(中风)

(一)山甲白乌散

【组成】穿山甲 60 克(代,另研细末)、红海蛤 60 克(另研),生川乌 60 克,白附子、川芎各 15 克,鸡血藤 30 克,红花 15 克。【制法】上药共研细末,和匀,贮瓶备用。【用法】用时每取此散 20～30 克,用生姜汁、葱白汁和白酒各适量,调和成稠糊状,做成两个药饼,贴敷于两足心(涌泉穴)处以纱布包扎固定后,用热水浸足,待身体汗出,可将药饼去掉。每 10 日敷 1 次。【功用】祛风散寒,活血通络。【主治】中风偏瘫。【疗效】屡用效佳。

(二)麝冰膏

【组成】麝香 1 克,冰片 5 克,川牛膝、桃仁各 15 克,木瓜 20克,樟脑 50 克,雄黄 40 克,半夏 6 克。【制法】上药共研细末,分30 等份。另备大活络丸(中成药)30 克,生姜末 90 克。【用法】每次用热米饭捣饼 2 个,每饼上放药末 1 份,大活络丸 1 粒,生姜末 3 克,敷患侧上下肢各 1 穴位。上肢取肩俞、尺泽;下肢取环跳、委中;交替使用。外以纱布盖上,胶布固定。晚敷早取,半个月为1 个疗程。【功用】活血解毒,逐风通络。【主治】中风后遗症(偏瘫)。【疗效】治疗 11 例,病程 2 天至 6 个月。均获临床治愈。

(三)复方消肿散

【组成】生黄芪、豨莶草各 10 克,当归、川芎、红花、穿山甲(代)各 6 克,白芷、生大黄各 3 克。【制法】上药共研为细末,过 5号筛,装瓶备用。【用法】用时每取 50 克,加温水浸 10 分钟后,再加开水 1500～2000 毫升。待温浸泡手足,并擦洗按摩腕、踝及小关节,每次 20 分钟,继用硅霜外涂,每日 2 次。【功用】益气活血、消肿通络。【主治】中风后手足肿胀。【疗效】治疗86例,经治21日,治愈30例,显效33例,有效17例,无效6例。总有效率为93%。

(四)雄黄牛膝散

【组成】雄黄40克,川牛膝、桃仁各15克,木瓜20克,半夏6克,樟脑50克,冰片5克,麝香1克,大活络丸30粒,生姜末90克。【制法】上药前8味分别研细末,混合均匀,分为30等份。将后2味分包,备用。【用法】用时取药末1份,用热米饭捶烂制饼2枚,每饼上放药末1份,大活络丸1粒,生姜末3克,敷贴患侧上下肢各1穴位(上肢取肩俞、尺泽;下肢取环跳、委中,交替使用)。晚敷早去,半个月为1个疗程。【功用】温经散寒,清热解毒,活血通络。【主治】中风半身不遂。【疗效】经治11例(年龄65—76岁,病程2.5个月至0.5年),均获治愈。

(五)马钱子散

【组成】马钱子、蔓荆子各30克,黄芪50克,红花、桃仁、穿山甲(代)各9克。【制法】上药共研细末,装瓶备用。【用法】取本药散30克,以白酒或清水适量调和成膏状,敷于患侧足心涌泉穴,外加包扎固定,每日换药1次。【功用】益气活血,祛风通络。【主治】中风后遗症,半身不遂或偏瘫。【疗效】屡用有效,久用效佳。【附记】另一方仅用前3味药各等份,依上法用之,效果亦佳。

(六)桃红膏

【组成】桃仁、红花、山栀子各5克,冰片3克。【制法】上药共研细末,用白酒适量调和成稀糊状备用。【用法】取上药膏外敷于患侧足心涌泉穴,外加包扎固定。每日换药1次。【功用】活血通络。【主治】中风后遗症。【疗效】临床屡用,均有一定的效果。

(七)温通膏

【组成】生川乌、吴茱萸、炮穿山甲(代)、海蛤粉各 9 克,石菖蒲 180 克,葱白适量。【制法】先将前 4 味药共研细末,用葱汁适量调和成稀糊状。另将石菖蒲加清水 5000 毫升煮沸 5～10 分钟备用。【用法】先取药膏外敷于患侧足心涌泉穴,用纱布袋束紧。再趁热将药水倒在杉木桶中,中间放一小木凳,将患足踏在木凳上,再用毛巾被裹住桶口,勿使热气外散,熏蒸患足。待水温适度时,取出木凳,进行足浴,待身上有微汗时去掉药饼,拭干腿足,卧床盖被,避风静养。本方宜在刚患病时立即用 1 次,以后每隔 7 日用 1 次。【功用】温经散寒,活血通络。【主治】中风后半身不遂。【疗效】屡用效佳。一般连续用药 3 次后,手足便逐渐恢复自主活动。【附记】临床验证有效。

面神经麻痹(面瘫)

(一)相反药方

【组成】半夏、全瓜蒌、川贝母、白蔹、白及、川乌各 10 克,白附子 9 克,白芥子 12 克。【制法】上药共研成细末,加陈米醋拌湿炒热,装入用 2 层纱布做的袋内即可。【用法】取上药袋敷于面部健侧(左歪敷右侧、右歪敷左侧),绷带包扎固定。待药凉后,原药再炒再敷。【功用】祛风、温经、通络。【主治】面瘫(因风寒引起者)。【疗效】效果很好,一般 3～7 天即愈。【附记】本方不适用于脑血管意外和其他脑部疾病引起的面瘫。

(二)复方天牛膏

【组成】天牛虫 286 克,川芎、当归各 500 克,黄连 600 克,黄丹 360 克。【制法】将天牛虫研细过 120 目筛备用。再将川芎、当归、黄连与食用植物油 2500 毫升,同置锅内煎焦,去渣滤过,熬至滴水成珠,另取黄丹,加入油内搅匀,收膏。取膏用文火熔化后,加入天牛虫粉搅匀,分摊于牛皮纸上即得。每张药膏重 2 克,含天牛虫粉 0.2 克,本方可制 1430 张。【用法】用时取患侧听宫、下关、翳风为主穴,颊车、太阳、大椎穴为配穴。选定穴位后,将膏药加温熔化,每个主穴贴 1 张,配穴视病情加减。每 5 天更换 1 次,为 1 个疗程。总疗程不超过 35 天。【功用】疏风活血,通经活络。【主治】周围性面神经瘫痪。【疗效】治疗 315 例,痊愈率为 78.41%,有效率为 95.24%。

(三)治㖞膏

【组成】猪牙皂、樟脑各 30 克,麝香 0.3 克。【制法】将猪牙皂研为细末,与樟脑、麝香同研和匀,加麻油适量,调和成糊状,装瓶备用。【用法】用时取上药膏适量,于临睡前涂敷。先用温肥皂水洗净患侧面部,再将上药敷于地仓至下关穴之间,宽约 1 横指,用纱布固定。次日清晨取下。每日 1 次,至愈为度。【功用】祛风通络。【主治】面神经麻痹,口眼㖞斜。【疗效】治疗 3 例,经治 4～6 次后痊愈。

(四)附乌散

【组成】熟附子、制川乌各 90 克,乳香 30 克。【制法】上药共研细末,分成 8～10 包备用。【用法】取上药末 1 包,加生姜末 3 克拌匀,用开水调成糊状。先嘱患者用热生姜片擦患处,擦至局部充血为好,再将上药糊状敷患侧(上至太阳穴,下至地仓穴),宽约 3 厘米。用纱布敷盖,胶布固定。并嘱患者用热水袋热敷。每天换药 1 次,至愈为度。【功用】温经、散寒、通络。【主治】面神经麻痹。【疗效】治疗 15 例,病程 2 个月至半年以上。半年以内者,一般连续用药 5～10 天痊愈;半年以上者,用药 15 天痊愈。

(五)天地膏

【组成】天麻、天南星、钻地风、白僵蚕、白及各 7.5 克,巴豆(去皮)5 粒,鲜生姜 500 克。【制法】上药(前 6 味)共研细末,用生姜捣汁调和成膏备用。【用法】取上药适量,贴于患者健侧面部(右歪贴左,左歪贴右),外以纱布盖上,胶布固定,7 或 8 小时即可取下,每日换药 1 次。【功用】温经散寒,祛风通络。【主治】面神经麻痹。【疗效】治疗 430 例,病程 1 周至 5 年。一般 1 剂即愈,有效率达 90%以上。【附记】敷药后皮肤发痒,局部可能出现疱疹,不要用水洗,以防感染。注意防止药物流入口、耳、鼻、眼内。7 天内须避风。

(六)加味松香膏

【组成】生马钱子粉 5 份,蓖麻子仁 3 份,木鳖子仁 2 份。【制法】将后 2 味药捣成泥状,与马钱子粉拌匀备用。每 100 克凡士林加松香 30 克,加热使松香熔化,离火待温时,每 100 克松香膏加入调匀的"三子"药粉 50 克,充分拌匀,再每 100 克"三子"膏兑入冰片 10 克,樟脑 10 克调匀,即成"加味松香膏",装瓶备用。【用法】用时取药膏均匀地摊于棉布上,厚如 1 分硬币,贴敷患侧,如眼睑闭合受限,贴敷头维、太阳穴上;口眼㖞斜贴敷下关、地仓、颊车穴,外用胶布固定。每 3 天换药 1 次,9 天为 1 个疗程。【功用】温经散寒,祛风通络。【主治】面神经麻痹。【疗效】治疗 17 例,均获显效。一般 2 个疗程即痊愈。【附记】马钱子生用效佳,松香膏温用,以防热用药物挥发变性。敷药 2 天后,局部有发热现象,个别患者会起小水疱,把膏药取下,用温开水洗净即可,待小水疱消失后,再敷上药膏。此膏用于面瘫初起效果最佳,用药后 7~10 天逐渐好转,2~3 周痊愈。

(七)山甲血竭散

【组成】穿山甲(代)、血竭、天南星各 30 克,全蝎 10 克,地龙、防风各 15 克,乳香、僵蚕、没药各 12 克,白附子、马钱子、蜈蚣各 6 克。【制法】散剂。上药共研极细末,和匀,装瓶备用。【用法】同时取适量药末,用生姜汁调和成膏、做成药饼,直径 1.5cm,厚 0.5cm,置放在纱布上。将太阳、下关、翳风、颊车、地仓等穴用生理盐水擦净,把药饼依次贴敷在以上穴位(患侧),胶布固定。1 周更换 1 次,2 次为 1 个疗程。【功能】疏散风邪,通络解痉。【主

治】面瘫。【疗效】治疗周围性面瘫 100 例,其中男 61 例,女 39
例,年龄 1－81 岁,病程 2～3 年。结果痊愈 90 例,显效 5 例。总
有效率为 95%。

肺结核(肺痨)

(一)猫眼膏

【组成】猫眼草、蟾蜍皮、木鳖子、独角莲、守宫、乳香、没药各
等份,麝香适量。【制法】将前 7 味药用香油熬枯去渣,加入黄丹
收膏,待温摊在布或纸上备用。【用法】将药膏用微火烤软,放入
麝香末(每张约 0.03 克),外敷于结核病灶所在前胸和后背体表相
应的部位上,以及大椎、肺俞(双)、膻中等穴位上,隔 5 天换药 1
次,2 个月为 1 个疗程。【功用】解毒杀虫,通经活络。【主治】
肺结核。【疗效】坚持使用,效果甚佳。【附记】若配合药物内
治,则效果更佳。

(二)白芥子膏

【组成】白芥子适量。【制法】研细末备用。【用法】取上药
末 3 克,以醋调成糊状,依次贴敷于结核穴、风门、肺俞、心俞、肾俞
穴上(每次取 3 个穴,余穴轮流贴敷),用胶布固定。贴 3 小时后除
去。若局部出现水疱,可挑破放水,外搽甲紫药水,以防止皮肤感
染。每隔 4～5 天贴药 1 次,3 个月为 1 个疗程。【功用】益气豁
痰,消肿止痛。【主治】肺结核。【疗效】用本法治疗空洞型肺结
核 40 例,共有肺空洞 44 个。配合服抗结核I号[沙参 15 克,麦冬、百
部各 10 克,平地木(紫金牛)30 克,黄连 3 克,麦芽 12 克。水煎服,
每日 1 剂,或加白及末 10 克冲服]。结果:显效 15 个(空洞消失),好
转 13 个(直径缩小 0.5 厘米,或空洞消失,但尚遗留直径大于 1 厘米
之病灶),无变化 14 个,恶化 2 个。

(三)外贴方

【组成】①鲜大蒜 10 克,硫黄末 6 克,肉桂末、冰片各 3 克;②

煅龙骨、煅牡蛎各等份。【制法】方①先将鲜大蒜去皮捣成泥状，与其他药混合调匀备用；方②共研细末备用。【用法】方①取药膏，分别涂在 2 块纱布上，贴敷于双足心涌泉穴，外加包扎固定，隔日换药 1 次；方②用时取药末 10 克，用米酒调成稀糊状，外敷于肚脐处，外用伤湿止痛膏固定。每晚换药 1 次，连续 5～10 天。【功用】①解毒、杀虫、止血；②收敛止汗。【主治】肺结核（咯血用方①；盗汗用方②）。【疗效】屡用效佳。【附记】上两方经多家验证有效。

疟　疾

（一）外贴截疟膏

【组成】白信石适量。【制法】上药研细末，装瓶备用。【用法】用中号膏药 1 张，取上药末 0.3 克，置膏药中心，于发作前 24 小时内，贴于背部第 3 胸椎上（身柱穴），疟止后，将膏药取下。【功用】截疟。【主治】间日疟，寒战、发热、汗出、间日而发者。【疗效】治疗 94 例，痊愈 59 例，减轻 12 例，无效 23 例，总有效率为 76％。

（二）斑蝥膏

【组成】阿魏、干姜各 3 克，细辛 5 克，肉桂 1.5 克，白芥子 6 克。另备斑蝥 2 只。【制法】上药共研细末，装瓶备用。【用法】于发病前 6 小时取药末 2 克分放在 2 张胶布上，再取斑蝥 2 只（去头尾），压碎，分别放入上药内，贴于命门、神门穴上。24 小时后将药取下。如第 1 次未愈，可贴第 2 次。【功用】透邪截疟。【主治】疟疾。【疗效】吴熙伯治疗 70 例，疗效满意。

（三）马齿苋膏

【组成】马齿苋未开花的含苞枝头 7 枝。【制法】捣烂如泥状备用。【用法】取上药泥贴敷于内关穴（双）上，用敷料或手帕固定。24 小时后除去。【功用】截疟。【主治】疟疾。【疗效】治疗 50 例，除并发症外，只用药 1 次临床症状便消失。退热为缓慢下降,基本不出大汗。【附记】又用大蒜(捣烂)3 瓣,或桃仁(捣烂)14 粒,依上法贴内关穴,效果亦佳。

(四)截疟膏

【组成】槟榔 21 克,吴茱萸 9 克。【制法】共研细末,装瓶备用。【用法】取上药末适量,用茶水调成糊状,于发作前 3 小时,取蚕豆大药泥置双侧内关穴上,外以纱布盖上,胶布固定。10 小时后取下。每日 1 次,连用 3 次。【功用】截疟。【主治】疟疾。【疗效】治疗 70 例,获效 68 例,无效 2 例。

瘟　疫

(一)冬疫五仙膏

【组成】干姜、大黄各 64 克,麻黄、白芷、细辛、甘草各 96 克。或加绿豆。【制法】上药用麻油熬枯、去渣,加黄丹收,再加入滑石 198 克搅匀备用。【用法】用时取上膏适量,贴敷于肾俞穴(双)上,外以纱布盖上,胶布固定。每日换药 1 次。【功用】解毒、散寒、止痛。【主治】冬疫。【疗效】屡用神效。

(二)春疫五仙膏

【组成】生姜、葱白、大蒜各 500 克,大黄 246 克,皂角刺 12 克。【制法】上药用麻油熬枯、去渣,入黄丹收膏,加滑石 192 克搅匀,备用。【用法】用时取上膏适量,贴敷于肺俞穴(双)上,外以纱布盖上,胶布固定。多日换药 1 次。【功用】解毒清热。【主治】春疫。【疗效】屡用神效。

(三)消炎膏

【组成】金黄散 400 克,雄黄、苏雄黄各 100 克,冰片 5 克。【制法】上药共研细末,用过氧化氢(双氧水)调和成膏,备用。【用法】外敷患处。每日换药 1 次。【功用】消炎散肿,解毒止痛。【主治】温毒及痈疽。【疗效】屡用效佳。

高 血 压

(一)五味蓖麻膏

【组成】蓖麻仁50克,吴茱萸、附子各20克,生姜150克,冰片10克。【制法】先将前3味药共研细末,与生姜捣烂如泥,再入冰片(研细末)、和匀,或加醋适量调成软膏状,收贮备用。【用法】每取此散(膏)30克,做成两个药饼,于每晚临睡前分别贴敷于两足心涌泉穴上,外加纱布包扎固定。7日为1个疗程,连用3~4个疗程。敷药期间停用一切降压药。【功用】引火归源。【主治】高血压病。【疗效】屡用效佳。一般用药3~4日(最多5~7日)见效。【附记】《素问·厥论》云:"阴脉者集于足下,而聚于足心"。本方外敷涌泉穴,可调节阴阳平衡。蓖麻仁其性善走,能开通诸窍经络,善治偏风;吴茱萸、附子、生姜温经而引火归元,冰片消炎通络,故用之效佳。

(二)降压外敷膏

【组成】蓖麻仁50克,吴茱萸、附子各20克。【制法】共研细末,加生姜150克,共捣如泥,再加冰片10克和匀,调成膏状备用。【用法】每晚取膏贴敷双足心(涌泉穴),外用纱布包扎固定。每日换药1次,7天为1个疗程,连用3或4个疗程。敷药期间停用一切降压药。【功用】引火归原。【主治】高血压。【疗效】治疗60例,显效32例(2~4日见效),余28例5~7天见效。

(三)降压散

【组成】水蛭、吴茱萸、桔梗各50克,钩藤、决明子各120克,天麻80克,川芎、菊花、桑叶、夏枯草、白芥子各100克,肉桂20克,冰片30克。【制法】上药按比例烘干,共研细末,装瓶备用。【用法】用双层纱布缝制成3.5厘米×3.5厘米,厚3~4毫米的药垫,每个药垫约需放入药末10克(摊平),按上述药量配制,每次可做100个药垫。用时置放在特制鞋垫纳药处,正对足底涌泉穴

（双），每日穿用，10 天更换 1 次。【功用】平肝降压，导热下行。【主治】高血压病（肝火上炎型）。【疗效】临床验证 100 例，有效率达 100%。

（四）五虫散

【组成】白花蛇 3 条，蜈蚣 9 条，蝉蜕、地龙各 9 克，土鳖虫、黄连、白芥子、延胡索各 6 克，葛根 15 克，甘遂、细辛、三七各 3 克，麝香 1 克，姜酊适量。【制法】先将前 12 味药共研细末，装瓶备用。【用法】取药散 35 克，用姜酊适量调和为膏状，做成 7 个药饼，中心放少许麝香末，外贴于双侧心俞、肝俞、肾俞和关元穴上，外盖塑料薄膜和纱布，胶布固定。每日换药 1 次，每次贴 8～12 小时。【功用】搜风通络，降血压。【主治】高血压。【疗效】多年使用，疗效尚属满意。

（五）降压膏

【组成】吴茱萸 15 克，川芎、桃仁各 10 克，山栀子 6 克，胡椒 3 克，生姜 150 克，冰片 10 克。【制法】先将前 5 味药共研细末，加生姜共捣烂如泥，再加冰片同捣和匀，调成膏状备用。【用法】取药膏 10 克，外敷于涌泉穴（两侧交替），外加包扎固定。每日换药 1 次，10 天为 1 个疗程。【功用】活血化瘀，温肾降逆，导热下行。【主治】高血压头痛、眩晕。【疗效】治疗 50 例，连用 2 或 3 个疗程，近期有效率达 100%。【附记】治疗期间可停用其他降压药。

心　绞　痛

（一）养心膏

【组成】牛心、牛胆各 1 具，麻油 1750 毫升，再加下列药物煎熬：五味子、黄芪、丹参、桃仁、红花、川芎、生龙牡、牛角粉、天花粉、草薢仁、生草乌、生天南星、槐枝、透骨草、徐长卿、苍耳子各 60 克，降香、木鳖子仁、穿山甲（代）、皂角刺、胆南星、川黄连、巴豆仁、生蒲黄、九节菖蒲、太子参、麦冬、天冬、血竭、柳枝、桑枝、桃枝、冬青各 30 克,五灵脂 15 克,细辛、荜茇、高良姜各 21 克。【制法】上药熬焦黄后,去渣熬油,至滴水成珠时,加入陶丹 600 克,搅拌成膏。稍凉后加入下列药物(均研成细末):冰片、檀香、寒水石、密陀僧各 30 克,参三七、明矾各 21 克,芒硝、朱砂、赤石脂各 15 克,牛胶(加水熬化)90 克。搅匀后,分别摊成直径 7 厘米的膏药备用。【用法】用时将膏药温熨化开,然后贴于胸或背部疼痛处(阿是穴),如疼痛部位不固定,则直接贴于心前区。1 次可贴 1～4 张,痛重者可多贴,痛轻可少贴。【功用】活血化瘀,芳香通窍,宣痹通阳,温经止痛。【主治】心绞痛。【疗效】治疗 15 例,男 14 例,女 1 例;轻度心绞痛 10 例,中度心绞痛 5 例。治疗最短 3 天,最长 4 个月,平均 14 天。用膏药最少 3 张,最多 98 张,平均 25 张。治疗后显效 7 例,改善 6 例,无效 2 例。止痛生效时间多在 1 周后。【附记】胸有湿痰梗阻者勿用。

(二)心舒散

【组成】白檀香、制乳香、川郁金、醋炒延胡索、制没药各 12 克,冰片 2 克。【制法】上药共研细末,另加麝香末 0.1 克,调匀备用。【用法】临用时取少许,用二甲亚砜调成软膏状,置膏药(或伤湿止痛膏)中心,贴膻中、内关(双)穴上。每日换药 1 次。【功用】活血、通窍、止痛。【主治】心绞痛。【疗效】一般贴 2～3 天,心前区疼痛即止。

(三)麝香止痛散

【组成】降香、檀香、三七、胡椒各 1 份,冰片 1/4 份,麝香 1/10 份。【制法】上药共研细末,密封备用。【用法】用时取药末 2 克,以酒调成药饼,分成 5 小块,贴于膻中、内关(双)、心俞(双)穴上,每 2 天换药 1 次,5 次为 1 个疗程。【功用】活血理气,通窍止痛。【主治】心绞痛。【疗效】临床屡用,止痛效果很好。【附记】又用活血止痛橡皮膏(市面有售),本药膏含独活、白芷、冰片、细辛等 24 味中药。每次于双侧内关穴各直贴 1 张,膻中穴横贴 1 张,左侧食窦穴横贴 1 张,心俞、厥阴俞各横贴 1 张,共贴 6 张。24 小时后去掉药膏,隔日贴 1 次,15 次为 1 个疗程。用此膏药治疗冠心病 40 例,治疗时未加扩冠、降压等药物,只建议适当的体力劳动(活动)和控制高脂饮食。经 1~1.5 个疗程,其中 29 例有心绞痛者,显效 20 例,改善 2 例,无效 7 例。治疗后 40 例的心电图为显效 27 例,改善 8 例,无效 4 例,加重 1 例。

(四)止痛散

【组成】三七、蒲黄、乳香、没药各 10 克,冰片 5 克。【制法】上药共研细末,装瓶密封备用。【用法】取本药散适量,用白酒适量调和成糊状,置于伤湿止痛膏中央,贴于心俞穴(双)或心前区疼痛处。每日换药 1 次。【功用】活血通络止痛。【主治】心绞痛。【疗效】屡用有效,久用效佳。【附记】又用川芎、白芷各 10 克,冰片 5 克。依上法用之,效果亦佳。

(五)宁心膏

【组成】丹参、当归、川芎、红花、羌活各 10 份,丁香 5 份,苏合香 0.2 份,氮酮 1 份,蜂蜜适量。【制法】先将前 5 味药水煎、浓缩、干燥,其干燥提取物与丁香、苏合香共研细末,加入氮酮及蜂蜜调和成稠膏,贮罐备用。【用法】用时先将穴位皮肤擦净,取药膏适量(每穴 5 克),贴敷于神阙、至阳、虚里穴,每取 1 穴,交替使用。外用胶布固定,隔日换药 1 次。7 次为 1 个疗程。【功用】活血化瘀,芳香开窍,祛风止痛。【主治】心绞痛。【疗效】据临床观察,总有效率为 83.3%。3 穴为 3 组,神阙穴疗效尤佳。

(六)止痛贴

【组成】大黄、独活、牡丹皮、苍术、白芷、荆芥、川芎、当归、五加皮、乳香、没药、干姜、南星、桂枝、冰片、山柰、细辛、陈皮、半夏、胡椒、辣椒各等份。【制法】将上药提取物混入基质后,搅匀涂布上,制成 4 厘米×6 厘米橡皮膏,备用。【用法】用时取药膏于双侧内关穴纵贴 1 张,膻中穴横贴 1 张,心俞、厥阴俞各横贴 1 张,阿是穴横贴 1 张,共贴 6 张。24 小时后去掉,隔日 1 次,15 次为 1 个疗程。【功用】祛风散寒,活血止痛。【主治】心绞痛。【疗效】多年应用,每收良效。

冠　心　病

(一)六味柴归膏

【组成】柴胡、当归、生地黄各 30 克,郁金 18 克,五灵脂 15 克,蒲黄 10 克。【制法】上药共研细末,用白酒适量调和成稀糊状备用。【用法】取药膏适量,外敷于肚脐处及内关(双)穴上,外加包扎固定。2 小时后取下,每日贴 2 或 3 次。连续 3～5 天。【功用】疏肝解郁,养血止痛。【主治】冠心病。【疗效】屡用有效。

(二)檀香散

【组成】白檀香、制乳香、川郁金、醋炒延胡索、制没药各 12 克,冰片 2 克。【制法】上药共研细末,加麝香末 0.5 克和匀,装瓶密封备用。【用法】取本散少许,置伤湿止痛膏中心,外贴膻中、内关(双)穴上。每日换药 1 次。【功用】芳香通窍,活血止痛。【主治】冠心病。【疗效】屡用皆效。

(三)冠心药袋方

【组成】细辛 50 克,荜茇 30 克,当归、藿香、半夏各 40 克,乳香、没药各 10 克,红花、白胡椒、冰片各 20 克。【制法】上药共研细末,布袋包装备用。【用法】取药袋外敷于心前区阿是穴,外加包扎固定。每次贴 5～8 小时,每日 1 次。本药袋可连用 7 天,用时松动即可。【功用】活血、行气、止痛。【主治】冠心病。【疗效】屡用效佳。【附记】又用红花、三七、地龙各 10 克,冰片 3 克。共研细末,以姜汁调成糊状,外敷于膻中、心俞、阿是穴上。每日换药 1 次。治冠心病效佳。

(四)丹参子香散

【组成】葶苈子、白芥子、乳香、肉桂各 100 克,丹参 200 克。

【制法】上药共研细末,装瓶备用。【用法】取本散 100～200 克,用温开水适量调为糊状,涂在棉布或数层纱布上,局部先涂麻油少许,以免损伤皮肤,将药糊布外敷于心胸部位,再用毛巾包好,固定。待症状减轻后除去(约 2 小时)。每日换药 1 次,连用 9 天。【功用】行气活血,祛痰利气。【主治】冠心病。【疗效】屡用效佳。

(五)三七琥珀散

【组成】三七 30 克,琥珀 20 克,肉桂 15 克,冰片 10 克。【制法】上药共研细末,过 120 目筛,装入瓶中,密封备用。【用法】取本药散 5 克,用适量菜油调和成糊状,分别外敷于双侧涌泉、足三里、心俞穴上,上盖纱布,胶布固定。每日换药 1 次。【功用】温阳益气,活血化瘀。【主治】冠心病,心房纤颤。【疗效】屡用效佳。

(六)通心贴

【组成】肉桂、檀香各 1 份,桂枝、丹参、川芎、降香、桃仁、乳香、没香、延胡索、薤白各 2 份。【制法】上药按比例共研细末,再加入麝香 0.2 份,以生姜汁调和成糊膏状,备用。【用法】用时取药膏适量,做成直径约 1 厘米的圆形小药饼。选取 6 组穴位:①心俞、足三里;②膻中、三阴交;③内关、脾俞;④心俞、涌泉;⑤膻中、肾俞;⑥内关、肾俞。将小药饼贴于穴位上,每次贴 1 组穴位。隔日换药 1 次,6 次为 1 个疗程。【功用】补益心肾,化瘀止痛。【主治】冠心病。【疗效】治疗 36 例,显效 20 例,有效 15 例,总有效率为 97.2%。

(七)活血化瘀散

【组成】川芎、丹参、三七、葛根各 1 克,水蛭 0.8 克,麝香 0.2克。【制法】上药共研细末,贮瓶备用,勿泄气。【用法】用时取药末 5 克,分别贴敷于膻中、左心俞、虚里、内关穴,上盖纱布,外用关节止痛膏固定。5 天换药 1 次,5 次为 1 个疗程。【功用】活血化瘀,通络止痛。【主治】冠心病。【疗效】治疗30例,通过2~4个疗程的治疗,痊愈13例,好转17例,均有很好的疗效。

(八)大黄散

【组成】大黄、黄芪、熟地黄各30克,白芍12克,甘草9克,水蛭9克,虻虫、蛴螬、桃仁、杏仁、黄芩各6克,䗪虫、干漆各3克,冰片5克,姜汁适量。【制法】上药前13味共研细末,过7号筛,再与冰片配研均匀,用姜汁调和成膏状,备用。【用法】用时每取适量药膏,分别贴敷于内关、膻中、心俞、膈俞、足三里穴。每次取4~5对穴,贴敷24小时,2次间隔72小时。【功用】补益心肾,活血化瘀。【主治】冠心病。【疗效】屡用有效,久用效佳。

传染性肝炎(黄疸、胁痛)

(一)敷脐方

【组成】甜瓜蒂、秦艽各100克,青皮、紫草、黄芩、丹参各30克,铜绿15克,冰片6克。【制法】上药除甜瓜蒂、冰片另研外,余药共研细末,合并过60目筛,装入3厘米×5厘米大小的塑料薄膜袋,每袋约15克,密封备用。【用法】先用75%乙醇或温开水将脐内污垢洗净拭干后,再将药粉(成人0.15克,小儿0.1克左右)倒入脐孔(神阙穴)约填满2/3,用4厘米×4厘米胶布菱形贴封脐部,周围不可有空隙,否则药物渗出影响疗效。每48小时换药1次。【功用】降酶。【主治】肝炎谷丙转氨酶升高。【疗效】治疗150例,其中急性黄疸55例,迁延性肝炎20例,慢性肝炎75例。疗效满意77例,显效15例,有效27例,无效31例,总有效率为79.33%。【附记】如用药期间肝脾区疼痛加重或转氨酶升高,可继续用药,并加用其他肝炎治疗药。

(二)三黄散

【组成】大黄、黄柏、栀子或加茵陈各等份。【制法】上药共研细末,装瓶备用。【用法】取上药末30克,以蜂蜜调成软膏状,贴敷期门穴,外以纱布盖上,胶布固定。每日换药 1 次,每次贴 6 小时,30 次为 1 个疗程。【功用】清热、利湿、退黄。【主治】传染性肝炎。【疗效】临床屡用,均有较好的疗效。【附记】若配合对症内治,可提高疗效。

(三)麝香膏

【组成】麝香 0.9~1.5 克,胡椒 27 粒(小孩 1 岁 1 粒),鲫鱼 1 条(取背肉 2 块)。【制法】共捣烂如泥,备用。【用法】用时取上药泥适量,分贴神阙(肚脐)、肝俞(双)、脾俞(双)等穴,外以纱布盖上,胶布固定。每日换药 1 次。【功用】散寒祛湿,通窍退黄。【主治】黄疸型肝炎(寒湿黄疸)。【疗效】通常用药 2~3 天即见效。【附记】若能配合内治,效果更佳。

(四)川芎疏肝散

【组成】川芎 30 克,香附、延胡索各 15 克,五灵脂、蒲黄各 10克。【制法】上药共研细末,装瓶备用。【用法】取本散 15 克(每穴 3 克),用陈醋调为膏状,贴敷于双侧期门、阳陵泉和阿是穴。上盖敷料,胶布固定。每日换药 1 次。【功用】活血疏肝。【主治】肝炎胁肋疼痛。【疗效】屡用效佳。一般用药 1~3 天即可见效。

(五)退黄散

【组成】大黄、芒硝、山栀子各 60 克,金钱草 36 克,冰片 5 克,茵陈 80 克。【制法】上药共研细末,装瓶密封备用。【用法】取本散 30~60 克,用鸡蛋清或蜂蜜调成稀糊状,贴敷于肚脐及右上腹的日月、期门穴及周围皮肤。用敷料覆盖,胶布固定,可配合热敷。每日换药 1 次,10 次为 1 个疗程。【功用】清热泻下,利湿退黄。【主治】黄疸型肝炎(湿热黄疸)。【疗效】多年使用,疗效甚佳,总有效率达 95%以上。【附记】另一方去茵陈,余同上。效果亦佳。

(六)加味四黄散

【组成】黄连、黄芩、黄柏、大黄各 20 克,青黛 10 克。【制法】

共研细末,装瓶备用。【用法】用时取本散 10 克,用水、蜜各半调匀为糊状,外敷于右侧期门穴。上盖敷料,胶布固定。每日换药 1 次,连用 2 个月。【功用】疏肝解郁,燥湿解毒。【主治】黄疸型肝炎(湿热黄疸)。【疗效】屡用效佳。【附记】笔者应用,常依本方加柴胡 10 克,茵陈 30 克,依上法用之。验之临床,效果尤佳。

慢 性 肝 炎

(一)加味益肝散

【组成】益肝散(青黛 4 份,甜瓜秧或蒂 2 份,冰片 1 份,共研细末而成),大蒜 3～5 瓣。【制法】将大蒜捣烂如泥状,加入益肝散拌匀备用。【用法】用时取上药膏,贴敷于上臂臂臑穴上,外以纱布盖上,胶布固定。24 小时后去药,皮肤必起水疱,水疱经常规消毒后,以注射器将水疱中液体吸出,再涂上甲紫药水,加纱布包扎保护。一般 3～5 天水疱即可愈合。隔 2～3 周敷药 1 次,左右两侧穴位交替使用。连敷 3 次。【功用】清肝解毒。【主治】慢性肝炎。【疗效】一般连敷 3 次,肝功能即可恢复正常。如果未敷够 3 次而肝功能恢复正常者,可以停止敷药。【附记】有黄疸加茵陈 0.5 份,肝区疼痛加木香 0.5 份。

(二)栀黄膏

【组成】片姜黄、蒲黄、红花各 250 克,滑石 125 克,山栀子 420 克,猪肝(焙干)500 克。【制法】上药共研细末,用 15%～20%乙醇调和成软膏状,备用。【用法】用时取药膏贴敷于肝区 2 或 3 个铜钱厚,以纱布盖上,胶布固定。再用热水袋或温灸器在药物上熨 30 分钟,每日熨 1 次。每剂药可连续敷 2 天,20 次为 1 个疗程。根据病情休息一段时间后再行第 2 个疗程。【功用】清热利湿,活血化瘀,通络消炎。【主治】慢性迁延性肝炎及肝硬化。【疗效】屡用有效。【附记】若配合药物内治,可提高疗效。

(三)福贴膏

【组成】牡蛎、茵陈、枳壳各 30 克,三棱、莪术、鳖甲、桃仁、穿山甲(代)、白花蛇舌草各 15 克,桃叶 12 克,柴胡、黄芩各 10 克。【制法】上药共研细末,和匀过筛,用蜂蜜适量调匀成软膏状。贮瓶备用。【用法】同时取药膏适量平摊在右乳头下约 5 厘米处,以纱布及塑料薄膜覆盖,胶布固定。每周更换敷贴 1 次。连治 3 个月。【功用】解毒祛邪,开结行瘀,燥湿祛痰。【主治】慢性肝炎。【疗效】治疗 30 例,其中慢性迁延性肝炎 21 例,慢性活动性肝炎 9 例;男 25 例,女 5 例;年龄 24－68 岁。结果,肝功能改善情况:ALT 复常率 76.67％,AST 复常率 26.67％,γ 球蛋白下降率 53.33％,A/G 值升高率 70％。对病毒转阴率:HBsAg 22.22％、HBeAg 46％,HBcAg 41％,同时症状缓解率 90％以上。

肝硬化(臌胀)

(一)臌胀消满膏

【组成】苍术、白术、香附、当归、苏梗、黄连、栀子、枳实、山楂、木香、槟榔、赤茯苓、木通、泽泻、生姜各等份。【制法】上药用麻油熬焦,去渣,加黄丹收膏,备用。【用法】用时取上药膏适量,贴气海穴上,外以纱布盖上,胶布固定。每 2 天换药 1 次。【功用】行气血,消积滞,除胀满。【主治】臌满。【疗效】屡用神验。

(二)逐水散

【组成】麻黄、桂枝、白术、黄芪、薏苡仁、通草、茯苓皮、赤小豆、冬瓜皮、木香、陈皮、独活、甘遂各 15 克。【制法】上药共研细末备用。【用法】用时每取上药末 20 克,加入葱白 3 根捣烂后,以开水调匀,敷于肚脐和肾俞(双)穴上,约 1 小时除去,每日敷 2 或 3 次。【功用】疏肝理气、活血行瘀、健脾利湿。【主治】肝硬化腹水。【疗效】一般连敷 20 次左右腹水消失。

(三)消水膏

【组成】陈芭蕉扇(烧存性)15克,千金子(去油壳)7.5克,滑石6克,甘遂5克。【制法】上药共研细末备用。【用法】取上药末20克,以醋调匀,制成药饼3个,分别贴敷于肚脐、肝俞(双)穴上,外以纱布盖上,胶布固定。小便通利即去之,隔日再贴1次。【功用】活血化瘀,逐水消肿。【主治】肝硬化腹水。【疗效】屡用有效。一般1次见效。

(四)软肝膏

【组成】太子参、鳖甲各30克,白术、茯苓各15克,楮实子、菟丝子各12克,丹参18克,萆薢10克,甘草6克,土鳖虫3克,三棱、莪术各9克。【制法】上药共研细末,以醋调匀成软膏状备用。【用法】用时取上药膏30~45克,分别贴敷于肝区(肿处)、肝俞(双)穴上,外以纱布盖上,胶布固定。隔日换药1次,10次为1个疗程。【功用】健脾利湿,活血化瘀,软坚散结。【主治】肝硬化。【疗效】屡用效佳。一般连用1或2个疗程即见效。【附记】临证常以本方配合药物对证内治,内外并治,屡收良效。

(五)阿魏膏

【组成】羌活、独活、玄参、肉桂、赤芍、穿山甲(代)、生地黄、两头尖、大黄、白芷、天麻各25克,桃枝、柳枝、槐枝各15克,木鳖子仁20枚,乱发1团(如鸡子大),红花20克。【制法】上药用香油1200毫升煎焦去渣,入发煎,发黑去渣,徐下黄丹煎,软硬适中,入芒硝、阿魏、苏合油、乳香、没药各25克,麝香15克调匀,即成膏矣。【用法】摊贴患处。凡贴膏药,先用芒硝敷患处半指厚,以纸盖,用热熨良久,如芒硝未尽再熨之。2小时许方可贴膏药。若是肝积加芦荟末同熨。【功用】祛湿化瘀,通络散结。【主治】肝脾大。【疗效】屡用有效。

(六)神仙化痞膏

【组成】大黄、黄柏、当归、秦艽、三棱、莪术各15克,全蝎14

只,穿山甲(代)片 14 个,木鳖子仁 7 枚,蜈蚣 5 条。【制法】上药用麻油 1200 毫升浸熬,焦枯去渣,入炒黄丹收膏。再入乳香、没药各 25 克,玄明粉 15 克拌匀摊于布上,备用。【用法】贴于患处,先用生姜片擦后再贴,贴后以炒盐布包熨于膏上或热手熨之均可。每日换药 1 次。【功用】活血化瘀,搜风通络,消癥散结。【主治】肝脾大。【疗效】屡用有效。

(七)解毒化痞软膏

【组成】柴胡、郁金、制蚕附、茵陈、金钱草、山栀子、白花蛇舌草、车前子、当归、白芍药、赤芍药、桃仁、丹参、莪术各 18 克,三七、红花各 12 克,马钱子 6 克。【制法】将上药用传统方法加工制成膏剂,收贮备用。【用法】选脾区或章门、期门、日月等穴位。用厚约 1 厘米的解毒化痞软膏,将其均匀敷在两层 10 厘米×15 厘米的纱布中间置于肝区衬垫,衬垫上置电极板与离子导入机的阳极相连,另一 10 厘米×15 厘米衬垫置于肝、胆或脾俞穴与阴极相连,供用中频电流强度,每次 30 分钟,疗程为 3 个月。【功用】活血化瘀,疏肝柔肝,利湿解毒。【主治】肝硬化。【疗效】治疗 51 例,男 40 例,女 11 例;年龄 30－58 岁;病程最短 20 天,最长 15年。伴有腹水者 28 例。结果:治愈 29 例,有效 15 例,无效 7 例。总有效率为 86.3％。

肝　痛

(一)三黄绿豆散

【组成】大黄、黄柏、黄连、栀子、绿豆各等份。【制法】上药共研细末备用。【用法】取药末适量,以茶水、蜂蜜各半调和成软膏状,贴敷于患处。外以纱布覆盖,胶布固定。每日换药 1 次。【功用】解毒消痈,清热散结。【主治】肝痈。【疗效】屡用有效,配合内治,效果更佳。

(二)消痈膏

【组成】金钱草、野菊花各 50 克,合欢皮 15 克。【制法】上药共研细末,以茶水、蜂蜜各半调和成软膏状备用。【用法】用时取膏药适量贴敷患处。外以纱布盖上,胶布固定。每日换药 1 次。同时用本方水煎服,每日 1 剂,饭前服。【功用】清热解毒,消痈安神。【主治】肝痈。【疗效】治疗 15 例,均有效。

胆道蛔虫症

(一)贴敷蛋药饼

【组成】细辛 2 克,明矾、川椒各 3 克,槟榔、雷丸各 5 克,鲜苦楝根皮(除去粗皮,用细软肉皮)、芒硝、鲜石菖蒲根(或干品研细代)各 10 克。另备鸡蛋适量。【制法】上药共研细末,用鸡蛋 2 枚,混合后加入药粉,搅拌均匀,用菜油煎烤 3 个药蛋饼备用。【用法】取上药饼,分别贴敷于鸠尾、神阙、会阴穴上,外以纱布盖上,胶布固定。病愈后半天,即可去掉药饼。【功用】杀虫止痛。【主治】胆道蛔虫症。【疗效】治疗 34 例。敷后疼痛停止,症状消失,不再发作者 32 例,疼痛缓解,时有阵发微痛者 1 例,无效 1 例。【附记】在贴敷时,药饼不能过烫,以免损伤皮肤。

(二)胆蛔膏

【组成】使君子仁、槟榔、大黄、乌梅、川椒、苦楝根、桑白皮、木香各等份。【制法】上药共研细末,以酒调和成软膏状。【用法】取药膏适量(约 45 克),分别敷于神阙、胆俞(双)穴上,外以纱布盖上,胶布固定。无效者次日再贴。【功用】驱虫、止痛。【主治】胆道蛔虫症。【疗效】治疗 30 例,用药 1～3 次,均收良效。

(三)白楝膏

【组成】白芷 10 克,花椒 15 克,韭菜、葱白各 20 克,苦楝皮 50 克。【制法】先将前 2 味药共研细末,入后 3 味共捣烂如泥状备用。【用法】取药膏 20 克,用白醋 25 毫升调和成糊状,敷于中脘穴。上盖敷料,胶布固定。24 小时换药 1 次,连贴 2～4 次。【功用】驱虫、止痛。【主治】胆道蛔虫症。【疗效】屡用效佳。

风湿性关节炎(痹证)

(一)白花二乌膏

【组成】白花菜籽、川乌、草乌、巴豆霜、蟾酥、透骨草、杜仲炭各等份。【制法】上药共研细末,备用。【用法】取药末适量,以人乳调和成软膏状,贴敷于阿是穴(压痛点或患处),外以纱布盖上,胶布固定。约 20 小时,患处奇痒,或出现水疱时即去药,俟疱消失后,再敷之。【功用】祛风除湿,通络止痛。【主治】风湿性关节炎。凡急、慢性风湿性疼痛皆适用。【疗效】一般连敷 5 次或 6 次即可痊愈。治疗千例,均有效。

(二)桂姜膏

【组成】肉桂、干姜各 120 克,白胡椒、细辛各 60 克,公丁香、生川乌、生草乌、甘松各 30 克,蜂蜜 680 克。【制法】蜂蜜炼成膏,同时将余药共研细末,入蜂蜜膏内,拌匀即成。【用法】取上药膏摊在白布上,贴患处,再以绷带包扎固定。不可中途解开。敷后患处有灼热感和奇痒,属正常现象。经过这个阶段,病情即将好转。【功用】温经散寒,通络止痛。【主治】风湿性关节炎。【疗效】屡用屡验,效佳。

(三)解痛布

【组成】肉桂、附子、川乌、当归各 12 克,地龙、僵蚕、白芍、白芷、乳香、没药、木香、川芎、独活、秦艽各 6 克,半夏、大黄各 9 克,细辛 3 克。【制法】上药共研细末,加高粱酒适量,调成薄糊状,再加生姜汁适量,然后用脱脂棉花浸透药糊,晒干或烘干备用。【用法】取上药棉外包纱布 1 层,盖贴于疼痛的关节处,用绷带包扎即可。【功用】祛风湿,除痹痛。【主治】风湿痛(风湿性关节炎)。【疗效】临床屡用,止痛效果颇佳。

(四)灵仙防芫膏

【组成】防风、秦艽、威灵仙、独活、海桐皮、川椒、川芎、赤芍、白芷、当归、马钱子、甘草各等份。【制法】上药共研细末,和匀,用陶器加水适量,调成糊状煮沸后煎3～5分钟,将药膏平铺于白布上包好,备用。【用法】取上膏药置于治疗之部位(患部或阿是穴)。敷布上须加油调成一层油状,外用油布或棉垫保温。每日1次,每次30分钟,一般15～20次为1个疗程。【功用】祛风除湿,散寒止痛。【主治】慢性风湿性关节痛。【疗效】经治62例,痊愈14例,近愈28例,好转18例,无效2例,总有效率为96.77%。

(五)痹证散

【组成】当归尾、赤芍、红花、桃仁、川乌、细辛、独活、南星、生半夏、姜黄、大黄、栀子、草乌各6克。【制法】上药共研细末,和匀,贮瓶备用。【用法】用时取此散15～30克,用生姜、葱白捣烂后调敷患处(痛点),上盖敷料,胶布固定。每日或隔日换药1次。【功用】活血化瘀,祛风除湿,清热化痰,消肿止痛。【主治】风湿性关节炎(关节风湿红肿畸形)。【疗效】屡用效佳。

(六)速效止痛散

【组成】生川乌、生草乌、蜂房各50克,樟脑粉、生半夏、全虫、生南星、白芷各30克,红花、当归、木香、乳香、没药、冰片、田三七各20克,罂粟壳、细辛、麻黄、桂枝、薄荷、花椒各10克。【制法】将上药共研为粗末,装入瓷瓶,用75%乙醇(适量)浸泡1周后备用。【用法】涂搽患处,反复揉按,每日3～4次。10天为1个疗程。【功用】除湿活络,化痰止痛,活血消肿。【主治】痛证(各大小关节痛、颈、肩部痛、损伤痛等)。【疗效】治疗70例,显效56例,有效12例,好转2例,总有效率达100%。【附记】以疼痛为主症。多因风寒、湿邪侵入人体,留经关节或因跌打损伤,骨折术后,使气血阻滞,瘀阻筋脉、风湿侵袭关节所致一切痛证,均可用之,且多能取得比较满意的疗效。

(七)补骨膏

【组成】补骨脂、枳壳、青皮、川楝子、大风子、赤石脂、僵蚕、赤芍、肉桂、天麻、小茴香、蛇床子、甘草、乌药、牛膝、羌活、黄柏、威灵仙、生川乌、当归、木香、细辛、续断、菟丝子、白蔹、桃仁、生附子、川芎、生草乌、生杜仲、远志、穿山甲(代)、香附、白术、橘皮、青风藤各30克。【制法】上列36味药用香油7500毫升,炸枯去渣,炼沸,入丹3120克,搅匀成膏。另轻粉、儿茶、公丁香、樟脑、乳香、没药、血竭各15克,共研细末(重105克),每7500克膏中加以细料105克,搅匀,摊膏,备用。【用法】用时取膏药温化贴患处,每3～5日更换1次。【功用】祛风除湿,通络舒筋,活血化瘀,温经散寒。【主治】风湿寒痹(风湿性关节炎)、腰腿疼痛、闪腰岔气、跌打损伤。【疗效】屡用屡验,效佳。

类风湿关节炎(痹证)

(一)四生外敷方

【组成】生川乌、生草乌、生天南星、生半夏、干姜、宣木瓜、桃仁、红花、马桑树根皮、全蝎各20克,桂枝、桑枝、肉桂、防风、苍术、紫花地丁、木防己、秦艽各30克,麻黄25克,细辛15克,豨莶草50克。【制法】上药加水3000毫升,煎取汁1500毫升,滤取药渣加水3000毫升,煎取汁1500毫升。2次煎汁得3000毫升后,再加60度烧酒1000毫升,冷却后装瓶备用。【用法】用时取数层纱布在药液中浸透后,取出敷贴于患处,并保持湿润,或将患处浸泡在药液中15～20分钟后,盖上多层纱布,在火边熏烤,反复数次,使药气慢慢透入关节,每日早、晚各施治1次。【功用】散寒祛风除湿,通经活络止痛。【主治】类风湿关节炎。【疗效】临床屡用,效果甚佳,一般连治2个月左右可愈。

(二)舒筋活络膏

【组成】虎骨150克(可用豹胫骨替代)、木瓜、老鹳草、牛膝、青风藤、海风藤、功劳叶各 200 克,防风、当归、红花、骨碎补、麻黄各 100 克,乳香、没药各 80 克,麝香 24 克,麻油 7500 毫升。【制法】上药除乳香、没药、麝香外,余药用麻油熬至药材焦枯,滤净去渣,再熬沸,加入黄丹 3750 克,边加边搅,膏成后,离火,待温加入已研细的乳香、没药、麝香,搅匀,摊膏,每张 16.5 厘米×18 厘米,膏重 30 克;13 厘米×15 厘米,膏重 15 克。对折,收贮备用。【用法】用时取膏药温热化开,贴于患处,2～3 日换药 1 次。温化再贴。【功用】散风活血、化瘀止痛。【主治】类风湿关节炎,风湿性关节炎,筋骨疼痛,手足麻木,跌打损伤,痈疽红肿。【疗效】多年应用,效果显著。【附记】孕妇忌贴腹部。

(三)川楝皮膏

【组成】川楝皮 100 克,白芷 30 克,川羌活 60 克,桃仁 120 克。【制法】上药共研极细末,和匀,用香油或蓖麻仁油调和成糊膏状,备用。【用法】用时取药膏适量,敷于大椎、身柱、腰阳关、肾俞、气海、曲池、足三里、三阴交及阿是穴上(每次服 2～6 个穴位),上盖油纸,胶布固定。每日换药 1 次,5 次为 1 个疗程。【功用】祛风除湿,活血通络。【主治】类风湿关节炎(风寒湿痹)。【疗效】屡用有效,久用效佳。

痹　　证

(一)外用寒湿积聚方

【组成】乌头 30 克,干姜、高良姜、白胡椒、北细辛、肉桂、丁香各 15 克。【制法】上药共研细末,备用。【用法】用药末 1 克,加白面粉 1 匙和匀,用生姜、葱白煎取汁调成膏状,摊于布上,贴患处,固定 1 夜,晨起去之。【功用】温经散寒,祛湿通络。【主治】寒湿冷气,凝于四肢关节,或足背,或小腹两侧、腰部,自觉冷痛,或有块,皮色不变,喜暖怕凉。【疗效】照法用之能消散而愈,效佳。【附记】热证慎之。

(二)白芥子膏

【组成】白芥子、延胡索各 30 克,甘遂、细辛各 15 克。【制法】上药共研细末,入麝香 1 克和匀,姜汁调匀成膏备用。【用法】取药膏 3 克,摊于 4 厘米×4 厘米塑料薄膜上,贴于被选的穴位上。背痛:按患部位置上下,选用邻近的华佗夹脊穴 3 对;腰痛:取肾俞、秩边、委中;上肢痛:取曲池、臂臑、外关;下肢痛:取阳陵泉、环跳、承山;膝痛配膝眼;酌情使用阿是穴。外用橡皮膏四周固定。每次贴 4～6 小时,5 天后再贴,3 次为 1 个疗程。【功用】温阳散寒,祛风通络,活血止痛。【主治】痹痛。【疗效】屡用效佳,一般连贴 3～5 次即可获愈。【附记】热痹及孕妇者忌用。

(三)四淫百病膏

【组成】川乌、草乌、羌活、独活、天南星、半夏、麻黄、桂枝、苍术、大黄、细辛、当归、白芷、豨莶草、海风藤各 30 克,生姜、葱白、大蒜、槐枝各 500 克。【制法】上药用麻黄熬焦,去渣后加入松香 60 克,木香、乳香、没药、轻粉、川椒各 15 克(共为细末),搅匀,再入黄丹收膏,备用。【用法】取膏摊于布上,贴于肾俞(双)穴上。【功用】祛风除湿,温经散寒,通络止痛。【主治】风湿痹痛及风寒暑湿所致百病。【疗效】屡用神效。

(四)见眈膏

【组成】川乌、草乌、大黄、威灵仙、刘寄奴各 24 克,天南星、半夏、羌活、独活、红花、当归、桃仁、苍术、白芥子、蛇床子、甘松、花椒、皂角刺、穿山甲(代)、荜茇、乳香、没药、白芷各 15 克,樟脑、冰片各 30 克,头发(制)60 克。【制法】先将前 25 味药共研细末,另用生姜、葱白、薤白、烟叶、商陆、闹羊花、白凤仙花、艾叶各捣烂,每种取汁 250 毫升,各加入松香 90 克收,大蒜汁 60 毫升,用松香 30 克收;用麻油 1200 毫升,先熬头发再熬药,去药渣后再加入上述制备的松香,然后加入密陀僧、硫黄各 120 克,或加入少量黄丹收成膏,备用。【用法】用时取药膏 5～10 克,掺入肉桂、细辛少许拌匀,贴患处。隔日换药 1 次。【功用】祛风除湿,温经散寒,活血化瘀,通络止痛。【主治】风寒湿痹,疼痛麻木及偏头风、漏肩风(肩周炎)、鹤膝风、跌打伤、阴证诸毒。【疗效】屡用有效。【附记】若为溃疡或为幼婴、孕妇忌用。

(五)热敷方

【组成】附子、海螵蛸各 20 克,川椒、红花各 15 克,血竭 5 克,川牛膝、羌活、独活、桃仁、海桐皮、防风、当归、赤芍、杜仲、川断、乳香、没药、川芎、肉桂、透骨草各 25 克,细盐面 10 克,黄酒 800 毫升。【制法】上药共研粗末,桃仁捣成碎泥。将药及盐面、黄酒在盆中混合均匀,装入纱布袋中,缝闭袋口备用。【用法】每晚饭后把药袋放入锅内蒸,待开锅后再蒸半小时,将药袋取出,垫上干毛巾热敷于患处,以敷出红斑为度,预防烫伤。1 次可敷半小时。每日 1 或 2 次。1 剂药可连用 7 次。【功用】祛风除湿散寒,活血通络止痛。【主治】痹证。【疗效】在临床上运用此方法治疗寒湿之邪所致风湿、类风湿关节炎、坐骨神经痛、腰肌劳损等顽固性疼痛患者,均取得满意疗效。

(六)集宝疗痹膏

【组成】川乌、草乌、天南星、半夏、当归、红花、羌活、独活、大黄、桃仁各 12 克,穿山甲(代)、肉桂各 30 克,白芷 15 克,麻油 500 毫升,葱汁、姜汁各 1 碗,松香 500 克,密陀僧 60 克,硫黄 250 克。【制法】用麻油将前 13 味熬焦、去渣后,再入余药。熔化后,再加入乳香、没药、血竭、胡椒、樟脑、细辛、猪牙皂各 6 克(共为细末),若加商陆根、玄明粉、闹羊花、鲜烟叶、鲜蒜、鲜豨莶草等药更妙。收膏备用。【用法】同时取药膏适量,贴敷患处,每日或隔日换药 1 次。【功用】祛风除湿,温经散寒,活血化瘀,通络止痛。【主治】痹证。【疗效】屡用神效。

(七)斑蝥血竭膏

【组成】斑蝥 50 克,血竭、七叶一枝花、肉桂各 10 克,冰片、炮穿山甲（代）、细辛、雄黄、生川乌、升麻各5克。【制法】上药共研细末,和匀。取90%药末,用蜂乳调和成糊状备用。【用法】取药糊适量,于阿是穴涂敷,直径约1厘米,厚1～1.5厘米。再在膏上撒本散（药末）适量,上盖敷料,胶布固定。24小时后可形成药疱,消毒保护局部干净,1周后即可自行吸收。【功用】温经通络,活血化瘀。【主治】痹证。还可用于风湿性或类风湿关节炎等。【疗效】临床屡用,均获良效。【附记】本方有毒,严禁内服。

(八)熨痛散

【组成】川乌、草乌、麻黄、桂枝、威灵仙各30克,细辛、独活、白芷、苍术各20克,樟脑（研细）10克。痛甚加乳香、没药;痛在肩部加川芎、姜黄;腰骶痛加杜仲、桑寄生、狗脊。【制法】上药共研为细末,过6号筛,用高粱白酒和药。趁热装入布袋,厚1～1.5厘米。备用。【用法】用时取药袋熨敷于患处,每次20～30分钟,每日1～2次。3～4日1料,2料为1个疗程。【功用】祛风散寒,通络止痛。【主治】痹痛。【疗效】经治337例,结果显效171例,有效166例,总有效率为100%。

(九)消痹膏

【组成】马钱子、乳香、甘草各9克,麻黄12克,细辛10克,透骨草30克,香油适量。【制法】上药共研为细末,过6号筛,加香油调和成糊膏状,备用。【用法】用时取药膏适量（约30克）,敷贴于患处,用纱布或塑料布覆盖,绷带固定。每次选1～2个肿痛及功能障碍最甚的关节贴敷24小时。每日换药1次。【功用】温经散寒,通络止痛。【主治】痹痛。【疗效】经治75例,结果显效53例,有效20例,无效2例。总有效率为97.3%。

(十)蜈蚣散

【组成】蜈蚣2条,乌梢蛇、淫羊藿、当归各15克,制川乌、制草乌、五加皮各10克,鸡血藤、川桂枝、白芷、赤芍各12克,生薏苡仁、炒薏苡仁、白芍各20克,甘草6克,鹿角片9克。【制法】每日

1剂,水煎2次混合,第3煎加黄酒150毫升,米醋50毫升,15分钟后煎至近干,装布袋内,即为熨药,备用。【用法】用时取上药1~2煎内服,日服2次;第3煎外用,取熨药热敷患处。10日为1个疗程,每疗程间隔2日。【功用】补益肝肾,温经散寒,通络止痛。【主治】痹证。【疗效】经治75例,结果显效61例,有效12例,无效2例,总有效率为97.33%。

化脓性、创伤性关节炎

(一)三黄八神膏

【组成】黄芩、黄柏、大黄、鱼腥草、金银花、连翘、赤芍各30克,冰片(另研)1克。【制法】上药共研细末备用。【用法】取上药末20克,以蜂蜜调成软膏状,摊在牛皮纸上(做成20厘米×20厘米大小的薄层膏药),其周围用脱脂棉条绕1圈,直接敷于患处,用绷带包扎固定,每2日换药1次,直至愈为度。【功用】清热解毒、消肿止痛。【主治】化脓性关节炎。【疗效】屡用效佳。【附记】若能配合内治,疗效更佳。

(二)复方蟾蜍膏

【组成】蟾蜍、路路通、松节、当归各80克,桂枝、地龙、透骨草各50克,苏木、红花各30克,生川乌25克,生草乌、麻黄、防风各20克,樟脑、细辛各10克。【制法】先将活蟾蜍腹部剖开,去除内脏,用瓦片烘干切碎与上药共研为细末,和匀,贮瓶备用。【用法】根据病变部位的大小取药末适量,用生蜜调成糊状,均匀涂在油纸上,药厚2~3毫米敷于患处。用绷带加压包扎固定。2天换药1次,7次为1个疗程。【功用】活血化瘀、祛风湿、通络、消肿止痛。【主治】创伤性关节炎(伤筋)。【疗效】治疗368例,男232例,女136例;年龄23—71岁;四肢各关节处。结果:优163例,良107例,可82例,差16例。【附记】本方用之临床,疗效确切,且无不良反应,值得推广应用。

(三)乳马透骨散

【组成】马钱子、乳香、甘草各 9 克,麻黄 12 克,透骨草 30 克,细辛 10 克。【制法】上药共研细末,装瓶备用。【用法】用时取药末适量,用香油调和成糊状,贴敷于犊鼻、膝眼、鹤顶穴,上盖纱布,胶布固定。每日换药 1 次,3 次为 1 个疗程。【功用】祛风除湿,活血通络。【主治】增生性膝关节炎、风湿性关节炎、外伤性膝关节炎、单纯性膝关节滑膜炎。【疗效】治疗膝关节疼痛 60 例,其中增生性膝关节炎 35 例,风湿性关节炎 10 例,单纯性膝关节滑膜炎 6 例,外伤性膝关节炎 9 例,治疗 5 个疗程,总有效率为 91.7%。

痛　风

(一)摩风膏

【组成】当归、生地黄、附子各 150 克,细辛、干姜、川芎、川乌头各 100 克,朱砂、白芷、肉桂心、雄黄各 50 克,醋 3000 毫升,松脂 250 克,猪脂 2500 克。【制法】上药细挫,以地黄汁及醋浸 1 夜,滤出,入猪脂,用慢火煎之,俟白芷色黄,膏成绵滤去渣,入朱砂、雄黄及松脂等,以柳枝搅拌均匀备用。【用法】用时取膏适量摊抹病灶上,外以纱布盖上。每日换药 1 次,痊愈为度。【功用】活血祛风,散寒止痛。【主治】一切痛风。【疗效】屡用神效。

(二)痛风灵

【组成】独活、苍术、黄柏、牡丹皮、泽泻各 15 克,白芷、郁金、大黄、牛膝各 25 克,板蓝根 30 克。【制法】上药加水煎 3 次,合并混合、浓缩成浸膏状,备用。【用法】用时取浸膏适量,涂于 3 层无菌纱布上(每帖含生药 10 克),外贴患处,绷带包扎固定。每日 1 次,7 天为 1 个疗程。【功用】清热解毒,祛风除湿,凉血活血,通络止痛。【主治】痛风。【疗效】屡用有效,久用效佳。

(三)痛风散

【组成】鸡血藤 50～150 克,苏木、川续断、狗脊、独活、羌活、木瓜、地龙各 50 克,川芎、牛膝、乌梢蛇、血竭、孩儿茶、伸筋草各 30 克,红花 15 克,马钱子、当归、制乳香、制没药各 10 克。【制法】上药共研细末,装瓶备用。【用法】先取本散 200 克,用白布包好,放入锅内,加清水 2000 毫升,煎沸 3～5 分钟,倒入盆中足浴及熏洗患处,每次 15～25 分钟。洗后再取本散 50 克,用食醋适量调和成糊状,涂敷患处,隔日 1 次。【功用】活血通络,祛风止痛。【主治】痛风。【疗效】多年使用,效果甚佳。一般用药 5～10 次即效或痊愈。

(四)加味丁桂散

【组成】丁香、肉桂各 50 克,红花、山奈各 25 克。另用海浮散:乳香、没药各 30 克。【制法】将以上二方分别烘干,研细,过 80～100 目筛,和匀,贮瓶备用。【用法】先在患处中心点敷海浮散 0.5 克,再在其上敷以加味丁桂散适量(可视红肿范围大小调整剂量),再将加热后的布质黑膏药盖上或贴医用胶布、按紧,勿令泄气。【功用】散风湿,通血脉,利关节。【主治】痛风性关节炎。【疗效】治疗 186 例,其中男 183 例,女 3 例;年龄 29—74 岁;病程在 4 周以上。结果:显效 159 例,有效 25 例,无效 2 例。总有效率为 98.92%。【附记】为了防止复发,必须节制饮食,并避免受寒及过度劳累。

(五)归灵散

【组成】威灵仙、当归、丹参、赤芍、川牛膝、木瓜各 30 克,蔓荆子(炒黑)、紫荆皮(炒黑)各 15 克,天花粉、独活、羌活、川芎、秦艽、连翘各 12 克。【制法】上药共研为细末,装瓶备用。【用法】用时每取药末适量,用蜂蜜或凡士林调敷患处。每日换药 1 次,3 次为 1 个疗程。【功用】祛风除湿,活血通络。【主治】痛风。【疗效】屡用效佳。

(六)复方蚂蚁膏

【组成】蚂蚁、秦皮各 100 克,萆薢、豆豉、芙蓉花叶(鲜品)各 50 克,川芎、赤芍各 30 克,六轴子、桂枝各 20 克,甘草 10 克,薄荷油 2～5 毫升,凡士林适量。【制法】上药前 10 味共研细末,装瓶备用。【用法】用时取药末适量,加入薄荷油及凡士林调成膏,摊于棉纸上,敷贴患处。胶布固定。每 2 日换药 1 次,3 次为 1 个疗程。【功用】祛风除湿,清热消肿,通络止痛。【主治】痛风性关节炎。【疗效】经治 55 例,显效 45 例,有效 6 例,无效 4 例,总有效率 92.73%。

肩关节周围炎(五十肩)

(一)五枝膏

【组成】樟丹 250 克,乳香、没药各 15 克,香油 500 毫升,桑树枝、槐树枝、榆树枝、桃树枝、柳树枝各 1 段(长 36 厘米、直径 12 毫米,以秋末初冬采者为好)。【制法】先将 5 种树枝都切成长 3 厘米为 1 段,放入香油中炸焦捞出,乳香、没药研细加入油中,边加边搅拌(朝一个方向搅拌),搅拌均匀再加入樟丹,继续搅拌呈糊状,取出待温后摊在 25～30 张牛皮纸上备用。【用法】先用温水将肩关节周围皮肤擦洗干净后贴上五枝膏,每 5 天更换 1 次。同时开始活动肩关节及肩关节功能锻炼。开始前 2 天口服吡罗昔康(炎痛喜康)30 毫克。【功用】祛风散寒,活络止痛。【主治】肩关节周围炎。【疗效】经治 37 例,痊愈 29 例,显效 7 例,无效 1 例。

(二)外敷麻药方

【组成】生川乌、生草乌各 20 克,生半夏、生天南星、荜茇各 15 克,蟾酥、细辛各 12 克,胡椒 30 克,55%乙醇 500 毫升。【制法】将前药入乙醇中密封浸泡,1 周后可使用,浸泡时间长则更好。【用法】用一清洁纱布 3 或 4 层(纱布大小视受累关节或疼痛部位面积酌定),浸入药酒中浸透,取出沥干(以无药液滴落为度),将纱布平铺于病痛处,再用红外线灯或 100～200W 的白炽灯照射至纱布干燥。每日 1 或 2 次,连用 7 天为 1 个疗程。【功用】祛风散寒,通络止痛。【主治】肩关节周围炎,坐骨神经痛,腰肌纤维组织炎,慢性腰肌劳损,慢性风湿性关节炎。均以关节剧痛,活动不利为主症。【疗效】治疗 87 例,其中肩周炎 14 例、坐骨神经痛 13 例、腰肌纤维组织炎 19 例、慢性腰肌劳损 26 例、慢性风湿性关节炎 15 例。临床痊愈 38 例,显效 23 例,有效 15 例,无效 11 例。总有效率为 87.36%。

(三)土鳖虫散

【组成】土鳖虫、莪术、木瓜、骨碎补、桃仁、三棱、当归尾各 40 克,乳香、没药、乌贼各 60 克,红花、水蛭各 32 克,全蝎 10 克,生龙骨 100 克,苏木 48 克,血竭 16 克,独活 10 克。【制法】上药共研细末,和匀,装瓶备用。【用法】用时取药适量(据患者疼痛部位、范围大小而定),用陈醋搅拌成团,再用纱布包成长宽约 10 厘米、厚约 0.5 厘米方块。患者平卧于床上,暴露患肩,找准疼痛及压痛点,把药布块贴在患肩痛点的前后或上下,成对置或平置,然后再用超短波两个电极分别放在药布块的上面,并在药布块与电极之间放一层毡垫,防止烫伤及导电。电流一般在 90～110 毫安,温度以患者感温热适宜。每次治疗 30 分钟,每日 1 次。【功用】活血化瘀,温经通络。【主治】肩关节周围炎。【疗效】临床验证 35 例,基本治愈 15 例,显效 10 例,有效 8 例,无效 2 例,总有效率为 94.28%。

(四)肩周炎膏

【组成】生半夏、生天南星、花椒、细辛、荜茇各 30 克,生川乌、生草乌、山柰、八角茴、青皮、威灵仙、甘松、小茴香、独活、大黄各 35 克,干蟾蜍 1 具。【制法】将上药研成小颗粒状,用棉纱布包好,用小麻油适量,同药入锅熬至滴水成珠,再下黄丹(炒热)1000

克,收成膏;下松香 250 克,入膏化尽搅匀,倾在钵内,下樟脑 35 克、青黛、肉桂各 30 克,丁香、雄黄各 25 克,轻粉 20 克,血竭、乳香、没药、孩儿茶、滑石各 18 克,龙骨 15 克,均为细末搅匀,摊于布上(厚摊)备用。【用法】用时取上膏药贴于患处。每日贴 1 次。【功用】祛风除湿,温经散寒,活络止痛。【主治】肩关节周围炎。【疗效】治疗 100 例,基本治愈 82 例,好转 10 例,无效 8 例,总有效率为 92%。疗程最短 3 天,最长 50 天。

(五)止痛膏

【组成】络石藤 1000 克,桑寄生 200 克,当归 40 克,全蝎、土鳖虫、独活、肉桂、黑附子各 20 克,干姜 15 克,乳香、没药各 30 克,冰片 6 克,桑枝 1 握。【制法】上药除络石藤、当归、桑枝、冰片外,其余诸药混合略炒,后加入冰片,粉碎、过筛取末,再将络石藤、当归、桑枝加水煎 2 次取汁,去渣。合并 2 次煎液浓熬,取出浓液加入诸药末,调和成膏状。【用法】取药膏适量,分别贴敷于患侧肩髃、曲池、天宗穴上。上盖敷料、胶布固定。每日换药 1 次。【功用】温经散寒,通络止痛。【主治】肩周炎。【疗效】屡用效佳。

(六)加味四生膏

【组成】当归、川芎、红花、天麻、续断、牛膝、秦艽、独活各 30 克,桑白皮 180 克,生天南星、生半夏、生草乌、生川乌各 240 克。【制法】上药共研细末,加桐油 2500 毫升及黄丹 1000 克,依传统方法炼制成药膏。【用法】取药膏适量,分别贴敷于患侧肩髃、肩贞、阿是穴(痛点)上,隔日换药 1 次,10 次为 1 个疗程。【功用】祛湿通络,活血散结。【主治】各型肩周炎。【疗效】屡用效佳。一般 1 个疗程即可见效。

(七)肩贴灵

【组成】白芥子、肉桂、公丁香、生半夏、生川乌、生草乌、乌梢蛇各 100 克,制乳香、制没药、雄黄、樟脑各 60 克,麝香 3 克,香油 5000 毫升,广丹粉 2000～2500 克。【制法】上药按传统方法制成药膏,分摊于 6 厘米×6 厘米大小的牛皮纸或布上。备用。【用法】用时取药膏用火烊化,外贴肩部痛点,隔日换药 1 次,10 次为 1 个疗程。早、中、晚期分别治疗 1 个、2 个、3 个疗程。【疗效】共治疗 506 例,治愈 255 例,有效 243 例,无效 8 例,总有效率为 98.4%。【附记】治疗中,并配合推拿按摩及主动功能锻炼,可提高治疗效果。

坐骨神经痛

(一)热敷方

【组成】豆腐渣 500 克,胡椒粉、辣椒粉、干地黄粉各 3 克,葱白 6 克。【制法】将上药拌匀蒸热,装入布袋,或用白布裹住备用。【用法】趁热外敷阿是穴(压痛点)。每日 1 次,1 剂可连用 1 周。豆腐渣变凉则停用,蒸热再敷。【功用】温经散寒,通络止痛。【主治】风湿性坐骨神经痛。【疗效】屡用效佳。凡表现遇寒痛重,得热痛减者,疗效可靠,有时可药到痛止。

(二)马钱乳没膏

【组成】马钱子、乳香、没药、麻黄各 250 克。【制法】上药共研细末,加饴糖或蜂蜜调成糊状,装瓶备用。【用法】取药膏适量,敷于痛处,外用油纸或纱布包扎固定。每日换药 1 次。【功用】祛风散寒,活络止痛。【主治】坐骨神经痛,以腰骶部及臀部坐骨神经分布区压痛明显,且痛点固定,触压更剧,夜里痛甚,下肢麻木不仁,屈伸不利等以气滞血瘀明显者为宜。【疗效】屡用效佳。【附记】若内外合治,疗效显著。

(三)回阳玉龙散

【组成】草乌(炒)、干姜(煨)各 6 份,赤芍(炒)、白芷、天南星(煨)各 2 份,肉桂 1 份。【制法】上药共研细末,装瓶备用。【用法】取药粉 50 克,以酒适量,加水调成软膏状,炒热贴敷患侧环跳、殷门、承山、委中穴,外以纱布盖上,胶布固定。每日换药 1 次。

【功用】祛风散寒,通络止痛。【主治】坐骨神经痛。【疗效】屡用效佳。

肋间神经痛

(一)青蒲热敷方

【组成】青皮(醋炒)、栀子各 30 克,蒲公英 50 克(鲜者加倍),生甘草 20 克。【制法】上药水煎 2 次,约合药液 2500 毫升,滤渣取汁备用。【用法】用时以毛巾浸药液热敷患处,热度保持在 40～50℃,以皮肤能耐受为度。每晚敷 1 次,每次约 30 分钟,敷后避风。【功用】清热解毒,理气止痛。【主治】肋间神经痛。【疗效】治疗 100 余例,疗效满意。轻者 2 或 3 次即愈,重者可多次敷用直至痊愈。【附记】加减:痛甚于胀者加红花、桃仁各 20 克;胀甚于痛者加防风 30 克,枳壳 20 克。

(二)二胡膏

【组成】柴胡 10 克,青皮 30 克,龙胆草、延胡索各 50 克。【制法】上药共研细末,以醋调和成软膏状备用。【用法】取药膏适量,贴敷于阿是穴(压痛点)、期门穴(患侧),外用纱布盖上,胶布固定。每日换药 1 次。【功用】清肝解郁,理气止痛。【主治】肋间神经痛。【疗效】治疗 30 余例,疗效尚满意。【附记】若内外合治,疗效更佳。

腰　　痛

(一)颠茄止痛膏

【组成】颠茄流浸膏 360 毫升,羊毛脂 30 克,薄荷脑、樟脑各 10 克,松香硬膏 775 克。【制法】取颠茄流浸膏置称重量的蒸发器中,在水浴上 60℃以下蒸发浓缩至减为 175 克时,加入羊毛脂混匀,慢慢加入已在水浴上低温溶化的松香硬膏及薄荷脑、樟脑,搅拌均匀共制 1000 克。放冷,搓成圆柱状,每块重 200 克,用蜡纸包裹即得。【用法】根据患部形状及大小,摊涂成膏药,每100平方厘米,用膏药块25克。用时加温贴患处。【功用】止痛。【主治】腰痛、风湿痛、神经痛、静脉炎及粘连性胸膜炎疼痛等。【疗效】屡用有效。

(二)瘀化追风膏

【组成】川乌、草乌、乳香、没药、白芥子、巴豆、威灵仙、黄芪、防风、秦皮、肉桂各等份。【制法】用食用油熬上药至焦黄,去渣,加樟丹熬制而成,摊于纸布上,纸布12厘米×14厘米,膏重14克。【用法】先用热姜汤将患部擦洗至充血发红后,擦干水,将膏药化开贴于患处,每张贴敷15～20天。【功用】祛风除湿,温经散寒,化瘀通络止痛。【主治】腰痛(包括肥大性脊椎炎,不包括腰椎间盘突出症)、关节痹痛(急慢性关节炎、关节风湿痛等)、坐骨神经痛及肌纤维组织炎、肩周炎、腓肠肌痛等。【疗效】治疗以上诸症共100例,治愈30例,显效33例,好转26例,无效11例。总有效率为89%。

(三)腰痛散

【组成】肉桂5克,川乌、乳香、蜀椒各10克,樟脑1克。【制法】上药共研细末,装瓶备用。【用法】用时取上药末,加适量白酒炒热后,趁热贴敷于肾俞(双)、命门、次髎(双)穴上,外用塑料薄膜盖上,胶布固定。每2天换药1次。【功用】温经散寒,活络止痛。【主治】腰痛。【疗效】屡用效佳。

(四)外感腰痛贴

【组成】①川芎60克,细辛、白芷冬9克,白芥子12克;②细辛、吴茱萸、独活、秦艽、桂枝各等份。【制法】上两方各共研细末,装瓶备用。【用法】方①用白酒或生姜汁调和成糊状,摊于塑料薄膜上,贴于命门、双侧肾俞穴上,外用胶布固定。每次贴5～10小时,7天1次。方②取药末适量,用白酒少许调为稀糊状,外敷于局部疼痛处,敷料包扎,胶布固定。每日换药1次,连贴5～7

天。【功用】①活血散寒止痛;②散寒止痛。【主治】外感腰痛(风寒型用方①;寒湿型用方②)。【疗效】屡用皆效。

(五)内伤腰痛贴

【组成】①乳香、没药、苏木、三七、蒲黄、延胡索各 30 克;②桑寄生、炒杜仲、川断、补骨脂、狗脊、五灵脂各 15 克,冰片 5 克。【制法】上两方各共研细末,装瓶备用。【用法】各取药末适量,均用白酒少许调和成稀糊状,外敷于局部疼痛处(阿是穴),敷料包扎,胶布固定。每日换药 1 次,连续用 5～7 天。【功用】①活血通络止痛;②补肾益气。【主治】瘀血腰痛(用方①),肾虚腰痛(用方②)。【疗效】屡用有效,久用效佳。

(六)养元固本腰痛方

【组成】川芎、木香、补骨脂、大茴香、升麻、杜仲、川楝子、肉桂、艾绒各 30 克,附子、丁香各 15 克。【制法】上药共研细末,装瓶备用。【用法】取上药末,以白酒调匀成软膏状,贴敷于腰痛处,外用纱布盖上,胶布固定。3～5 天换药 1 次。【功用】养元固本,温肾通络,止痛。【主治】虚寒腰痛。【疗效】治疗数例均收良效。

腰　腿　痛

(一)风湿跌打止痛膏

【组成】乌药、防己、过江龙、两面针各 150 克,麻油 4000 毫升,薄荷脑、樟脑各 20 克,乳香、没药各 60 克,黄丹粉 1000 克。【制法】先将乌药、防己、过江龙、两面针置麻油中浸泡 5～7 天,加热提取有效成分,药物炸焦为度,捞出药渣,继续加热炼油至滴水成珠,离开火源加入黄丹,不断搅拌,待冷后倒入冷水内,每日换水 1 次,1 周后取出摊涂。摊涂时将膏药置水浴上溶化,加入乳香、没药、薄荷脑、樟脑等细粉搅匀,用竹签摊涂于厚纸或白布中央,冷后相合备用。【用法】用时取膏贴于患处或压痛点上,2 天换药 1

次。【功用】祛风散寒,舒筋活络。【主治】风湿腰腿痛及跌打损伤。【疗效】屡用效佳。一般贴 1 次或 2 次即见效。

(二)驱风止痛膏

【组成】天南星粉、半夏粉、川芎粉、草乌粉各 30 克,薄荷脑、樟脑、胡椒粉各 10 克,松香 1000 克,蜂蜡 90 克,花生油 210 毫升。【制法】先将松香、花生油、蜂蜡置锅内,加热至滴水成珠,然后慢慢加入天南星粉、半夏粉、川芎粉、草乌粉(这时火候要小),不要搅,到滴入冷水成珠,手捏之不沾手为度。这时离开火源,稍冷后将其倒入冷水盆内。1 周后取出融化,加入胡椒、薄荷脑、樟脑拌匀,摊涂于裱被料上备用。【用法】贴患处或压痛点上,每次贴 3～5 天。【功用】祛湿、消肿、止痛。【主治】风湿腰腿痛及跌打损伤。【疗效】屡用效佳。

(三)伸筋膏

【组成】生马钱子、透骨草、生穿山甲(代)、汉防己、乳香、没药、王不留行、细辛、五加皮、豨莶草、独活、生草乌、五倍子、肉桂、枳实、牛蒡子、血余、干姜各 10 克,全蝎、威灵仙、川大黄、泽兰叶、丝瓜络、麻黄、土鳖虫、僵蚕、防风各 12 克,当归尾 15 克,蜈蚣 4 条,功劳叶、甘遂各 30 克。【制法】上药用香油 2000 毫升煎焦。过滤去渣,再熬油至滴水成珠,下黄丹 1000 克搅匀即成。【用法】将膏药摊于牛皮纸上,贴于肾俞(双)或阿是穴上,3～5 天换药 1 次。【功用】祛风除湿,温经散寒,活血化瘀,通络止痛。【主治】慢性腰腿痛,以及关节疼痛,软组织挫伤后遗留疼痛等。【疗效】临床验证,对上述各症均有一定效果。

(四)三九药膏

【组成】何首乌、草乌、文蛤、川续断、大黄、枳壳、栀子、川乌、羌活、桃仁、苦参、黄芩、益母草、海风藤、白鲜皮、威灵仙、玄参、白芷、荆芥、青皮、生地黄、藁本、木通、苍术、穿山甲(代)、金银花、乳香、没药、樟脑、血竭各 30 克,连翘、黄连、黄柏各 45 克,木香、檀香、藿香各 9 克,麝香、冰片、丁香各 15 克。【制法】上药除麝香、冰片、丁香外,余药用香油 1500 毫升熬焦去渣,用黄丹 7500 克徐徐加入(不断搅匀)收膏,再加入麝香、冰片、丁香、拌匀成膏备用。【用法】取药膏适量,分别贴于环跳、足三里、涌泉穴上。每日换药 1 次。【功用】温阳通络,活血定痛。【主治】腰腿脚痛及痹证。【疗效】屡用有效,久用效佳。

(五)温通散

【组成】吴茱萸、黑附子、肉桂、干姜、川芎、苍术、独活、威灵仙、土鳖虫、全蝎、羌活、冰片各 10 克,皂角刺 9 克,川椒 30 克,细辛 6 克,红花 15 克。【制法】上药共研细末,过筛,装瓶备用。【用法】取药末 10 克,放于 8 平方厘米胶布中央,贴敷于腰眼、肾俞、脾俞穴上。或用白酒少许调药末 20 克成糊状,外敷于上述穴位,并包扎固定。每日换药 1 次,6 次为 1 个疗程。【功用】温阳散寒,活血止痛。【主治】腰腿痛。【疗效】屡用有效。一般用药 1 个疗程即效。

(六)胡桂杜仲膏

【组成】延胡索、肉桂各 15 克,牛膝、杜仲、附子各 10 克,乳香、羌活、干姜各 5 克,樟脑 3 克。【制法】上药共研细末,用白酒或凡士林调匀,制成膏剂备用。【用法】取药膏适量,分贴于命门、肾俞(双)、阿是穴。外用纱布覆盖,胶布固定。每 3 天换药 1 次。【功用】温经散寒,行气止痛。【主治】腰腿痛。【疗效】屡用效佳。一般连用 3 次即可见效。

流行性出血热

(一)肾区热敷方

【组成】丹参 30 克,桃仁、佩兰、赤芍、忍冬藤、车前草、桂枝各 15 克,木香 12 克,细辛 5 克。【制法】每日 2 剂用水适量,煎煮 30 分钟,装入布药袋内备用。【用法】趁热将药袋置双侧肾区热敷,也可于药袋上放置热水袋以保持恒定温度。如药袋放凉,也可再次蒸热使用。【功用】通经络、行气血,开泄祛邪,振兴气机。【主治】流行性出血热。【疗效】治疗 50 例,其中轻型 36 例,中型 9 例,重型及危重型 5 例。所有病例均有明显腰痛症状,热敷后有不同程度缓解,3 天内腰痛症状消失者 28 例,5 天内腰痛症状消失者 12 例,5 天以上腰痛症状消失者 10 例。本方有明显利尿作用,其中热敷 1 天每天所增加尿量约 500 毫升以上者 20 例,热敷 2 天达此要求者 10 例。3 天以上达此要求者 20 例。少尿期平均病程为 1.5 天。

(二)茅地膏

【组成】茅根、生地黄、石膏各 60 克,板蓝根、丹参各 50 克,大黄 15 克,车前草、茯苓各 30 克。【制法】上药共研细末,装瓶备用。【用法】取药末 50 克,以醋、白酒各半调和成软膏状,贴敷双侧肾区,外以纱布盖上,胶布固定。并用热水袋置膏上热熨,每次 15 分钟。每日换药 1 次。【功用】凉血清热,活血利水。【主治】流行性出血热。【疗效】临床屡用,均有较好疗效。若配合内治,效果更佳。

血 吸 虫 病

(一)消痞膏

【组成】当归尾、京三棱、阿魏、莪术、穿山甲(代)、桃仁、鲜红花、苏木、生黄连、芒硝各 15 克,川乌头、马钱子、淡全蝎、蓖麻仁、木鳖子仁、水红花子、两头尖、血余、草乌头、天南星、白凤仙花子各 12 克,蜈蚣 12 条,巴豆仁 40 粒,生鳖甲、芫花、生甘遂、商陆、红大戟各 30 克。【制法】先将上药切成薄片,放入麻油(1500～2000 毫升)内浸 1 夜,然后将药先熬至焦黑色。去渣放冷滤净,再入锅内慢火熬油,趁热陆续下飞黄丹 575 克,飞官粉 32 克,密陀僧(炒褐色)32 克,仍用慢火熬沸至滴水成珠。用厚纸摊贴自己手上,以不老不嫩方能离火收膏。摊在布上或牛皮纸上备用。临用时加入药末(药末为二组,①乳香、没药、硇砂各 12 克,血竭 128 克,共研细末,装瓶备用;②麝香 3 克,樟脑 15 克,各研极细末,另装瓶密封备用)各少许置膏药中心用之。【用法】取膏贴在脾块边缘。每个膏药贴 10 天,用后再换 1 张。至愈为度。【功用】活血缩脾。【主治】晚期血吸虫病脾大。【疗效】效果很好,一般连贴用至痊愈。

(二)乌梅膏

【组成】乌梅、雄黄各 30 克,柴胡、黄连、白芍、川楝子、黄柏、丹参各 15 克,党参 10 克,干姜、附片、土鳖虫各 5 克,细辛、花椒、槟榔各 9 克。【制法】上药共研细末,以老醋调和成软膏状备用。【用法】用时取药膏适量,贴敷于肚脐、脾俞(双)、肝俞(双)穴上,外以纱布盖上,胶布固定,每 2 日换药 1 次。【功用】寒温并用,解毒杀虫,扶正逐邪。【主治】血吸虫病。【疗效】临床屡用,均有一定效果,配合内治,效佳。

(三)三虫膏

【组成】干地龙、水蛭、土鳖虫、生山楂、丹参、枳实各等份。【制法】上药共研细末,以醋调和成膏备用。【用法】用时取药膏适量,贴敷于阿是穴(患处)和肝俞(双)穴上,外以纱布盖上,胶布固定。2～3 天换药 1 次。【功用】理气活血,搜风通络。【主治】血吸虫病肝大。【疗效】屡用有效。【附记】若为血吸虫病所引起腹水者,可选用"肝硬化"中所列方药治疗。

(四)半胆膏

【组成】半边莲 50 克,鸦胆子 30 克。【制法】上药共研细末,以醋调和成软膏状备用。【用法】用时取药膏适量,贴敷于肝区和肚脐上,外以纱布盖上,胶布固定。每日换药 1 次。【功用】清热解毒,杀虫利水。【主治】血吸虫病。【疗效】坚持使用,效果甚佳。

肥 胖 症

(一)减肥散

【组成】半夏、荷叶各 10 克,茯苓、泽泻各 15 克,焦三仙 9 克,二丑、槟榔各 5 克。【制法】上药共研细末,装瓶备用。【用法】取药末 15～30 克,用鲜荷叶捣烂取汁,或用大黄 15 克水煎取汁调成软膏状,敷于脐部,外以纱布覆盖,胶布固定。每日换药 1 次。【功用】健脾利湿,利水减肥。【主治】肥胖症。【疗效】一般用药 10 天以上,必见其效。

(二)花黄减肥膏

【组成】厚朴花、代代花、枳壳、苍术各 30 克,小茴香、大黄各150 克。【制法】上药加清水煎 3 次,3 次煎液合并,浓缩成膏状,制成 6 厘米×6 厘米药饼,装入稀薄布制成的袋内备用。【用法】取药袋贴敷于中脘、神阙(肚脐)穴上,外加包扎固定。15～20 天换药 1 次。【功用】清胃行气,通腑泻下。【主治】肥胖症(胃热滞脾型)。【疗效】屡用有效,久用效佳。

(三)归芎药袋贴

【组成】当归 30 克,川芎 15 克,细辛、三棱、莪术各 10 克,乳香、没药、丁香各 5 克,冰片(另研粉)3 克。【制法】上药加清水适量,煎 3 次,3 次煎液合并,加热浓缩,烘干研粉,制成 8 厘米×8 厘米药饼,装入薄布制成的药袋中,封口备用。【用法】取药袋敷贴于神阙穴上,外加包扎固定。15～20 天换药 1 次,3 次为 1 个疗程。【功用】活血化瘀。【主治】肥胖症(气滞血瘀型)。【疗效】屡用效佳。一般用 1～3 个疗程可使体重正常。

糖尿病(消渴)

(一)糖尿克消散

【组成】生石膏 5 克,知母 2 克,生地黄、黄芪各 0.6 克,怀山药、葛根、苍术各 0.3 克,炙甘草 1 克,玄参 7 克,天花粉 0.2 克,黄连 0.5 克,粳米少许。【制法】上药共研细末,放阴凉处保存备用。【用法】取本药散 3~5 克,加盐酸二甲双胍 2.5~4 毫克,混匀,敷脐中,按紧,外以敷料覆盖,胶布固定。勿泄气,每 5~7 天换药 1 次,6 次为 1 个疗程。【功用】清热益阴,培土补气,降低血糖。【主治】糖尿病(消渴)。【疗效】经治 45 例,病程 1~2 年。用药 3~5 个疗程,显效 36 例,有效 7 例,无效 2 例。

(二)降糖散

【组成】生石膏 5 克,知母 2 克,生地黄、玄参、炙甘草各 1 克,天花粉 0.2 克,黄连 0.3 克,粳米少许。【制法】经提炼制成糖剂,放阴凉处保存备用。【用法】先将脐及周围用温湿毛巾擦净,再取本散 0.2 克,加入盐酸二甲双胍 1 毫克,混匀敷脐中,盖以药棉,外用胶布封固。每 5~7 天换药 1 次,6 次为 1 个疗程。【功用】清热益阴,补气生津。【主治】消渴。证见消瘦、易饥饿、多食、口干渴、多饮、小便频数、大便干结、舌质极红、苔薄腻、脉细数。【疗效】屡用屡验。

(三)降糖灵贴

【组成】黄芪 60 克,山药、苍术、薏苡仁、玄参、生地黄、熟地黄、生牡蛎、黄精、肉苁蓉、菟丝子、金樱子、蚕沙、石菖蒲、萆薢、丹参、僵蚕、白芥子、五倍子、牡丹皮、地骨皮、淫羊藿、黄连各 30 克,肉桂、小茴香各 10 克,生大黄 20 克,全蝎、莱菔子、水蛭各 15 克,冰片、樟脑各 2 克,蟾酥 0.5 克,麝香 0.1 克。【制法】先将冰片、樟脑、蟾酥、麝香分别研成细粉;再将其他诸药混合研碎,过 100 目筛,共混匀(将前药末加入)。用 1 倍量蜂蜜与药粉调制成软材料,并加入植物油、乙醇等各适量,以调至软硬适宜,压制成板,再用模具切成 1 平方厘米的方形药块。【用法】用时先用橡皮膏作基质衬布,将药膏贴于橡皮膏上,贴敷于涌泉(双)、肚脐、三阴交(双)、肾俞(双)穴上。每次取 2 或 3 个穴位,交替使用。一般 2~3 天更换 1 次,1 个月为 1 个疗程。【功用】益气养阴,培补脾肾,固涩分清,除湿消瘀。【主治】老年性糖尿病。【疗效】多年使用,若能坚持,确有较好的降糖效果。

(四)参茸海珍膏

【组成】阿魏、海龙、海马、人参、鹿茸、珍珠、郁金、沉香、乳香、没药、冰片、黄芪各 10 克。【制法】上药共研细末,装瓶备用。【用法】取本散适量(约 15 克),用温开水或凡士林调和成糊膏状,敷于气海穴。上盖敷料,胶布固定。10 天换药 1 次,1 个月为 1 个疗程。【功用】益气活血降糖。【主治】糖尿病。【疗效】屡用有效,久用效佳。

(五)降糖丸

【组成】当归、牛膝、冰片各 10 克,芒硝 6 克,赤芍 20 克,蜈蚣 20 条。【制法】上药共研细末,加牛胆汁适量,水泛为丸如白芥子大小。【用法】每穴取本丸 1 粒,放置穴位上(主穴膈俞、足三里,多饮者加承浆、肺俞;多食者加丰隆、中脘;多尿者加气海、关元穴),外用胶布固定。2～3 天换药 1 次。【功用】活血通络,消瘀降糖。【主治】糖尿病。【疗效】屡用有效。

眩　　晕

(一)田氏晕宁膏

【组成】天麻、车前子各 20 克,乌梅、代赭石各 30 克,丁香 15 克,石菖蒲 10 克,薏苡仁 40 克。【制法】先将前 6 味药置于砂锅内,加适量水至药面上,浸泡 30 分钟后,浓煎取汁,再加入薏苡仁细末及甘油、二甲亚砜、吐温-80 及凡士林等适量赋形剂,调制成软膏状,装瓶备用。【用法】用时取药膏 2～3 克,贴于脐中。外用胶布固定,每日换药 1 次。【功用】平肝和胃,健脾利湿,通络止晕。【主治】晕动病。【疗效】治疗 92 例,总有效率为 90.22%。

(二)定眩散

【组成】当归、川芎、葛根、丹参、延胡索、威灵仙、透骨草、天麻、穿山甲(代)各等量。【制法】上药共研细末,过筛和匀,装瓶备用。【用法】用时取药末适量,置于颈夹脊、扶突、风府、风池穴上。上盖纱布,胶布固定。每日换药1次,5次为1个疗程。【功用】活血化瘀,通络定眩。【主治】椎-基底动脉供血不足型眩晕。【疗效】治疗40例,总有效率为92.5%。

(三)加味山栀散

【组成】山栀20克,大黄、黄连各10克,肉桂5克。【制法】上药共研细末,装瓶备用。【用法】取本散30克,用食醋适量,调和成糊膏状,贴于双足心涌泉穴处。上盖纱布,胶布固定。每日换药1次。【功用】清热、平肝、潜阳、导热下行。【主治】眩晕(肝阳上亢型)。【疗效】屡用有效。

(四)抗晕散

【组成】①五加皮、枸杞叶、炒杜仲、沙苑子、女贞子各等份;②沙苑子、菟丝子、肉苁蓉、灵磁石各10克,肉桂2克。【制法】上2方各共研细末,装瓶备用。【用法】随证选方。取本散60克,装入小布袋中,分成三段,分敷双肾区及脐孔处,外加包扎固定。或用清水调药末成糊状贴敷。每日(药膏)或10天(药袋)换药1次。【功用】补益肝肾。【主治】肾虚眩晕(偏肾阴虚者用方①,偏肾阳虚者用方②)。【疗效】治疗50例,连用6～10次,总有效率达95%。

(五)眩晕散

【组成】威灵仙、刘寄奴、葛根、鸡血藤、川芎、桂枝、细辛、红花各30克,骨碎补、五加皮、丹参、补骨脂、狗脊、桑寄生、鹿衔草各35克。【制法】上药共研为粗末,和匀,分装2个布袋中备用。【用法】将药袋先后放入凉水中稍浸泡,以半湿为度,取出放锅中,隔水蒸40分钟后取出,置于颈部热敷(温度太高时为避免烫伤皮肤,可在药袋外包几层干纱布,待稍温除去包布),局部用小被子盖好保温。冷则换另一袋,交替使用,一般热敷 1 小时左右,每日 2 次。每次热敷后用干毛巾将汗水擦净,继续卧床休息片刻,严防着凉。袋中药物 5 日一换。1 个月为 1 个疗程。【功能】补肾养精,温经通络,祛寒散邪,活血化瘀。【主治】颈性眩晕。【疗效】治疗 35 例,其中男 25 例,女 10 例,年龄 50—64 岁;病程 1~2 年者 21 例,2 年以上者 14 例。结果:临床痊愈 12 例,显效 18 例,有效 5 例。总有效率达 100%。

心 律 失 常

(一)心律十二贴

【组成】丹参、三七、檀香各 12 克,蓬莪术、广郁金各 9 克,冰片 2 克,桃仁、红花、乳香、没药、王不留行、血竭各 6 克。【制法】上药共研细末,用传统方法炼制,拌匀后用绒布制成 4 厘米×3 厘米大小的膏药。或用米醋适量调和成糊膏状。【用法】使用前将膏药烊化,然后敷于左心俞和心前区。每周换 1 张,一般用 3 或 4 张为 1 个疗程。【功用】活血化瘀。【主治】心律失常。【疗效】屡用有效。

(二)稳心贴

【组成】党参、黄精各 30 克,缬草 15 克,琥珀粉、三七粉各 1 克。【制法】将前 3 味药共研细末,装瓶备用。【用法】取本散 25 克,用温开水调和成糊状,贴敷于左心俞、膻中穴。上盖纱布,胶布固定。每日换药 1 次。同时加服本散(全部 5 味),每次服 9 克,温开水送服,每日 3 次。【功用】益气养阴,活血化瘀,复脉宁神。【主治】各种心律失常。【疗效】屡用效佳。总有效率达 95%。【附记】方中缬草有安神镇静、驱风解痉、生肌止血的功能。用治本病有效。

心脏神经官能症

(一)桂萸散

【组成】吴茱萸(米醋炒)、桂皮各 300 克,丁香 6 克,柏子仁 12 克,远志 9 克。【制法】上药共研细末,过筛,装瓶备用。【用法】取药末适量(每次 5～10 克),以生姜汁适量调和成糊状,分别涂在布上,敷于关元、神阙、肾俞(或加中脘、期门)穴上,上盖纱布,胶布固定。每日换药 1 或 2 次。【功用】温补阳气,宁心安神。【主治】心脏神经官能症。【疗效】屡用有效。

(二)参麦龙牡散

【组成】太子参 15～30 克,五味子 6 克,丹参、百合、麦冬各 15 克,生龙骨、生牡蛎、磁石、淮小麦各 30 克。【制法】上药共研细末,装瓶备用。【用法】取本药散 30 克,用温开水调和成糊状,贴敷于心俞(双)、膻中、肚脐处,上盖纱布,胶布固定。每日换药 1 次。【功用】养阴生血,益气宁神。【主治】心脏神经官能症(心律失常)。【疗效】疗效颇佳。【附记】①加减法:心悸甚者加生铁落 30 克;梦多心烦者加三七 30 克,柏子仁 12 克;苔少口干者加石斛 15 克,天花粉 30 克;若心率不快,舌不红者用党参 15 克替换太子参,去磁石、龙骨、牡蛎,加淫羊藿 12 克。②若配合本方水煎内服,每日 1 剂。可加甘草 6 克,大枣 7 枚。内外并治疗效尤佳。

脂　肪　肝

(一)砂鱼贴

【组成】砂仁 30 克,鲜鲫鱼 1 条,白糖 50 克。【制法】先将砂仁研细为末,鲜鲫鱼捣烂去刺,再加白糖,混合共捣和匀如膏状。【用法】取膏 1/4 份,分别贴于神阙、至阳、期门、阳陵泉穴上,用纱布覆盖,胶布固定。每日换药 1 次,7 次为 1 个疗程。【功用】清热利水,醒脾和胃。【主治】脂肪肝(湿热阳黄)。【疗效】屡用有效。

(二)泽泻降脂膏

【组成】泽泻、生山楂、龙胆草各 30 克,黄精、虎杖、荷叶、莱菔子各 15 克,丹参 20 克。【制法】上药共研细末,用米醋适量调和成糊膏状。【用法】取药膏适量,敷于神阙、期门、中脘、阳陵泉穴,上盖纱布,胶布固定。每日换药 1 次,10 次为 1 个疗程。【功用】清热利湿,活血化瘀,理气消胀。【主治】脂肪肝。【疗效】治疗 15 例,一般用药 3 个疗程,均获良效。

白细胞减少症

(一)参归膏

【组成】红参 15 克,补骨脂、当归、红花各 10 克,干姜、血竭各 6 克。【制法】上药先研细末,以生理盐水调和成泥膏状。【用法】取药膏适量,分别贴敷于中脘、血海、脾俞、胃俞、肝俞、足三里穴(每次取 1 侧穴位,双侧交替使用),上盖纱布,胶布固定。每日换药 1 次,5～10 次为 1 个疗程。【功用】益气活血,温补脾肾。【主治】白细胞减少症。【疗效】临床屡用,确有一定效果。

(二)养血参归膏

【组成】生黄芪、党参、白术、柏子仁、狗脊(去毛)、当归各 15 克,山药 31 克,炒酸枣仁、菟丝子各 25 克,茯苓、砂仁、枸杞子、远志各 12 克,丹参 18 克。【制法】上药共研细末,以生理盐水适量调和成糊膏状。【用法】取药膏适量,分别敷于中脘、神阙、血海、脾俞、肝俞、足三里(双侧交替使用),上盖纱布,胶布固定。每日换药 1 次,10 次为 1 个疗程。【功用】益气养血,健脾补肾。【主治】白细胞减少症。【疗效】屡用效佳。【附记】若配合本方内服,每日 1 剂,水煎服,可提高疗效。

慢性胆囊炎

(一)消肿止痛膏

【组成】大黄、蒲黄、大贝母各 20 克,吴茱萸 10 克,冰片 5 克。【制法】上药共研细末,装瓶备用。【用法】取本药散适量,用清水调和成糊膏状,敷于胆囊区疼痛处。敷料覆盖,胶布固定。每日换药 1 次,连用 3～5 天。【功用】清热化湿,消肿止痛。【主治】胆囊炎疼痛不止,脘腹胀满。【疗效】屡用有效。

(二)黄柏桃胡膏

【组成】黄柏 20 克,生桃仁、延胡索各 15 克,冰片 6 克。【制法】上药共研细末,用凡士林 60 克调为膏状。【用法】取药膏适量,外敷胆囊区(右上腹压痛点),直径 3～5 厘米,外用纱布覆盖,胶布固定。每 24 小时更换 1 次,7 天为 1 个疗程。【功用】清热解毒,理气活血,消肿止痛。【主治】慢性胆囊炎急性发作,疼痛不止,局部肿胀。【疗效】屡用效佳。一般用药 1 或 2 个疗程即可获满意疗效。

(三)排石散

【组成】大黄 2 份,芒硝 1.5 份,虎杖、郁金、川芎、枳壳各 1 份。【制法】上药共研为粗末,用醋浸透后置有盖容器中隔水蒸煮 15 分钟,取出后稍凉,备用。【用法】选中脘、日月(右)、神阙 3 个穴位,按每 24 小时轮流外敷用敷巾固定。每次敷药需将药包浸醋蒸煮。同时配服排石胶囊(大黄 2 份,姜黄、枳壳、香附、柴胡、黄芩、金钱草、海金沙、鸡内金各 1 份,芒硝、茵陈各 1.5 份,皂矾、火硝各 0.5 份。上药共研细末过 60 目筛,装入 0 号胶囊,每粒重 0.5 克。备用)。每次服 6 粒,每日服 3 次,温开水送服。6 天为 1 个疗程,每疗程间隔 2 天。【功用】清热解毒,通降排石。【主治】胆石症。【疗效】治疗 122 例,其中男 48 例,女 74 例。辨证分型:肝郁胆热型 76 例;肝郁脾虚型 15 例;肝胆湿热型 31 型。分病位:单纯胆囊结石 47 例;单纯胆总管结石 16 例,单纯肝内胆管结石 2 例;胆囊、胆总管结石 38 例;胆总管、肝内胆总管 13 例;胆囊、胆总管、肝内胆管 6 例。结果:治愈 47 例,好转 73 例,无效 2 例。总有效率为 98.36%。【附记】在治疗过程中,如发生结石胆管嵌顿、胆囊肿、疼痛剧烈、胆坏疽及有胆穿孔可能者,或黄疸加深,发热不退,疼痛不减,甚至有中毒性休克倾向者,应及时手术治疗,以防意外。

(四)消石散

【组成】金钱草 500 克,生大黄、玄明粉各 600 克,槟榔、炮山甲(代)、威灵仙各 250 克,郁金、白芷、木香、虎杖各 300 克,枳壳、陈皮各 200 克,薄荷冰 50 克,麝香少许。【制法】上药共研细末,过 100 目筛,装瓶备用。【用法】用时取药末 20 克左右,用蜂蜜适量调和成糊膏状,摊在塑料薄膜上,贴敷于右日月穴上(先用温水洗净、擦干),用布带固定。7～14 天换药 1 次,2 周为 1 个疗程。同时配合王不留行子胶布固定压迫耳穴(肝、胰、胆、胃、十二指肠、神门、三焦、直肠穴处)。患者于每餐后自行耳压,每穴 5 分钟,隔日换贴另侧耳穴,6 次为 1 个疗程。【功用】清热利湿,通腑导浊,理气排石,通络止痛。【主治】胆石症。【疗效】治疗 536 例,痊愈率为 15.4%,总有效率为 91.2%。

(五)胁痛膏

【组成】制香附 30 克,枳壳、红花各 15 克,醋柴胡、青皮、当归、赤芍、五灵脂、桃仁各 20 克,制乳香、制没药、黄芩、广木香各 10 克,麝香(元寸)2 克,樟脑 3 克,黄丹 250 克,胡麻油 800 毫升。【制法】除元寸、樟脑外,将以上诸药,浸于胡麻油中煎熬成生黑色,去渣、存油,加入黄丹再煎至滴水成珠,最后加入元寸、樟脑搅匀,凝结成膏。摊成Ⅰ号膏 20 克、Ⅱ号膏 25 克,备用。【用法】先将胆囊底、胆俞穴部位用温开水洗净,取膏药稍加温后,将Ⅰ号膏、Ⅱ号膏分别贴于胆囊底和胆俞穴。2～3 天更换 1 次,10 天为

1 个疗程。【功用】理气活血,消炎止痛。【主治】慢性胆囊炎。【疗效】治疗 56 例,治疗 2～3 个疗程后,总有效率为 95.2%。

慢性疲劳综合征

(一)归芪补益散

【组成】黄芪 20 克,独活 12 克,当归、地龙、香附、补骨脂、延胡索各 10 克,没药、肉桂、川乌各 6 克。【制法】将诸药共研细末,装瓶备用。【用法】先将背、腹部用热水擦净,取药末适量,用蜂蜜或黄酒调成糊状,敷于背部、腰部及气海、关元穴上,外用敷料覆盖,胶布固定。每次敷 12 小时以上,隔日 1 次,5 次为 1 个疗程。【功用】补益气血,疏通经络。【主治】慢性疲劳综合征,症见较长时间(6 个月以上)疲乏无力和活动后疲乏加重。或兼见头晕、头沉、记忆力减退、思维不集中、失眠、噩梦或嗜睡,而醒后疲劳更甚、心慌、气短、胸闷憋气、易紧张、易激动、烦躁等症中 3 条即可,不必全部具备。【疗效】屡用有效,久用效佳。

(二)参芪散

【组成】党参、黄芪、丹参各等份。【制法】上药共研细末,装瓶备用。【用法】取本散 10 克,用清水调和成糊状,外敷肚脐处。上盖纱布,胶布固定。每日换药 1 次,10 次为 1 个疗程。【功用】健脾益气。【主治】慢性疲劳综合征。【疗效】屡用有效,一般连用 3～5 个疗程即可获得较好的疗效。

(三)养心安神散

【组成】黄芪 30 克,人参、白芍药、熟地黄各 20 克,茯苓、酸枣仁、巴戟天、阿胶、鸡内金各 15 克,马钱子、肉桂、五味子各 10 克。【制法】上药共研细末,和匀,装瓶备用。【用法】先以 70%乙醇将脐部常规消毒后,把药末倒入脐中,填满脐为度,外以胶布固定。每日换药 1 次,1 个月为 1 个疗程,连用 2 个疗程。【功用】益气补血,养心安神。【主治】慢性疲劳综合征。【加减】兼肝气郁结

者,加柴胡、香附、郁金各 10 克;痰湿者,加法半夏、白芥子各 10
克,泽泻 15 克;瘀血者,加桃仁、红花各 10 克,丹参 15 克。【疗效】
治疗 36 例,男 14 例,女 22 例;年龄最小者 14 岁,最大者 68 岁,病
程 6 个月至 2 年。结果:治愈 16 例,有效 18 例,无效 2 例。总有
效率为 94.44%。

多发性末梢神经炎

(一)神经炎膏

【组成】 川续断、山药、当归、浙贝母、乳香、没药各 30 克,黄
芩、独活各 36 克,生大黄 50 克,冰片 2 克。【制法】上药共研细
末,过筛和匀,用蜂蜜调和成糊膏状,备用。【用法】用时取药膏
30 克,贴敷脐中,上盖纱布胶布固定,隔日换药 1 次,连敷 10～30
次。【功用】舒筋活血,祛风化痰,清热凉血,消肿止痛。【主治】
多发性末梢神经炎。【疗效】屡用有效。

(二)贴敷方

【组成】 干地龙 5 克,乳香 6 克,没药 6 克,血竭 6 克,红花 9
克,白芷 9 克,桃仁 9 克,三七粉 9 克,市售黑膏药。【制法】上药
共研细末,和匀,加入在溶解的黑膏药内,搅匀,制成摊涂在油纸 2
厘米×25 厘米大小的膏药,备用。【用法】用时取膏药温化,贴敷
于肩部肩贞、肩髃穴位上。每日换药 1 次,连贴 5～10 次。【功
用】活血化瘀,祛风消炎。【主治】麻痹性臂丛神经炎。【疗效】
屡用有效,久用效佳。

胃炎(呕吐)

(一)地龙膏

【组成】 活地龙(蚯蚓)适量。【制法】将上药捣烂如泥,备用。
【用法】取 20 克,分敷两足底涌泉穴上,外以纱布包扎固定。【功
用】导热下行,清热止呕。【主治】肝气犯胃及胃热引起之呕吐。

【疗效】屡用效佳,敷贴后约 30 分钟即可见效。

(二)明矾膏

【组成】明矾(研末)、陈醋、面粉各适量。【制法】上药调成糊状,备用。【用法】取适量药膏,敷于两足底涌泉穴上,外用纱布包扎固定。2 小时可除去药物。【功用】导下止呕。【主治】各种呕吐。【疗效】一般 1 或 2 次即止。

(三)椒葱膏

【组成】白芍(酒炒)10 克,胡椒 1.5 克,葱白 60 克。【制法】将前 2 味研末,与葱白同捣烂成膏状备用。【用法】用时取 15～20 克贴于心窝上,外以纱布盖上,胶布固定。每日换药 1 次。【功用】养阴柔肝,通阳温胃。【主治】呕吐、噎嗝、反胃。【疗效】屡用皆效。

(四)止呕贴

【组成】金沸草、代赭石各等份。【制法】上药共研细末,加米醋适量调和成糊状。【用法】取药膏分别外敷于中脘、胃俞(双)穴上,每日换药 3～5 次。【功用】降逆止呕。【主治】呕吐。【疗效】屡用效佳,一般连用 5 次即可止吐。【附记】又取砂仁 3 克,置口中咀嚼,待口中有津液时吞下,3～5 分钟后呕吐可止。为巩固疗效,可将砂仁渣置肚脐处,敷料覆盖,胶布固定。一般贴敷3～5 小时即可。本方有温中降逆止呕之功,故用之效佳。

(五)止呕贴

【组成】①紫苏叶、白芍、陈皮、半夏、厚朴各 10 克,茯苓 20克,砂仁 8 克;②生半夏 20 克,黄连 5 克,公丁香 15 克。【制法】上 2 方各共研细末,过 80 目筛,装瓶备用。【用法】取本散适量,方①用食醋调为糊状,分别敷于中脘、期门、阳陵泉、太冲穴上;方②用黄酒调为糊状,分别敷于中脘(贴前先拔火罐)、膻中、脾俞、行间穴上。均上盖纱布,胶布固定。每日换药 1 次,至愈为度。【功用】①疏肝和胃,降逆止呕;②温中散寒,降逆止呕。【主治】呕吐

(肝气犯胃型用方①;脾胃虚寒型用方②)。【疗效】屡用效佳。一般用1～3次即止。

胃 脘 痛

(一)吴白散

【组成】吴茱萸5克,白胡椒2克,丁香、肉桂各1.5克。【制法】上药共研细末,密封备用。【用法】取药粉加白酒炒热,敷于穴位上(取穴:中脘、胃俞、脾俞、肝俞、胆俞、足三里、内关。每次取穴2个,交替使用),外用胶布固定。每日换药1次,10次为1个疗程。【功用】温胃散寒,理气止痛。【主治】胃脘痛。【疗效】临床屡用,止痛效果甚佳。【附记】临证取穴,可随症选用,如偏于脾胃虚寒者,取中脘、胃俞、脾俞为主穴;偏于肝气犯胃者,取肝俞、胆俞、脾俞为主穴。每次可选足三里或内关作配穴。1个疗程未愈者,可休息5天后继行下1个疗程,直至症状缓解为度。

(二)青陀膏

【组成】青黛、密陀僧各30克,雄黄、轻粉各15克。【制法】上药共研细末,以鸡蛋清2枚调匀成糊状备用。【用法】用时取药膏适量,外敷于疼痛处,外以纱布盖上,胶布固定,每日换药1次。【功用】清胃止痛。【主治】胃脘痛(胃热型)。【疗效】临床用之多效。

(三)参归乳没膏

【组成】当归30克,丹参20克,乳香、没药各15克。【制法】上药共研细末,以生姜汁调和成糊状备用。【用法】取药膏适量,分别外敷于上脘、中脘、足三里穴上,每日换药3～5次,无效者次日再敷。【功用】活血化瘀,行气止痛。【主治】胃脘痛。【疗效】屡用效佳,一般用药1～2天即效。

(四)胃痛贴

【组成】①川椒15克,干姜、附片、檀香各10克,苍术20克;②

胡椒 25 粒,丁香 20 粒,广木香、广丹各 6 克,生明矾 15 克,食盐 5克。【制法】上 2 方各共研细末。方①用生姜汁,方②用米醋调和成糊状备用。【用法】任选一方,取药膏适量,方①外敷于中脘、脾俞、胃俞穴,上盖纱布,胶布固定。每日 1 换;方②外敷于神阙、劳宫(双)穴上,上盖纱布,胶布固定后,以两手掌相合放于阴部,覆被睡卧,微汗即止。【功用】温中散寒,和胃止痛。【主治】虚寒型胃痛。【疗效】屡用有效。

(五)药袋敷方

【组成】荜茇、干姜各 15 克,甘松、山奈、细辛、肉桂、吴茱萸、白芷各 10 克,大茴香 6 克,艾叶 30 克。【制法】上药共研细末,装入布袋备用。【用法】用时将药袋置中脘、神阙穴上,绷带固定,外用热水袋加温,每次敷 1～2 个小时,每日敷 2 次。【功用】温胃散寒止痛。【主治】胃脘痛(脾胃虚寒型)。【疗效】屡用效佳。

胃及十二指肠球部溃疡

(一)溃疡贴

【组成】生附子、巴戟天、炮姜、炒茴香各 30 克,肉桂 21 克,炒白芍、党参、白术、当归、吴茱萸、白茯苓、高良姜、甘草各 15 克,木香、丁香各 12 克,沉香末 9 克,麝香 1 克。【制法】先将前 15 味药共研为末,再将香油 1000 毫升加热至沸后,放入前 15 味药末炸焦,过滤去渣,再熬成膏状,至滴水成珠不散为度;再加入麝香末和沉香末,搅拌均匀,摊成膏药备用。【用法】用时将膏药温化,趁热贴敷于中脘、脾俞(双)穴上,3 天换药 1 次。【功用】温补脾肾,理气止痛。【主治】胃及十二指肠球部溃疡。【疗效】效果显著。【附记】脾俞、中脘穴可交替使用,也可同时贴敷,效果均佳。

(二)生肌止痛散

【组成】参三七、血竭、煅瓦楞子、川黄连各 60 克,儿茶、延胡索各 150 克,生石膏、白及、白芍各 300 克,甘草 100 克,砂仁 30

克。【制法】上药共研细末,装瓶备用。【用法】取本散适量,用米醋调和成糊状,分别敷于中脘、胃俞、大肠俞穴上,上盖纱布,胶布固定。每日换药 1 次,10 次为 1 个疗程。【功用】活血祛腐,消炎生肌,制酸解痉,理气止痛。【主治】胃及十二指肠溃疡。【疗效】治疗 100 例,并配服本散,总有效率达 97%。【附记】可加用本散内服,每次服 3～5 克,温开水送服,每日服 2 或 3 次。

(三)胃病膏

【组成】制巴豆、生南星、生半夏、生乌头各等份,黑膏药脂适量。【制法】上药共研为细末,过 7 号筛,拌入已焙化的黑膏药脂中调匀备用。【用法】取中脘穴火针点刺后拔火罐。罐后将膏药烘化后贴中脘穴,每 5～6 日换药 1 次,2 次为 1 个疗程。【功用】温胃散寒,解毒生肌。【主治】胃及十二指肠溃疡。【疗效】屡用效佳。一般贴膏后局部发痒,起疱,化脓。疗程完毕后外贴生肌膏结痂而愈。经治 118 例,治愈 62 例,有效 45 例,无效 11 例,总有效率为 90.68%。

(四)红艾药袋方

【组成】陈艾 45 克,三棱、莪术、水仙子、红花各 15 克,肉桂、木香、草果、公丁香各 10 克,砂仁 6 克,高良姜 12 克。【制法】上药共研为细末后,用白布折成双层,内铺棉花,将药粉铺在棉花中间,用线缝好,以防药末漏出,日夜兜在胃脘部。药末每隔 1 个月更换 1 次。【功用】活血化瘀,温胃止痛。【主治】消化性溃疡。【疗效】屡用效佳。

胃　下　垂

(一)蓖倍膏

【组成】蓖麻子仁 98%,五倍子 2%。【制法】将蓖麻子外壳剥去,选用饱满而洁白的仁。将五倍子去除灰屑,研成细末过筛,然后将蓖麻仁和五倍子末按上述比例混合均匀,打成烂糊,制成每粒重约 10 克,直径 1.5 厘米的药饼备用。【用法】成人每次用 1 粒,点准百会穴(剃去一片头发,与药饼等大),将药饼紧贴百会穴上,用纱布绷带固定,不使移动。每日早、中、晚各 1 次以搪瓷杯盛半杯开水,将杯底置于药饼上进行热熨,每次 10 分钟左右,以感觉温而不烫伤皮肤为度。一次贴上药饼,可 5 昼夜不换。如第 1 次治疗完毕,自觉症状未见好转,休息 1 天后,进行第 2 次治疗,一般以 10 天为度。【功用】收敛固脱。【主治】胃下垂。【疗效】坚持用药,效果甚佳。治疗 61 例,显效 28 例,好转 18 例,有效率为 75.4%。【附记】本方对子宫脱垂、脱肛也有一定疗效。

(二)温提膏

【组成】附子 120 克,五倍子 90 克,大麻子 150 克,细辛 10 克。【制法】将上药分别捣烂,混合研匀,装瓶备用。【用法】先用生姜(切片)将涌泉穴和百会穴摩擦至发热,再取上药适量,加黄酒或温水调成膏状,做成直径 1～1.5 厘米的药饼,分别敷于百会穴和涌泉穴,外用伤湿止痛膏固定。2 天换药 1 次,3 次为 1 个疗程。【功用】温肾益气升提。【主治】胃下垂。【疗效】屡用有效,久用其效始著。【附记】本方妙在上下取穴,加之药力强,故用之多效。又常用黄芪、党参各 15 克,柴胡、升麻各 9 克,共研为细末。或用五味子、菟丝子、蓖麻仁各 15 克,枳壳 9 克,升麻 5 克,共研为细末。均用生姜 3 片捣烂,加米醋少许,入药末 15 克,调为糊状,贴敷肚脐处。每日 1 换,效果亦佳。

(三)袋药贴

【组成】葛根 30 克,山药、黄芪、党参、五味子各 15 克,肉桂、木香、草果各 10 克,升麻 5 克。【制法】上药共研细末,装入双层布袋中,用线缝闭备用。【用法】取药袋日夜兜在胃脘部,每剂可用 1 个月。【功用】补中益气。【主治】胃下垂。【疗效】屡用有效。一般连用 2～3 个月,收效颇佳。

(四)南星半夏散

【组成】生南星、生半夏、公丁香各 8 克,白芷 10 克,细辛、山奈各 6 克,雄黄、乌药(醋炒)各 12 克,松香、樟脑、香附各 15 克,梅片 5 克。【制法】上药共研为极细末,贮瓶备用,勿泄气。【用法】取穴:中脘。用时取药末 10 克,用醋调捏成圆饼敷贴穴位上,胶布固定或绷带包扎。隔日换药 1 次,10 日为 1 个疗程,疗程间隔 5日。敷料保持湿润,干后用醋浇湿,适当加以熨烙效应更快。贴敷同时配合取嚏法。取嚏散由皂荚、细辛、半夏各等份组成。共研为极细末,备用。用空心小管蘸取嚏散少许从鼻孔吹入取嚏。每日吹用 3～5 次,中病即止(局部症状减轻即可),不宜久用。【功用】温胃解毒,理气通窍。【主治】胃下垂。【疗效】用二法合用治疗19 例,均获佳效。

呃　　逆

(一)赭沉散

【组成】生赭石 30 克,沉香、法半夏各 15 克。【制法】上药共研细末,装瓶备用。【用法】用时取药末 20 克,以生姜汁调匀成膏,敷于中脘、肚脐上,外以纱布盖上,胶布固定。每日换药 1 次。【功用】降逆止呃。【主治】各种原因引起的呃逆。【疗效】治疗100 例,有效率达 98％。

(二)五味呃逆膏

【组成】柿蒂、生赭石各 15 克,沉香、法半夏、刀豆壳各 10 克。【制法】上药共研细末,和匀,贮瓶备用。【用法】取药末 15～25克,用生姜汁适量调成稠膏状,分别贴敷于两手心劳宫穴区和中脘穴,包扎固定。每日换药 1 次。中病即止。【功用】降逆止呃。【主治】呃逆。【疗效】多年使用,屡用皆验。

(三)楂石贴

【组成】生山楂(捣烂)30 克,赭石末 15 克。【制法】上药混合调匀成膏状,备用。【用法】用时取药膏 10 克,贴敷肚脐上,外以纱布覆盖,胶布固定。每日换药 1 次。【功用】消食、降逆、止呃。【主治】顽固性呃逆。【疗效】治疗数例,均愈。

(四)止呃散

【组成】吴茱萸、苍耳子各 20 克,肉桂 5 克。【制法】上药共研细末,装瓶备用。【用法】取本散 10 克,用米醋适量调为稀糊状,敷于双足心涌泉穴。敷料包扎,胶布固定。每日换药 1 次,连用 3 天。【功用】温中降逆。【主治】呃逆。【疗效】屡用效佳。【附记】另外,可选:①丁香 3 克;②川椒 3 克;③生姜 3 片。任取 1 味,放入口中咀嚼,待口中有津液时吞下,咀嚼 3～5 分钟后,呃逆可止。为巩固疗效,可将药渣置伤湿止痛膏中央,外敷双足心涌泉穴,固定,连贴 4～8 小时后取下。

急慢性肠炎(泄泻)

(一)二香散

【组成】丁香、木香、肉桂、吴茱萸、薄荷各等份。【制法】上药共研细末,密封备用。【用法】用时取上药末 10 克,以生姜汁及酒调成糊状,炒热后,分敷于穴位上(取天枢、足三里、脾俞、中脘、命门、关元。每次选 2 个穴位。急性腹泻以天枢、足三里为主穴;慢性腹泻取脾俞、中脘为主穴;肾虚腹泻取命门、关元为主穴。腹泻伴恶心、呕吐者配内关穴;水泻较重者配阴陵泉穴),外以纱布盖上,胶布固定。每天换药 1 次。【功用】散寒、理气、止泻。【主治】腹泻。【疗效】屡用效佳,一般用药 1～3 次即止。

(二)车前滑石散

【组成】车前草 60 克,甘草 3 克,滑石 6 克。【制法】上药共研细末,装瓶备用。【用法】用时取药末 20 克,以茶水调匀成糊状,敷于神阙、天枢穴上,外以纱布盖上,胶布固定。每日换药 1次。【功用】清热利湿止泻。【主治】热泻。【疗效】屡用效佳,一般用药 1~3 次即愈。【附记】又用猪苓 10 克,地龙 6 克,硼砂 3 克,研末,葱汁调敷;或滑石 30 克,牡丹皮、白芍各 15 克,炙甘草 6 克,炮姜 1.5 克,研细末,水调敷。依上法贴敷,效果亦佳。

(三)参术膏

【组成】苦参、苍术各适量(热重者以 3:1 配用;湿重者以 1:3 配用;湿热并重者两药各等份)。【制法】上药共研细末,装瓶备用。【用法】取药末 20 克,以米醋调制两饼,贴敷于两足心(涌泉穴),外用纱布包裹。4~12 小时换药 1 次。泻缓则换药时间可适当延长。【功用】清热、利湿、止泻。【主治】湿热泄泻。【疗效】屡用效佳,一般连敷 4 天即愈。【附记】验之临床,确有良效。

(四)湿敷贴

【组成】藿香、紫苏叶、白芷、桔梗、升麻、柴胡各 50 克,姜半夏、厚朴、苍术、白术、山楂、莱菔子、山药、大腹皮各 60 克,猪苓、茯苓、泽泻、陈皮、枳实各 40 克,桂枝、砂仁、干姜各 30 克。【制法】上药共研粗末,加入 75% 乙醇(乙醇与药粉之比为 1:15)浸泡 1 周,去渣取汁,再用蒸馏法提取精制药液,装瓶备用。【用法】用消毒棉球蘸药液,分别贴于气海、足三里、神阙、天枢、肾俞穴上,每次贴 20 分钟,轻者每日贴 3 次,重者每日贴 8 次。【功用】祛风除湿,消食理气,健脾止泻。【主治】腹泻(食滞肠胃型)。【疗效】屡用效佳。

(五)贴敷膏方

【组成】①黄连 12 克,滑石 30 克,广木香 15 克,吴茱萸 10 克;②胡椒、干姜各 12 克,豆油 500 毫升,樟丹 240 克,鲜生姜、葱白各适量。【制法】方①共研细末,装瓶备用;方②除樟丹外,余药放油内浸泡 1 天后,置锅内加热至炸焦,过滤去渣。再将油熬至滴水成珠时离火,徐徐下樟丹,边搅边下,待出现大量泡沫时,再加热熬至浓稠,倾膏于冷水中,去火毒 1 天,贮存备用。【用法】方①每取药末 10~15 克,用生姜汁调为糊状,分贴敷于神阙、大肠俞(双)

穴,上盖纱布,胶布固定。每日换药 1 次。方②取药膏适量,摊于3～8 平方厘米的牛皮纸上,分别贴敷于神阙、脾俞、胃俞、止泻穴上,3 天换药 1 次。连贴数次。【功用】①清热、利湿、止泻;②温脾止泻。【主治】泄泻(急性用方①;慢性用方②)。【疗效】屡用效佳,数次即愈。

过敏性肠炎

(一)黄石车前散

【组成】黄连 10 克,滑石、车前子各 30 克。【制法】上药共研细末,装瓶备用。【用法】取本散 1～2 克填脐中,外用胶布固定。每日换药 1 或 2 次。【功用】清热、利湿、止泻。【主治】过敏性肠炎(湿热型)。【疗效】屡用效佳。一般用药 1～3 天泻止。

(二)巴椒膏

【组成】巴豆 3 粒(去壳),绿豆 7 粒,白胡椒 10 粒,大枣 1 枚(去核)。【制法】上药共捣烂成膏备用。【用法】取药膏贴于脾俞(双)、神阙穴,上盖纱布,胶布固定。每日换药 1 次。【功用】温脾止泻。【主治】过敏性肠炎。【疗效】屡用效佳。一般 2 或 3次即愈。

慢性结肠炎

(一)愈溃理肠散

【组成】生黄芪 15 克,乌梅、白及、白芷各 10 克,白头翁 30 克,公丁香、冰片各 5 克,黄连、肉桂各 3 克,麝香 0.5 克。【制法】上药共研细末,和匀,贮瓶备用。【用法】用时每取药末 5～6 克,用米醋调成稠膏状,敷于神阙穴,外用伤湿止痛膏覆盖固定。3 天换药 1 次,1 个月为 1 个疗程。【功用】健脾补肾,解毒活血。【主治】溃疡性结肠炎。【疗效】治疗 63 例,男 36 例,女 27 例;年龄26－58 岁;病程 8 个月至 6 年。结果:临床治愈 26 例,好转 32

例,无效 5 例。总有效率为 92.06％。

(二)丁香青盐散

【组成】艾叶 5 克,小茴香、细辛、川椒、防风、益母草各 10 克,公丁香、干姜、香附各 15 克,大青盐 20 克。【制法】上药共研为粗末,和匀,加热,装入白布袋中备用。【用法】置放于脐部,患者感到温暖舒适为宜。当患者感到凉时,可用 TDP 灯加热,保持适宜的温度,每晚施行治疗,每次 30～60 分钟,3 周为 1 个疗程。每日 1 剂。【功用】温中散寒,燥湿止泻。【主治】慢性溃疡性结肠炎。【疗效】治疗 40 例,女 28 例,男 12 例;年龄 18－50 岁,病程 8 个月至 2 年。结果:痊愈 31 例,显效 7 例,无效 2 例。总有效率为 95％。【附记】经多年的临床观察,疗效较高、作用持久,未发现不良反应。

(三)加味屏风膏

【组成】黄芪、苦参各 10 克,白术、防风各 5 克,肉豆蔻、白芍各 6 克。【制法】上药共研细末,和匀,用凡士林调和成软膏状,贮瓶备用。【用法】用时取药膏适量,外敷左下腹压痛区,直径 5～7 厘米外用纱布覆盖,胶布固定。每隔 48 小时更换 1 次,8 天为 1 个疗程。【功用】疏肝健脾,温肾涩肠。【主治】慢性过敏性结肠炎。【疗效】治疗 48 例,男 32 例,女 16 例;年龄 18－55 岁;病程 6 个月至 8 年。结果:显效 33 例,有效 13 例,无效 2 例。总有效率为 95.83％。

(四)生肌散

【组成】乳香、没药各 33 克,海螵蛸(水煮)16 克,黄丹(水飞)、熊胆各 13 克,煅赤石脂 23 克,煅龙骨 14 克,轻粉 15 克,血竭 10 克,煅珍珠 6 克,冰片 3 克,麝香 2.5 克。【制法】上药前 8 味共研为极细末,过 7 号筛,与后 4 味混匀,装瓶备用。【用法】用时每取 3 克加温水 150 毫升,混匀,于每晚保留灌肠,30 日为 1 个疗程,每疗程间隔 3 日。【功用】活血化瘀,固涩生肌。【主治】溃疡性结肠炎。【疗效】治疗 45 例,经治 3 个疗程后,治愈 37 例,有效 8 例,总有效率为 100%。

胃肠炎(吐泻)

(一)二术散

【组成】白术(炒)、苍术(土炒)、茯苓各 15 克,陈皮、吴茱萸各 10 克,丁香、泽泻各 3 克,白胡椒 2 克,草果 5 克。【制法】上药共研细末,装瓶备用。【用法】用时取药末 3~5 克(小儿 3 克),直接填脐或以姜汁调匀成膏贴脐窝内。外用胶布固定。24 小时取下,未愈者可换药 2 次,最多 5 次。敷药后应保持湿润,可用圆形棉垫盖上,并用绷带扎住。【功用】健脾温胃,利湿止泻。【主治】吐泻(胃肠炎)。【疗效】治疗小儿吐泻 13 例,治愈 12 例。平均用药时间为 3 天。

(二)安胃膏

【组成】姜半夏、藿香、生蒲黄、川厚朴各 6 克,紫苏叶 4 克,白术 9 克。【制法】上药共研细末,和匀,装瓶备用。【用法】用时取药粉适量(约 1 克),以鲜生姜捣汁,拌药粉为糊,稀稠适中,剪一块 4 厘米×4 厘米的塑胶纸,将药糊置中央,贴敷于脐部,胶布固定。8 小时后揭掉,4 岁以下小儿以 4~6 小时为宜。一日一换,10 次为 1 个疗程,敷后用热水袋热敷效果更佳。【功用】散寒止痛,理气行瘀。【主治】胃肠道疾病,多以腹胀、腹痛、泄泻、反胃、纳呆、呃逆等为常见症状。【疗效】治疗 168 例,男 73 例,女 95 例;年龄 3 个月至 58 岁;病程 2 天至 1 年。结果:治愈 147 例,好转 12 例,无效 9 例。总有效率为 94.64%。

痢疾(滞下)

(一)二香杏仁散

【组成】木香、丁香、杏仁、巴豆霜、百草霜、肉豆蔻、炮姜灰、木鳖子仁各等份。【制法】上药共研细末,密封备用。【用法】用时取药末 3～5 克填入肚脐中,外以纱布盖上,胶布固定。每日换药 1 次。【功用】散寒利湿,理气止痛。【主治】寒湿痢、赤白痢伴里急后重,苔白腻,脉濡缓。【疗效】屡用皆验。

(二)二黄膏

【组成】大黄 30 克,川黄连、广木香各 10 克。【制法】上药共研细末,以醋调匀成膏状,备用。【用法】用时取药膏 5～10 克敷于脐孔上,外以纱布盖上,胶布固定。每日换药 1 次。【功用】清热燥湿,理气止痛。【主治】湿热痢。【疗效】治疗数例,均愈。【附记】又用苦参或黄连适量,研末,水调敷脐,每日 1 或 2 次,治疗急性菌痢,效佳。

(三)吴茱萸膏

【组成】吴茱萸 60 克,巴豆 30 克,黄蜡 10 克,丁香 3 克。【制法】上药共捣烂如泥状,用米醋调为糊膏状备用。【用法】取药膏适量,敷于双足心涌泉穴及肚脐处,上盖纱布,胶布固定。每日换药 1 次,至愈为止。【功用】温中散寒。【主治】噤口痢。口噤不能食,食则呕吐,下痢脓血,里急后重,脐腹疼痛,脉沉紧等。【疗效】屡用效佳。【附记】贴药后局部有烧灼、刺痛感,甚至起疱,水疱可按常规处理。贴药期间忌食生冷、辛辣、油腻之品。

(四)贴脐加熨方

【组成】巴豆仁、吴茱萸各 4 克,乌梅 6 克,黄连 8 克,木香 5 克,马齿苋 10 克。【制法】上药共研细末,用黄酒少许调成糊膏状备用。【用法】取药膏适量,外敷肚脐处,敷料覆盖,胶布固定。可在脐窝洒黄酒少许,用热水袋熨之。保持药糊湿润,每次熨 1～2 小时,每日换药 1 次,连用 2～3 天。【功用】散寒行滞,清热解毒。【主治】痢疾腹痛。【疗效】屡用效佳,一般 2～3 天可愈。

肠 梗 阻

（一）麝香散

【组成】麝香 0.15～0.25 克。【制法】上药研细末备用。【用法】将上药末直接敷于神阙穴上,外贴胶布固定,然后点燃艾卷,隔布灸至肛门排气为止。为提高疗效,可同时针刺内关（双）、足三里（双）,强刺激,留针 30 分钟。【功用】芳香通窍。【主治】动力性肠梗阻。【疗效】治疗 20 例,收效满意。【附记】如用本法治疗 12 小时以上无效者,则改用其他治疗方法。凡脐部有湿疹、溃烂者忌用本法。

（二）葱楝膏

【组成】鲜苦楝根皮 150 克,鲜葱白 100 克,醋、面粉各适量。【制法】先将前 2 味药捣烂如泥,加醋调匀,用面粉调制成团状药饼备用。【用法】外敷脐部,待干后换药,直至腹痛缓解,肛门排气并排出蛔虫为止,一般不超过 48 小时。【功用】通阳驱虫。【主治】蛔虫性肠梗阻。【疗效】治疗 30 例,24 小时症状缓解者 20 例,48 小时 8 例,48 小时以上 2 例;药后排蛔,24 小时以内 9 例,48 小时以内 11 例,48 小时以上 10 例。【附记】若伴脱水、酸中毒者,应同时予以补液。

（三）盐醋热敷方

【组成】食盐 500 克,食醋 50～100 毫升。【制法】将盐、醋放入锅内搅拌,炒热后放入双层纱布（或一般棉布）包好备用。【用法】将布包放置患儿梗阻处热敷。食盐温度降低后,可用上法再次加温,继续热敷。一般热敷 1～3 小时。【功用】安蛔、理气、通瘀。【主治】小儿蛔虫性肠梗阻。【疗效】一般热敷 1 小时左右（短的 5 分钟,长的 3 小时）梗阻就开始松解。经治 9 例,除 1 例因脱水,3 天才治愈外,其余 8 例都在 48 小时内治愈,并排出蛔虫 80～250 条。

肠 麻 痹

(一)苍白散

【组成】苍术、白芷、细辛、猪牙皂、丁香、小茴香、枳壳、肉桂各8克。【制法】上药共研细末,装瓶备用。【用法】取本散15克,加葱白1茎捣烂成糊状,外敷于肚脐处,上盖敷料,胶布固定,连续贴敷12小时。【功用】温中散寒,行气散结,活血化瘀。【主治】肠麻痹。【疗效】屡用效佳。多1次即愈。

(二)消胀热敷方

【组成】小茴香、艾叶、枳壳、陈皮、花椒各等份。【制法】先将诸药择净,加清水煎取汁备用。【用法】用时取敷料2或3块浸透药液,趁热熨脐,外盖塑料薄膜,凉则更换。每日2或3次,每次30~50分钟,连用2~3天。【功用】温中行气,消胀除满。【主治】肠麻痹。【疗效】屡用效佳。一般2~3天可愈。【附记】又用鲜艾叶、八角茴香、小茴香各5克,共研为细末,置于双层纱布中,放蒸锅中蒸10分钟,待至常温时,敷于肚脐处,用麝香风湿膏固定。6小时换药1次,连用1~2天。本方有温中回阳,和胃理气之功。用于治疗肠麻痹效佳。

(三)六味热敷方

【组成】莱菔子、枳实、广木香各30克,白酒30毫升,葱头50克,食盐500克。【制法】上药研末,放入锅内,加酒炒热,装入纱布袋内备用。【用法】药袋趁热敷脐部及其周围,药冷后将药加酒炒热再敷,每次敷30~60分钟。为了提高疗效,可在药上加一热水袋压住,以便提高药物的温度,使药力持久。【功用】温中散寒,通阳理气。【主治】麻痹性肠梗阻及粘连性肠梗阻。【疗效】一般1或2次即可痊愈或显效。

腹 痛

（一）敷脐丸药方

【组成】樟丹 2.1 克，明矾 2.4 克，胡椒 7 粒，火硝 0.3 克。【制法】上药共研细末，以醋调匀为丸备用。【用法】用时取药丸放在脐上（患者盘坐），以手扶住药丸，令汗出。【功用】透汗止痛。【主治】性交后腹痛。【疗效】汗出即愈，效佳。

（二）暖脐膏①

【组成】当归、大茴香、小茴香、白芷各 200 克，肉桂、乳香、没药、木香、沉香、母丁香各 100 克，麝香 15 克。【制法】上药共研细末。香油 7500 毫升，加黄丹 3200 克，收成膏。膏药基质每 500 克兑研成细料粉末 25 克搅匀即得。【用法】用时置火上化开贴脐上。【功用】活血散寒，通经止痛。【主治】脐腹冷痛，泄泻久痢等症。【疗效】屡用神验。【附记】忌食生冷。

（三）暖脐膏②

【组成】生附子 15 克，甘遂、甘草各 10 克。【制法】以葱汁熬膏和药，加蟾酥、麝香、罂粟壳、丁香（均研为细末）搅匀摊贴。【用法】取膏贴肚脐处。【功用】温中止痛。【主治】受寒腹痛。【疗效】屡用神效。

（四）健脾膏

【组成】白术 128 克，茯苓、白芍、六神曲、麦芽、香附、当归、枳实、半夏各 64 克，陈皮、黄连、吴茱萸、山楂、白豆蔻仁、益智仁、黄芪、山药、甘草各 22 克，党参、木香各 15 克。【制法】麻油熬，黄丹收。【用法】取膏贴心口和脐上。【功用】健脾理气，消食解郁。【主治】腹中肠鸣腹痛及热中善饥。【疗效】屡用神效。

腹　　胀

(一)消胀膏

【组成】川厚朴、枳壳、香附各等份。【制法】上药共研细末，装瓶备用。【用法】取药末 20～30 克,以白酒调成糊状,敷于肚脐和阿是穴(胀痛处)上,外以纱布盖上,胶布固定。每日换药 1 次,中病即止。【功用】顺气消胀。【主治】气滞腹胀。【疗效】治疗 30 例,均收到良效。

(二)蒜泥膏

【组成】大蒜适量。【制法】将蒜捣烂如泥状备用。【用法】取蒜泥 3 克敷于中脘穴上,外以纱布盖上,胶布固定。1～3 小时除去之。【功用】解毒、理气、消胀。【主治】一切腹胀及结胸胀痛。【疗效】通常 1 或 2 次即解。

(三)湿敷消胀液

【组成】炒艾叶 30 克,广木香、台乌药、松节、川椒、大黄、玄明粉、胡椒、蓖麻子各 9 克,丹参 12 克。【制法】上药加水 500 克,煎至 150 毫升,用纱布缝成口袋,把煎好的药渣装在布袋内,缝口,敷于整个腹部,用煎好的药汁随时浸湿纱布口袋。如患者不发热,可用温好的中药汁浸湿纱布口袋热敷,持续 2～3 小时。【功用】散寒泻热,活血理气,消胀。【主治】小儿高度腹胀(多见于重症小儿肺炎、中毒性消化不良、菌痢等)。【疗效】一般敷后腹部变软,不断放出肠气,肠鸣逐渐恢复正常,腹胀消失。临床观察 732 例,全部有效,其中弥散性血管内凝血高度腹胀 93 例,外用后全部消胀。

肾炎(水肿)

(一)范汪疗水肿大腹水方

【组成】矾石(熬)、闹羊花、细辛、半夏(洗)、藜芦、丹参、承露、巴豆(去心皮熬)、苦参、雄黄、大黄、芒硝、大戟、狼毒各 3 克,乌头

(炮)6克,野葛 0.6克。【制法】上 16 味研为细末,蜜和药成备用。【用法】取上药膏敷于肿处。【功用】消肿利水。【主治】腹水、水肿。【疗效】屡用神效。

(二)牵牛散

【组成】黑丑、白丑(煅)、猪牙皂(煅)各 8 克,木香、沉香、乳香、没药各 10 克,琥珀 3 克。【制法】上药共研细末,加砂糖、水飞滑石粉少许,用酒调成膏状备用。【用法】贴气海穴。每日换药 1 次。【功用】活血理气,消肿利水。【主治】肾炎(头面浮肿,肚腹胀满,上逆喘气)。【疗效】屡用神效。

(三)商陆麝香散

【组成】商陆 3 克,麝香少许。【制法】上药研细末,和匀,以酒调成膏状备用。【用法】贴神阙穴,每日换药 1 次。【功用】消肿利水。【主治】肿胀。【疗效】敷后小便通利,肿胀即可消退。

(四)肾康散

【组成】丁香、土鳖虫、肉桂、大黄各 10 克,黄芪、黄精各 30 克,甘遂 8 克,穿山甲(代)15 克。【制法】上药共研细末,和匀,贮瓶备用。【用法】用时取药粉适量,以生姜汁、大蒜汁适量,调成糊状,外敷双肾俞、涌泉穴及神阙穴,外贴麝香壮骨膏固定。每晚睡时敷,晨起去掉。1 个月为 1 个疗程。疗程间隔 1 周。一般治疗 3 个疗程。【功用】益气温阳,补阴滋肾,活血通络,利湿泄浊。【主治】慢性肾小球肾炎。【疗效】治疗 30 例,男 19 例,女 11 例;年龄 12—56 岁;病程 2 周至 4 年。结果:完全缓解 8 例,基本缓解 12 例,好转 9 例,无效 1 例。总有效率为 96.7%。

癃闭(小便不通)

(一)二甘散

【组成】甘遂、甘草各 2 克。【制法】上为细末备用(为 1 次量)。【用法】取上药末敷于脐中,外用胶布固定,连敷 1 昼夜。

勿内服。【功用】利水通小便。【主治】尿潴留。【疗效】一般敷后半小时即开始排小便。

(二)蛄蒜膏

【组成】蝼蛄(即土狗)5个,大蒜3片。【制法】上药共捣烂如泥状备用。【用法】贴敷脐上,胶布固定。【功用】通利小便。【主治】小便不通。【疗效】一般敷后约半小时见效。

(三)麝牛膏

【组成】麝香0.9克,活蜗牛4只。【制法】上药共捣烂如泥状备用。【用法】将药泥贴敷肚脐上,用手盖肚脐,另用开水一盆,令患者蹲盆上(防烫伤)。【功用】清热通便。【主治】小便闭塞,胀闷难忍。【疗效】一般敷后半小时小便通畅,多用几次可愈。

(四)补中膏

【组成】党参30克,当归15克,川芎、柴胡、升麻各10克。【制法】上药加水熬煎,去渣浓缩成流浸膏备用。【用法】临用时取药膏适量贴气海穴,外用胶布固定。【功用】益气活血,升提利尿。【主治】老人、产妇气虚尿闭。【疗效】屡用效佳,一般1次即效,多用可愈。【附记】又用田螺膏治尿闭、热淋,方用田螺3枚,冰片0.5克,捣烂敷气海穴;或用田螺2枚,葱白15克,麝香少许,捣烂敷关元穴,并熨之。又用栀蒜膏治热闭,方用大蒜1头,栀子21枚,捣烂加盐少许,敷脐部、阴囊上,效佳。

尿 失 禁

(一)温肾止遗散

【组成】生附子、吴茱萸各30克,益智仁50克,煅龙牡各20克。【制法】上药共研细末,和匀,贮瓶备用。【用法】用时取此散25克,用白酒调成糊状,外敷于双手心劳宫穴和气海穴上,上盖敷料,胶布固定。每日换药1次。7次为1个疗程。【功用】温

肾、固涩、止遗。【主治】尿失禁。【疗效】屡用有效。【附记】本
方有毒,切忌入口。

(二)固肾缩泉膏

【组成】生附子、吴茱萸、益智仁各 30 克,党参 50 克,肉桂 5
克,滑石 15 克,芡实 30 克。【制法】上药共研细末,过筛,和匀,
贮瓶备用。【用法】用时取此散 30 克,以陈醋适量调和成糊状,
外敷于双足心涌泉穴和肚脐上,上盖敷料,胶布固定。每日换药 1
次,10 次为 1 个疗程。【功用】温阳固肾缩泉。【主治】尿失禁。
【疗效】多年应用,效果甚佳。【附记】本方有毒,切忌入口。

盗　　汗

(一)五倍龙骨散

【组成】煅龙骨、五倍子各等份。【制法】上药为细末备用。
【用法】每 10 克用温开水或醋调成糊状,敷贴于脐部,用胶布固定
好。晚睡前敷药,早上起床后取下。第 2 天晚上换药再敷,连敷 2
天。【功用】收敛固表止汗。【主治】虚汗(自汗,盗汗)。【疗效】
治疗 76 例,外敷 2 次后,显效(汗出消失)54 例,有效(汗出减少)
22 例,总有效率为 100%。

(二)止汗散

【组成】郁金 24 克,牡蛎 6 克。【制法】共研为末,备用。
【用法】用时取 0.3~1.5 克,以米汤适量调成膏状,敷于左右乳中
穴,用胶布或清凉膏贴好。24 小时更换 1 次,连续外敷 3~4 天即
可,如贴处出现红、痒或起疱流水者,亦可隔日换药 1 次。【功用】
理气敛汗。【主治】盗汗。【疗效】治疗 50 例,显效(汗出消失)
44 例,有效(汗出减少)6 例,总有效率为 100%。

(三)五倍子散

【组成】五倍子 60 克,枯矾、何首乌各 30 克。【制法】上药共
研细末,贮瓶备用。【用法】用时取药末,用蜂蜜调匀,制成药饼,

贴敷脐中,外用纱布包扎、缠绕,固定 48 小时为治疗 1 次,3 次为 1 个疗程。【功用】养阴敛汗。【主治】阴虚盗汗。【疗效】治疗 28 例,痊愈 22 例,有效 4 例,无效 2 例,总有效率为 92.9%。

自　　汗

(一)五郁散

【组成】广郁金 30 克,五倍子 9 克。【制法】上药共研细末,装瓶备用。【用法】用时取 10～15 克,用蜂蜜调成药饼 2 块(以不流动为度),贴两乳头上,用纱布、胶布固定。每日换药 1 次。若血瘀偏盛加服血府逐瘀汤加减。【功用】解郁敛汗。【主治】自汗。【疗效】治疗 45 例,治愈 41 例,有效 4 例。用药 2 天以内汗止者 9 例,3～5 天 19 例,6～10 天 10 例,11～15 天 7 例。

(二)五矾散

【组成】五倍子、枯矾各等份。【制法】共研为细末备用。【用法】用时取 10 克以水调敷神阙穴,外用胶布固定,每日换药 1 次。【功用】收敛止汗。【主治】自汗。【疗效】屡用效佳。【附记】盗汗加黄柏末等份。

(三)止汗锭

【组成】何首乌、五味子、黄芪各等份。【制法】上药共研细末,加入药用基质,制成每粒含生药 1 克的锭剂。【用法】将脐部洗净,放 1 粒药锭于脐窝,上盖塑料薄膜,外敷纱布,胶布固定。24 小时换药 1 次,8 次为 1 个疗程。【功用】益气活血,收敛止汗。【主治】自发性多汗症。【疗效】屡用皆效。

(四)止汗散

【组成】麻黄根、五倍子各 8 克,郁金 4 克。【制法】上药共研细末,装瓶备用。【用法】取本散 3 克,先将两侧乳中穴及乳晕部洗干净,用蜂蜜少许调药末成糊状,自乳中向乳晕部涂敷,而后用敷料覆盖,胶布固定,24 小时后揭去。不愈者更换新药膏。3 天为

1个疗程。【功用】收敛止汗。【主治】自汗、盗汗。【疗效】屡用有效，久用效佳。

足部多汗症

(一)倍矾散

【组成】五倍子、枯矾、滑石粉各等份。【制法】上药共研细末，装瓶备用。【用法】患部足浴，再取药末涂于患部，每日涂数次。【功用】收敛、除湿、止汗。【主治】足部多汗。【疗效】屡用效佳。

(二)一味散

【组成】①滑石适量；②明矾适量。【制法】上二方各研细末，装瓶备用。【用法】任选一方，取药粉放入鞋中，撒匀即可。每日1次，连续5～7天。【功用】①清热利湿；②收敛除湿。【主治】足部多汗症。【疗效】屡用效佳。一般1个或2个疗程即愈。

失　血

(一)凉血地黄膏

【组成】大生地黄64克，白芍、黄芩、黄柏、黑山栀子、生甘草各32克，丹皮、犀角（用紫草代）各15克。【制法】上药用麻油500毫升熬，入黄丹222克收膏，加石膏128克搅拌均匀即成。摊膏备用。【用法】衄血贴眉心，吐血贴胸口，便血贴脐下。【功用】清热、凉血、止血。【主治】胃热甚、衄血、吐血、咯血、便血。【疗效】屡用神效。

(二)贴敷方

【组成】大蒜泥10克，硫黄末6克，肉桂末、冰片末各3克。【制法】上药调为药饼2个备用。【用法】取药饼贴敷于双足涌泉穴上，外以纱布包扎固定。隔日换药1次。【功用】止血。【主治】咯血。【疗效】据瑞金医院肺科报道：用本法治疗肺结核咯血

20 例,止血 19 例;支气管扩张咯血 11 例,止血 9 例。【附记】如在敷药前,先用大黄 50 克,川椒 20 克,煮水一桶,趁热将双足放入桶内浸泡 15～20 分钟后再敷药,效果尤佳。

(三)凉血膏

【组成】大蓟、小蓟、荷叶、大黄各 15 克,白茅根 30 克,侧柏叶、茜草根、丹皮、棕榈皮、栀子各 9 克,藕汁、莱菔汁各 90 毫升。【制法】先将前 10 味药烧灰,然后用后 2 味药汁调为糊状备用。【用法】取药糊外敷于膻中穴,上盖纱布,胶布固定。每日换药 1 次,至愈为止。【功用】凉血止血。【主治】咯血(血热型)。【疗效】屡用效佳。【附记】笔者改烧灰为细末,依上法用之。验之临床,效果亦佳。必要时可加用本方药末内服,每次服 3～5 克,每日服 2 次或 3 次,效果尤佳。

(四)三草膏

【组成】大蒜 1 瓣,鲜墨旱莲、鲜小蓟 5～7 棵,百草霜 15 克。【制法】先将二草洗净,捣烂绞汁 1 杯左右,再将大蒜捣烂如泥,然后将百草霜与大蒜泥拌匀,掺入草汁调成膏状备用。【用法】取药膏外敷于双足心涌泉穴及脐孔处,外用纱布包裹,胶布固定。每日换药 2 次或 3 次,至愈为止。【功用】清热、凉血、止血。【主治】吐血不止。【疗效】屡用效佳。一般用 2～3 天可止。【附记】又牙龈出血用吴茱萸 20 克,肉桂 2 克,研细末,用米醋调敷双足心涌泉穴,外以青菜叶或树叶包扎,胶布固定。晚贴晨取,连用 3～5 次。效佳。

阑 尾 炎

(一)虎石膏

【组成】虎杖 10 克,生石膏、蒲公英各 30 克,冰片 6 克。【制法】上药共研细末,用米醋调成软膏状备用。【用法】先在阑尾穴(足三里下 2 寸)和内关穴上针刺,强刺激、留针 1 小时,疼痛缓解后,再取此膏敷于右下腹疼痛处,外以油纸及纱布盖上,胶布固定。每日换药 2 次。经常保持药物湿润,连敷 6～8 次。【功用】清热解毒,消肿止痛。【主治】急性阑尾炎。【疗效】治疗数例,均获痛止症消。

(二)阑尾膏药

【组成】当归、香附、红藤、牡丹皮各 120 克,败酱草 180 克。【制法】上药用麻油 6000 毫升浸泡 3 天后开始熬炼,炸焦黄后加蒲公英 180 克,大黄 120 克继续熬炼,待全部药炸焦黄,过滤去药渣,再继续熬炼药油,熬至药油滴水成珠后才可下 3000 克陶丹,再熬炼半小时,不断搅动,使丹烟出尽后停止,待药油稍凉投入清水中,去火毒 3～7 天,取沉淀药加热熔化,再加乳香、没药、血竭各 90 克,木香末 120 克掺匀,摊膏备用。【用法】临用时,先确定压痛点及范围,选用大小合适之膏药,文火略加温后贴于患处皮肤,以手掌在膏药上按摩片刻。腹壁脂肪厚者或诊断为盲肠后位阑尾炎者,可于背部相应部位加贴膏药。每 1～2 天更换 1 次,至腹痛消失,体温正常或仅有麦氏点深压痛时,改为 3～5 天更换 1 次,至压痛完全消失为止。【功用】清热解毒,理气攻下,活血祛瘀。【主治】急性单纯性、化脓性阑尾炎,阑尾周围脓肿,阑尾炎并发局限性腹膜炎。【疗效】治疗 100 例,单用本方 71 例,加用中药及抗生素 29 例。治愈 61 例,好转 29 例,无效 10 例。总有效率为 90%。

(三)四黄膏

【组成】木芙蓉叶、大黄各 300 克,黄芩、黄连、黄柏、泽兰叶各 25 克,冰片 9 克。【制法】上药共研细末,用黄酒或葱酒煎后调成软膏状,摊于油纸上 0.3～0.4 厘米厚备用。【用法】取膏敷于患处,外加包扎固定。每日换药 2 次。【功用】清热解毒泻火,活血消炎止痛。【主治】阑尾炎(较重),或阑尾脓肿早期合并轻型腹膜炎。【疗效】屡用效佳。

(四)加味大黄膏

【组成】大黄、侧柏叶各 50 克,黄柏、泽兰、薄荷各 25 克,乳香、没药各 15 克。【制法】上药共研细末,加蜂蜜和水各半调成糊状,炒热备用。【用法】趁热外敷阑尾区,上加热水袋保温,或待冷后炒热再敷。1 剂可用 2～3 天。如为化脓性阑尾炎,在上方基础上加入炮穿山甲(代)10 克,三棱、莪术各 15 克。用法同上。【功用】清热泻火,凉血活血、止痛。【主治】单纯性阑尾炎,或化脓性阑尾炎。【疗效】试治数例,均收佳效。

中　暑

(一)附姜膏

【组成】附子、干姜各 20 克。【制法】上药共研细末,加温开水调为糊状,备用。【用法】取药糊外敷于双足心涌泉穴 30～60 分钟。【功用】引热下行。【主治】中暑,汗多虚脱,四肢不温。【疗效】屡用效佳。通常 1 次即效。

(二)茱龙膏

【组成】吴茱萸、广地龙各适量。【制法】上药共研细末,加入适量面粉混匀,用米醋调为糊状备用。【用法】取药糊适量,敷于双足心涌泉穴,用纱布包扎固定。每日换药 1 次,7 天为 1 个疗程。【功用】清热化痰,导热下行。【主治】中暑,头痛头晕,恶热心烦,面红气粗,口燥渴饮,汗多等。【效疗】屡用效佳。多 1 次见效。

面肌痉挛

(一)复方蜈蝎散

【组成】全蝎 10 克,蜈蚣 6 克,地西泮(安定)12 片,卡马西平 16 片,地巴唑 10 片。【制法】上药共研细末,装瓶备用。【用法】用时每次取药末 0.3 克填入脐窝,外用伤湿止痛膏贴固,每日换药

1 次,15 次为 1 个疗程。1 个疗程无效者改用其他疗法。【功用】祛风止痉。【主治】面肌痉挛。【疗效】屡用效佳。

(二)芫芪星雄散

【组成】胆南星 8 克,明雄黄 3 克,醋芫花 50 克,黄芪 30 克,马钱子总生物碱 0.1 毫克。【制法】上药烘干,共研细末,再喷入白胡椒挥发油 0.05 毫升混匀,密封保存备用。【用法】脐部先用温水洗净并擦干,再取药面 250 毫克敷于脐部,按紧,用胶布固定。2～7 天换药 1 次。【功用】益气化痰,祛风止痉。【主治】面肌痉挛。【疗效】屡用皆效。

(三)四味热敷散

【组成】威灵仙、白芍、川芎、炙甘草各 20 克。【制法】上药共研粗末,用纱布包裹,蒸 30 分钟备用。【用法】取布包,趁热敷于地仓、颊车、下关、阿是穴,每次敷 20 分钟。每日 2 次,10～15 天为 1 个疗程。【功用】祛风止痉。【主治】面肌痉挛。【疗效】屡用有效,久用效佳。

甲状腺功能亢进

(一)甲亢贴

【组成】生地黄、玄参各 120 克,夏枯草、龙胆草、天花粉各 20 克,天冬、茯神、南沙参各 100 克。【制法】上药共研细末,和匀,入麻油煎炼收膏备用。【用法】用时取药膏适量,贴敷穴位上,胶布固定。取穴:肾俞、内关、足三里、三阴交、太溪、太冲穴。每次选用 3～4 穴,交替使用,隔 3 天换药 1 次。【功用】滋阴泻火,清热化痰,消肿,散结,安神。【主治】甲状腺功能亢进。【疗效】屡用有效,久用效佳。

(二)四虫二黄散

【组成】黄药子、生大黄各 30 克,全蝎、僵蚕、土鳖虫各 10 克,蚤休 15 克,明矾 5 克,蜈蚣 5 条。【制法】上药共研细末,贮瓶备用。【用法】用时取药末,用醋、酒各半调匀,贴敷患处,保持湿润。每料药可用 3 次;7 料药为 1 个疗程。每日换药 1 次。【功用】清热解毒,搜风通络,消肿散结。【主治】甲状腺功能亢进、甲状腺大之肝火亢盛证。【疗效】屡用有效。

(三)甲亢膏

【组成】夏枯草、香附子、生牡蛎、黄药子各 30 克,柴胡、当归、白芍各 10 克,生半夏 15～30 克。【制法】上药共研细末,和匀,贮瓶备用。【用法】用时取药末 30 克,以醋和鸡蛋清各半调和成软膏状,外敷于两足心涌泉穴和阿是穴(患部),上盖敷料,胶布固定。每日换药 1 次,10 次为 1 个疗程。【功用】理气化痰,软坚散结。【主治】甲状腺功能亢进症。【疗效】屡用有效。【附记】若配合中药内治,疗效尤佳。若在足部按摩后贴敷,可提高疗效。

甲 状 腺 炎

(一)贝蛎散

【组成】浙贝母、生牡蛎各 30 克,青木香、三棱、莪术各 15 克。或加夏枯草 30～50 克。【制法】上药共研细末,和匀,贮瓶备用。【用法】用时取药末 30 克,以陈醋适量调和成软膏状,外敷于两足心涌泉穴和阿是穴(患部),上盖敷料,胶布固定。每日换药 1 次,10 次为 1 个疗程。【功用】理气化痰,软坚散结。【主治】慢性甲状腺炎。【疗效】屡用效佳。一般连用 3～5 个疗程即可痊愈或显效。【附记】严重者,可加用本散内服,每次服 6～9 克,每日服 3 次,开水冲服。内外并治,效果尤佳。

(二)十味消瘿散

【组成】夏枯草 30 克,生龙骨、生牡蛎各 20 克,土鳖虫、何首乌、白芍各 15 克,三棱、莪术各 8 克,浙贝母 15 克,生甘草 8 克。【制法】上药共研极细末,和匀,贮瓶备用。【用法】每次服 6～9

克,每日服 3 次,开水冲服。1 个月为 1 个疗程。【功用】化痰散结,化瘀软坚。【主治】甲状腺肿大。【疗效】屡用效佳。据临床观察,本方治愈率可达 92% 以上。

尿 毒 症

(一)水陆消肿方

【组成】生大黄、生牡蛎各 60 克,商陆、水蛭各 15 克,麝香适量。【制法】上药共研细末,装瓶备用。【用法】取药末适量,用清水少许调为稀糊状,敷于肚脐、气海或背部肾俞(双)穴上,外用敷料包扎,胶布固定,2 小时后取下。隔日 1 次,重者每日 1 次,连续 7～10 次。【功用】活血散结,利湿消肿。【主治】尿毒症水肿、尿少。【疗效】屡用有效。

(二)药袋热敷方

【组成】益母草、川芎、红花、透骨草、白芷、丹参各 30 克。【制法】上药择净,用水浸透后,放入布袋中,用锅蒸 20～30 分钟备用。【用法】趁热将药袋敷于双肾区,外用热水袋保温。每日 1 或 2 次,每次热敷 30～60 分钟,3 个月为 1 个疗程,连用 2 或 3 个疗程。【功用】温阳化气,利水除湿。【主治】尿毒症腰痛、水肿、小便不利。【疗效】屡用有效,久用效佳。

癔症(脏躁)

(一)宁神膏

【组成】龙胆草 20 克,吴茱萸 12 克,土硫黄 6 克,朱砂 0.5 克,明矾 3 克,小蓟根适量。【制法】上药共研细末,小蓟根捣汁、混匀,加凡士林适量,调为稀糊状。【用法】取药糊适量,敷于双足心涌泉穴,外加包扎固定。每日换药 1 次。【功用】平肝解郁,宁心安神。【主治】癔症。【疗效】屡用有效,久用效佳。

(二)安神膏

【组成】丹参、远志各 12 克,百合 6 克,炒酸枣仁、柏子仁各 9 克。【制法】上药共研细末,用米醋适量调为膏状备用。【用法】取药膏适量,外敷于双足心涌泉穴和三阴交(双)穴上,外加包扎固定。每日换药 1 次。【功用】宁心安神。【主治】情志内伤所致的脏躁。【疗效】屡用效佳。【附记】若配合对证汤剂内治,可提高疗效。

厥 证

(一)曲附膏

【组成】生附子 6 克,好酒曲 9 克。【制法】上药共研细末,加清水适量调为稀糊状备用。【用法】取药糊适量,外敷于双足心涌泉穴,外加包扎固定。每日换药 1 次,至愈为度。【功用】活血温阳。【主治】厥证,足冷如冰。【疗效】屡用效佳。

(二)两用散

【组成】吴茱萸 16 克,五倍子 3 克。【制法】上 2 药分别研细末备用。【用法】取五倍子粉,用清水少许调为稀糊状,包裹寸口,使脉回阳,再取吴茱萸粉用清水少许调为糊,外敷于双足心涌泉穴,外加包扎固定。每日换药 1 次。【功用】引热下行。【主治】厥证,上吐下泻,腿足转筋,手足厥冷,脉沉微欲绝。【疗效】屡用效佳。

(三)附蒜膏

【组成】生附子 130 克,大蒜 120 克。【制法】先将附子研末,大蒜捣烂,同加醋放锅内加热、拌匀,熬稠成膏状备用。【用法】用时每取药膏 20 克,捏制成 2 个圆形 5 分硬币大小的药饼,趁热分贴于双侧涌泉穴上,冷后更换,每日数次。【功用】温阳化饮。【主治】厥证,痰涎壅盛,肢厥昏迷。【疗效】屡用有效。

虚 劳

(一)滋肾膏

【组成】生地黄、熟地黄、山药、山茱萸各 120 克,牡丹皮、泽泻、茯苓、锁阳、龟甲各 96 克,牛膝、栀子、党参、麦冬各 64 克,天冬、知母、黄柏(盐水炒)、五味子、肉桂各 32 克。【制法】上药用麻油 3000 毫升熬,去渣,加黄丹 500 克收膏。摊膏备用。【用法】贴膻中、关元穴上。【功用】滋补肾阴,兼理痰湿。【主治】肾阴不足。【疗效】屡用神验。

(二)心肾双补膏

【组成】菟丝子 90 克,牛膝、熟地黄、肉苁蓉、附子、鹿茸、党参、远志、茯神、黄芪、山药、当归、龙骨、五味子各 30 克。【制法】上药用麻油 1500 毫升熬焦,去渣,下黄丹 200 克,朱砂 30 克,搅匀收膏。摊膏备用。【用法】贴膻中、关元穴上。【功用】温补心肾。【主治】心肾不足(劳损心肾,虚而有寒)。【疗效】屡用屡验。

(三)脾肾双补膏

【组成】苍术、熟地黄各 500 克,五味子、茯苓各 250 克,干姜 32 克,川椒 15 克。【制法】麻油熬,黄丹收,摊膏备用。【用法】贴两侧脾俞、肾俞穴上。【功用】温补脾肾。【主治】脾肾两虚。【疗效】屡用效佳。

(四)专益元气膏

【组成】牛肚 1 个,黄芪 250 克,党参、生白术、当归各 182 克,熟地黄、半夏、香附、麦冬各 128 克,茯苓、五味子、白芍、益智仁、补骨脂、核桃肉、陈皮、肉桂、甘草各 64 克,砂仁、木香各 22 克,干姜 15 克,大枣 10 枚。【制法】用麻油先熬牛肚 1 个,去渣,后入余药,麻油熬、黄丹收膏。摊膏备用。【用法】贴膻中或脐下(气海穴)。【功用】益补元气。【主治】元气不足。【疗效】屡用屡验。

(五)补肝膏

【组成】整鳖甲 1 具,党参、生地黄、熟地黄、枸杞子、五味子、当归、山茱萸各 64 克,黄芪、白术、白芍、川芎、醋香附、山药、枣仁、五灵脂各 32 克,柴胡、牡丹皮、黑山栀子、龙胆草、瓜蒌、黄芩、茯苓、木通、羌活、防风、泽泻、生甘草各 22 克,黄连、续断、陈皮、半夏、红花各 15 克,薄荷、肉桂各 6 克,乌梅 5 个。【制法】用麻油先熬鳖甲去渣,再入余药熬焦,下黄丹收膏,加牛胶搅匀即成。摊膏备用。【用法】贴痛处。【功用】补肝肾、和气血。【主治】肝虚为病,或有隐痛及虚损。【疗效】屡用神效。

(六)亡阳膏

【组成】党参、当归各 64 克,酒芍、黄芪、熟地黄、茯苓、陈皮、附子、白术、炙甘草各 96 克,肉桂、炮姜各 32 克,生姜、大枣各 128 克。【制法】麻油熬,黄丹收。摊膏备用。【用法】贴关元穴。【功用】温肾暖脾,回阳补虚。【主治】伤寒下后,卫虚亡阳汗不止,及下后痢不止。并治伤寒大汗后眩晕。【疗效】屡用神效。

(七)五灵膏

【组成】五灵脂、白芥子、白鸽粪、大蒜(去皮)各 30 克,生甘草 12 克,麝香 1 克,白凤仙花(连根叶)1 株,猪脊髓 100 克,米醋适量。【制法】先将米醋放入锅内加热,入麝香熔化,再将五灵脂、白鸽粪、白芥子、生甘草混合粉碎过筛,与猪脊髓、白凤仙花、大蒜、醋放在一起,捣烂成膏。【用法】每穴取膏如蚕豆大 1 块,分贴敷于肺俞、脾俞、肾俞、膏肓穴上,上盖纱布,胶布固定。2 天换药 1 次,15 天为 1 个疗程。休息 3 天,继续贴用。【功用】益气养阴。【主治】虚劳。【疗效】临床屡用,久用效佳。

失　眠

(一)萸桂散

【组成】吴茱萸、肉桂各等份。【制法】共研细末,装瓶备用。【用法】临睡前取药粉 10 克,调酒炒热敷于两侧涌泉穴。或取药 5 克调蜂蜜为软膏,贴敷于一侧神门、三阴交。每天换药 1 次,左右侧穴位交替使用。【功用】导热安神。【主治】失眠。【疗效】屡用有效。【附记】或用朱砂、黄连各 2 克,吴茱萸 1 克,共研细末,醋调敷双侧涌泉穴。一日 1 换,效佳。

(二)安神膏

【组成】炒枣仁、丹参、首乌藤各等份。【制法】上药共研细末,以蜂蜜调成软膏状备用。【用法】取药膏适量,于临睡前敷于神门穴(双)上,外以纱布包扎固定。每日换药 1 次。【功用】养血安神。【主治】失眠。【疗效】治疗 30 例,有效 28 例,无效 2 例。【附记】若配合内治,效果尤佳。

(三)菖砂安神膏

【组成】朱砂、石菖蒲各 50 克。【制法】共研细末。蜂蜜 50 克炼至滴蜜成珠时,加入药粉及二甲亚砜适量混匀。【用法】取膏制成花生米大药饼,贴敷于双足心涌泉穴,外加包扎固定,并按摩 3～5 分钟,以穴位有热、胀感为止。每日换药 1 次,5 次为 1 个疗程。【功用】清心安神,化痰开窍。【主治】失眠(阴虚火旺型)。【疗效】屡用效佳,一般用药 1 个疗程即可见效。【附记】又用酸枣仁 10 克或柏子仁 10 克,研末,敷涌泉穴,外用伤湿止痛膏贴固。每日 1 换,连用 3～5 天,可养心安神,用于治疗失眠,效佳。

胸　膜　炎

(一)消炎膏

【组成】肉桂、公丁香、生天南星、樟脑、山柰各 60 克,猪牙皂

30 克,白芥子 15 克。【制法】上药共研细末,用医用凡士林配成 30％药膏,平摊于敷料上备用。【用法】贴敷于胸膜炎局部部位,胶布固定。隔日换药 1 次,至胸腔积液完全吸收为止。【功用】消炎理气,温化逐饮。【主治】包裹性胸膜炎。【疗效】治疗 36 例,治愈 34 例,2 例配合抽吸胸腔渗出液而愈。疗程最短 5 天,最长 30 天,随访 1 年未再复发。

(二)蜂乳膏

【组成】 露蜂房、全蝎各 10 克,乳香 15 克,防风、白芷、甘草各 20 克,没药、丁香各 25 克。【制法】上药共研细末,装瓶备用。【用法】取药粉适量,以鸡蛋清调成糊状,敷于前胸和两胁区。外以纱布盖上,胶布固定。每日换药 1 次。【功用】祛风通络,活血解毒,止痛。【主治】胸膜炎。【疗效】屡用效佳。【附记】又用香附 30 克研末,醋调敷前胸部,每日换 1 次,确有止痛作用。上法配合内治,可提高疗效。

(三)泻肺逐饮膏

【组成】葶苈子、桑白皮、白芥子、猪牙皂、丹参、桃仁、瓜蒌皮、香附、延胡索各 50 克,生甘草 10 克。【制法】上药共研细末,以蜂蜜、醋各半调成软膏状备用。【用法】取药膏适量,平摊于纱布上(约 0.5 厘米厚),贴敷于前胸和两胁部,外用胶布固定。每日换药 1 次。【功用】泻肺逐饮,理气活血,通络止痛。【主治】胸腔积液。【疗效】治疗 50 例,总有效率为 95％。【附记】若配合内治,可提高疗效。

便　　秘

(一)腑行膏

【组成】大黄、玄明粉、生地黄、当归、枳实各 32 克,厚朴、陈皮、木香、槟榔、桃仁、红花各 15 克。【制法】麻油熬,黄丹收。【用法】贴脐上。【功用】泻下通便。【主治】大便不通。【疗效】

屡用神验。【附记】加减：气虚加党参 15 克；胃槁津枯，宜加牛乳、羊乳、人乳润之，或加姜汁、韭菜汁、竹沥之类。

（二）通便药条

【组成】猪牙皂末、蜂蜜各 6 克，麝香 0.3 克。【制法】上药和匀为药条如手指状备用。【用法】用时取药条插入肛门内。【功用】通便。【主治】便秘。【疗效】一般用药后 5 分钟即通，效捷。

（三）大戟红枣膏

【组成】大戟（研末）1.5 克，大枣肉 5～10 枚。【制法】将上药捣如膏状备用。【用法】取上药膏贴敷神阙穴，外用纱布包扎固定。【功用】补中通便。【主治】便秘。【疗效】一般 1 次，最多 2 次即通。

（四）温通散

【组成】附子、公丁香各 15 克，炮川乌、香白芷、猪牙皂各 9 克，胡椒 3 克。【制法】上药共研细末，装瓶备用。【用法】取本散 5 克，用大蒜头（去皮）1 个捣烂，入药末，加清水调为稀糊状，外敷于肚脐处，上盖纱布，胶布固定或用麝香止痛膏固定。无效者次日再敷。【功用】温阳通便。【主治】便秘（虚秘）。【疗效】屡用屡验。【附记】又热秘用大田螺 3 枚捣烂，加盐少许，敷气海穴；冷秘用巴豆数粒，捣烂纳脐中；气秘用连须葱 3 根，生姜 10 克，豆豉 10 粒，食盐 3 克，共捣烂敷脐。均上盖纱布，胶布固定，用之多效。

癌 性 腹 水

（一）田螺甘遂散

【组成】麝香 0.3 克，田螺（去壳）4 个，甘遂 5 克，雄黄 3 克。【制法】先将后 3 味共捣烂，和匀，备用。【用法】先将麝香置于脐中（神阙穴），再取上药泥（以神阙穴为中心）平敷于腹上，用纱布包扎固定。每日换药 1 次，3 次为 1 个疗程。【功用】温通行散，峻下逐水。【主治】 癌性腹水。【疗效】治疗 25 例，其中肝癌 15

例,卵巢癌 5 例,胰腺癌 3 例,结肠癌 2 例。结果:有效 23 例,无效 2 例。总有效率为 92%。

(二)消水膏

【组成】黄芪、薏苡仁各 50 克,红花 40 克,莪术、车前子、大腹皮、枳实、乳香各 30 克,生水蛭、牵牛子、甘遂、木香、桂枝、没药各 20 克,蜈蚣 6 条。【制法】按中药制膏技术,制成软膏剂,备用。【用法】先清洁腹部皮肤,以肚脐为中心将药膏平敷于腹部,上至肋弓下缘,下至脐下 2 寸处。肚脐处厚 4 毫米,他处厚 2 毫米,上盖纱布,胶布固定。每 2 日换药 1 次,1 贴药用 1 次。同时服用内服方:黄芪、猪苓、半枝莲、白花蛇舌草、茯苓各 30 克,人参 20 克,川芎、当归、龙葵、大腹皮各 15 克,白术、枳壳、木通各 10 克,甘草 5 克,三七粉(兑入)3 克。加减:脾肾阳虚型,加干姜、附片各 10 克;肝肾阴虚型,加生地黄 30 克,枸杞子 20 克;兼湿热者,加栀子、黄连各 30 克。每日 1 剂,水煎服,日服 2 次。1 个月为 1 个疗程。【功用】扶正抗癌,利水消肿。【主治】恶(癌)性腹水。【疗效】治疗 40 例,其中肝癌 9 例,胃癌 10 例,卵巢癌 12 例,宫颈癌 5 例,其他肿瘤 4 例。结果:显效 10 例,有效 20 例,无改变 6 例,病情加重 4 例。【附记】治疗期间,不用西药,不抽腹水。

(三)治癌消水膏

【组成】白芥子、白胡椒各 10 粒,麝香 0.3 克。【制法】将前 2 药共研细末,与麝香同研和匀,贮瓶备用,勿泄气。【用法】用时取药末(上为 1 次量),以蒸馏水调匀成膏状,贴敷脐中。上盖纱布,胶布固定。每日或隔日换药 1 次。【功用】温阳消水。【主治】癌性腹水。【疗效】屡用有效。

不安腿综合征

(一)归香散

【组成】当归、牛膝、川芎、生地黄、赤芍、白芷、羌活、独活、杜仲、续断各 40 克,肉桂、丁香、八角茴香、乳香、没药各 20 克,木香、沉香、血竭各 10 克。【制法】上药共研细末,装瓶备用。【用法】用时每取药末适量,以老酒调匀外敷患处,外以绷带包扎固定。每日换药 1 次。【功用】祛风除湿,温补肝肾,凉血活血。【主治】不安腿综合征。【疗效】屡用有效。

(二)二乌当归膏

【组成】生川乌、生草乌、附片、当归、丹参、白芥子各 30 克,生麻黄、干姜各 15 克,桂枝、木通各 12 克,白芍 20 克,细辛、乳香各 10 克,三七粉 5 克,虎力散 4 支,马钱子散 2 包,葱白 4 根,白酒适量。【制法】上药前 14 味共研细末,再将马钱子散、虎力散掺入药末中,又将葱白捣烂均匀和入后加白酒、调成稀糊状。将调好的药糊,入锅内炒热至不灼伤皮肤为度,入麝香 0.25 克和匀,装瓶备用。【用法】用时取药糊适量,约 0.5 厘米厚度摊于敷料上,烘热、外敷于患处、外以绷带固定。【功用】祛风除湿,温经散寒,活血通络。【主治】不安腿综合征。【疗效】屡用效佳。

(三)安腿膏

【组成】枳壳、青皮、川楝子、大风子、赤石脂、僵蚕、赤芍、官桂、天麻、小茴香、蛇床子、甘草、乌药、牛膝、羌活、黄柏、补骨脂、威灵仙、生川乌、当归、木香、细辛、续断、菟丝子、白蔹、桃仁、生附子、川芎、生杜仲、远志、穿山甲(代)、生香附、白术、橘皮、青风藤各 30 克。【制法】上药用香油 7500 克炸枯去渣、炼至滴水成珠、入广丹 3120 克搅匀成膏,另取轻粉、儿茶、公丁香、樟脑、乳香、没药、血竭各 15 克,共研细末,每 7500 克膏中加入上细药末 105 克搅匀,装瓶备用。【用法】用时取药膏摊贴患处。3～5 日更换。【功用】祛风散寒,补益肝肾,活血化瘀,理气安腿。【主治】不安腿综合征。【疗效】屡用有效。

慢性肺源性心脏病

(一)逐水止喘膏

【组成】白芥子、延胡索各 40 克,细辛、甘遂各 20 克。【制法】上药共研细末,用姜汁调匀成糊膏状,备用。【用法】用时取药膏适量,分别敷贴于双侧肺俞、心俞、膈俞、定喘穴上,以麝香膏固定。贴药 1～2 小时。【功用】理气化痰,温阳利水,止咳平喘。【主治】肺源性心脏病。【疗效】屡用有效。

(二)肺心膏

【组成】炙麻黄、连翘、淫羊藿、金银花、丹参、红花、车前草各 10 克,老茶树根 30 克,广地龙 9 克,降香 6 克(或苏子 9 克)。【制法】上药共研细末,和匀,贮瓶备用。【用法】每取药末 15 克,以食醋适量调和成软膏状,贴敷两足心涌泉穴上,外以纱布包扎固定。每日换药 1 次,10 次为 1 个疗程。【功用】清热解毒,活血化瘀,强心利尿,止咳平喘。【主治】肺源性心脏病。【疗效】屡用有效。【附记】本方一般可加白芥子、葶苈子。笔者临证应用在以内治为主的同时,先进行足部按摩→泡脚→足底贴敷等综合治疗。必要时可加敷肺俞、心俞,用之临床,多收良效。

戒烟、保健

(一)加味丁桂散

【组成】丁香、肉桂、谷氨酸钠(食用味精)各等份。【制法】上药共研细末,装瓶备用。【用法】取药粉 0.5～1 克,用医用凡士林调成膏状,或加少许白酒做成药饼,贴敷于合谷穴压痛明显侧的甜味穴(在腕背桡侧横穴上约 0.7 寸处),外用胶布固定,24 小时后取下。【功用】戒烟。【主治】 吸烟者。【疗效】据报道,治疗 128 例,显效 82 例,有效 32 例,无效 14 例,总有效率为 89.1%(疗效标准是在贴药 10 分钟后,视烟量大小,可试吸香烟 1 或 2 支,记录反应。显效:试吸烟味变淡、头晕、恶心、频吐涎沫、厌烟,甚或厌别人喷吐的烟雾。有效:试吸烟仅烟味变淡,烟量减半,需经贴药2或3次者。无效:试烟无反应,经贴3次仍无反应者)。

(二)保健膏

【组成】吴茱萸、细辛、延胡索、丁香、肉桂各10％,白芥子、甘遂各25％。【制法】上药共研细末,密封备用。【用法】临用时取药末1克,用姜汁调成药饼,贴敷于足三里、关元、涌泉穴(每次取1或2个穴位交替使用),2~6小时后除去。每10天1次,3次为1个疗程。【功用】温补散寒,理气逐饮。【主治】防病保健。【疗效】屡用有效。对高血压、慢性支气管炎、体弱易感冒等均有一定防治作用。

(三)戒烟贴

【组成】磁石20克,大白15克,丁香、桂皮各12克,白蔻19克,荜茇、朱砂各10克,乌药、白胡椒、广沉香各6克,冰片适量。【制法】将上药共研细末,按常规炮制,制成油膏,摊膏,每贴1.5克,固定在15厘米×6厘米的胶布中间,薄膜覆盖,封装备用。【用法】贴药部位为忌烟穴(手指平伸,手掌向下,拇指外展上翘,此时拇指根部与腕关节处出现一△形凹陷,△形底边即桡骨上头外上沿占掌骨缝中间)。贴药前先按揉穴位处2~3分钟,然后撕去药贴薄膜,将粘药处对准穴位压紧两端胶布即可(两手均贴),每隔3~4小时隔药按揉2~3分钟,加强刺激,促进药物吸收。每日换一贴,6~10天为1个疗程。【功用】平肝潜阳,宁心安神,舒肝利气。【主治】戒烟。【疗效】治疗168例,男166例,女2例;年龄17-72岁;烟龄2~46年。结果:达到完全戒烟者92人;达到心理戒烟者33人,复吸再瘾者24人,无效19人。【附记】贴药期间除3人对胶布局部过敏外,未发现其他不良反应。且大多数人反映原口苦、咽干、胸闷、咳嗽等症状好转,食量增加,睡眠改善。

二、儿科疾病

婴儿脐疾

(一)渗脐散

【组成】枯矾、煅龙骨各 6 克,麝香少许。【制法】上药共研细末,装瓶备用。【用法】用时取 0.5 克撒于脐中,用纱布包扎固定。每日 2 次或 3 次。【功用】收敛燥湿,消炎解毒。【主治】脐湿。【疗效】效果很好。一般 1~2 天即愈。【附记】或用车前草炒焦研末,敷于脐中效果亦佳。

(二)贴敷方

【组成】蛋黄油、糯米粉各适量,乌梅 100 克。【制法】将乌梅蒸熟去核,捣烂如膏状备用。【用法】用淡盐水洗净脐周围皮肤后,先涂蛋黄油,再撒糯米粉,外敷乌梅膏于脐上,外用纱布包扎固定。每日换药 1 次,6 天为 1 个疗程。【功用】消炎收敛。【主治】先天性小儿肚脐闭合不全。【疗效】屡用有效。

(三)脐疝散

【组成】吴茱萸、苍术各 12 克,丁香 3 克,白胡椒 12 粒。【制法】上药用文火焙干,研细末,装瓶备用。【用法】用时取 3~4 克药粉,以麻油调糊,敷于脐疝上,覆以敷料,绷带固定。1~2 天换药 1 次。局部药物过敏者可间一二日再用,直至痊愈为止。【功用】散寒燥湿、理气止疝。【主治】脐疝。【疗效】治疗 10 例,均获痊愈,随访 2 年无复发。

(四)二豆散

【组成】赤小豆、豆豉、天南星、白薇各 3 克。【制法】上为细末,备用。【用法】用五色芭蕉汁调敷脐四旁。每日 2 次。【功用】活血除烦,化痰养阴。【主治】脐突。【疗效】屡用屡验。

(五)南瓜蒂散

【组成】南瓜蒂数个。【制法】置瓦上焙干研细末,装瓶备用。【用法】先用生理盐水将脐部洗净擦干,取本散敷脐窝(以填满脐部为度),外以纱布包扎固定。每日换药 1 次。【功用】解毒消肿。【主治】脐湿。【疗效】一般 3～5 次即愈。

(六)金黄散

【组成】川黄连 1.5 克,胡椒粉、煅龙骨各 3 克。【制法】共研为细末备用。【用法】先用防风、金银花煎洗患处,拭干再撒本药散于脐窝(以填满为度),外用绷带包扎固定。每日换药 1 次。【功用】解毒、消肿、敛疮。【主治】脐疮。【疗效】屡用效佳。

小 儿 感 冒

(一)退热膏

【组成】薄荷 32 克,大黄、当归、赤芍、甘草各 15 克,炒僵蚕 6 克。【制法】麻油熬,黄丹加六一散收。摊膏备用。【用法】贴胸口。敷胸亦治丹疹。【功用】疏风泻热,活血凉血。【主治】小儿风热,并通治小儿五脏蓄热。【疗效】屡用神效。

(二)加味杏苏散

【组成】杏仁、苏叶、前胡、半夏、陈皮、桔梗、枳壳、茯苓、甘草各 1 克。【制法】共研为细末备用。【用法】上药加蜜糖 75 克,连须葱白 3 茎捣烂如泥状,另用萝卜汁 10 毫升,大枣 3 枚(去核捣烂),令诸药成药饼状,敷于患儿脐上,半小时换药 1 次。【功用】疏散风寒,理气化痰。【主治】小儿感冒(风寒型)。【疗效】屡用效佳,一般 2 次可愈。　【附记】又乳儿伤风,鼻塞不通,将葱管划破,贴小儿鼻梁上。效捷。

(三)茱矾膏

【组成】吴茱萸、明矾各 6 克。【制法】共研为细末,以鸡蛋清调匀成膏状备用。【用法】取药膏敷于两足心（涌泉穴）或手心（劳宫穴），外以纱布包扎固定。每日换药 1 次。【功用】散邪逐热。【主治】小儿感冒。【疗效】屡用皆效。【附记】又用生天南星、雄黄各 15 克，研细，醋调敷足心（双）。一般 24 小时内可退热。或用葱白头 7 个，生姜 1 片，淡豆豉 7 粒。捣烂敷囟门上。贴后有发汗反应。

(四)黄栀僵辛散

【组成】大黄、山栀子、僵蚕各 40 克，牛膝 20 克，细辛 10 克。【制法】上药共研细末，装瓶备用。【用法】取药末 5～8 克，用米醋少许调为稀糊状，敷于双足心涌泉穴（或将药糊涂于伤湿止痛膏上或塑料薄膜上，贴双侧涌泉穴），外加包扎固定，勿使药液外流。贴 4～6 小时取下。如热不退或体温降而复升，可继续敷贴，退热后再贴 1 次，以巩固疗效。【功用】导热下行。【主治】小儿急性上感。【疗效】屡用效佳，一般 1～3 次即效。

小 儿 肺 炎

(一)肺炎膏

【组成】天花粉、黄柏、乳香、没药、樟脑、大黄、生天南星、白芷各等份。【制法】上药共研成细末，以温食醋调和成膏状备用。【用法】将此膏（适量）平摊于纱布上，贴于胸部（上自胸骨上窝，下至剑突，左右以锁骨中线为界），以胶布固定（或不用），每 12～24 小时更换 1 次。【功用】清热泻火，活血化痰。【主治】小儿支气管肺炎。【疗效】临床屡用，有一定疗效，若与内服药配合，疗效更好。

(二)消炎膏

【组成】栀子、蒲公英、鱼腥草各 50 克，薄荷 80 克，泽兰、大黄各 30 克。【制法】上药共研细末，以醋调和成膏状备用。【用法】取膏适量平摊于纱布上，贴敷于膻中、肺俞（双）穴上，并经常滴醋,保持药层一定湿度。每日换药 1 次。【功用】清热解毒,疏风活络。【主治】小儿肺炎高热。【疗效】治疗 50 例,疗效尚满意,若配合内治,效果更好。【附记】或用癞蛤蟆 2 只,洗净置桶内,用冷水浸 8 分钟。先取 1 只抹干,将蛤蟆肚皮覆盖于患儿剑突下(心窝部),令其头朝上,用手扶住或纱布固定 15 分钟后,蛤蟆周身灼热时取下仍放置桶内,再取另一只如上法敷之。连续 1～2 小时,重症可连敷 3 小时以上。如此用之,有奇效。

(三)石燕泥膏

【组成】燕子窝泥 60 克,生石膏 100 克,葛根 20 克,雄黄、冰片各 15 克,田螺 10 克,葱白 3 茎,鸭蛋 2 枚。【制法】先将前 5 味药共研细末,再将田螺、葱白共捣烂如泥状,药末、鸭蛋清调和成泥浆状,做成 3 个药饼备用。【用法】取药饼分别贴敷于前额及双侧涌泉穴,干则更换,胶布固定。【功用】清热解毒定惊。【主治】小儿肺炎,发热抽搐。【疗效】屡用效佳。一般敷药 20 分钟开始退热,2 小时后体温恢复正常。

(四)台黄天香散

【组成】三台皮、天花粉、小红参各 15 克,苏子、葶苈子各 20 克,大黄藤、天竺黄、白芷、通气香、马蹄香各 10 克。【制法】上药共研为细末,用食醋调和成糊膏状,备用。【用法】用时取上药膏置于纱布上贴于胸部,上至胸骨上窝、下至剑突、左右以锁骨中线为界。每 12～14 小时更换 1 次。【功用】清热泻火,宣肺平喘,止咳化痰。【主治】小儿肺炎。【疗效】多年应用,每收良效。

惊　　风

(一)龙冰膏

【组成】白颈蚯蚓(韭菜地中的最好)7 条,冰片 1.5 克。【制法】将蚯蚓(即地龙)捣烂,入冰片调和成膏状备用。【用法】取此膏敷于囟门上(头发多者剃去)。【功用】清热息风止痉。【主治】

小儿高热惊风。【疗效】效果良好。一般敷后半小时即见效,连敷可愈。【附记】也可用蚯蚓 5～10 条捣烂敷脐,或将蚯蚓洗净捣烂,加白糖浸泡,取浸出液内服,效著。

(二)急惊秘风膏

【组成】胆南星、全蝎各 32 克,朱砂 12 克,大黄 48 克,黑丑 24 克,半夏、枳实、牛蒡子各 15 克,猪牙皂、巴豆仁各 10 克。【制法】麻油熬、黄丹收。摊膏备用。【用法】贴肺俞穴处。【功用】泻火豁痰,息风止痉。【主治】小儿急惊症、咳嗽、惊痫、发搐、发热、痰喘、痰涎上逆、痰壅跌倒。【疗效】屡用神效。

(三)栀黄息风膏

【组成】栀子 20 克,明雄黄 5 克,冰片 1 克,蜈蚣、白颈蚯蚓各 1 条,鸡蛋清 1 枚,麝香(另研)0.4 克。【制法】先将前 4 味研为细末,与蚯蚓共捣烂。再与鸡蛋清调和如糊状,装瓶备用。【用法】取麝香粉 0.2 克纳入脐窝,再取药糊盖于麝香上,同时另以药糊敷于百会穴、关元穴,外以纱布固定。敷 24 小时后用温热水洗掉药物。【功用】清热泻火,息风止痉。【主治】小儿高热、急惊风。【疗效】治疗 15 例,多 1 次即愈。【附记】必要时配合内治,可提高疗效。

(四)息风镇惊膏

【组成】全蝎 8 只,蜈蚣、守宫各 2 条,飞朱砂、樟脑各 3 克。【制法】上药共研细末,用蜂蜜适量调成糊膏状备用。【用法】取药膏适量,敷于囟门及肚脐处,上盖纱布,胶布固定。每日换药 1 次。【功用】息风、镇惊、开窍。【主治】慢惊风(呈昏迷状态者)。【疗效】屡用有效。

(五)菊羚菖蒲膏

【组成】菊花 30 克,石菖蒲 20 克,防风 12 克,青蒿 6 克,薄荷、牛黄、羚羊角、黄连、白芍各 3 克。【制法】上药共研细末,用凡士林或麻油适量调成糊膏状备用。【用法】取药膏适量,敷于双侧涌泉穴、肚脐和囟门,外用敷料覆盖,胶布固定。每日换药 1 次,至愈为度。【功用】清热开窍。【主治】小儿慢惊风。【疗效】屡用效佳。

小 儿 高 热

(一)退热膏

【组成】大黄、栀子、僵蚕各 4 份,牛膝 2 份,细辛 1 份。【制法】上药共研细末,装瓶备用。【用法】每次用 5～8 克,以米醋调糊,敷贴涌泉穴(双),外覆伤湿止痛膏或塑料薄膜,并固定。4～6 小时后取下,可连续敷贴。【功用】清热泻火,导热下降。【主治】高热。【疗效】治疗 76 例(体温在 38.4～40℃),用药后 1 小时体温降至正常 9 例,2 小时 27 例,3 小时以上 38 例,无效 2 例,体温降后复升 18 例,最多敷药 3 次。

(二)解毒透热膏

【组成】金银花、连翘、板蓝根、薄荷、黄芩各 50 克,生石膏 100 克。【制法】上药共研细末,装瓶备用。【用法】取药末 10～20 克,加葱白 3 茎捣烂,加白酒少许,调和成糊,敷于两手心(劳宫穴)和大椎穴上,外以纱布包扎固定。每日换药 1 或 2 次。至热退为度。【功用】清热解毒,疏风透热。【主治】小儿外感高热。【疗效】治疗数十例,疗效尚属满意。【附记】避风,忌食辛辣、油腻之品。

(三)退热膏

【组成】生石膏 60 克,山栀子、蒲公英各 30 克。【制法】上药共研细末,用猪胆汁调和成稀糊状备用。【用法】取药膏适量,敷于大椎、曲池(双)、合谷(双)穴上,上盖纱布,胶布固定。每次贴敷 8 小时,每日贴 2 次。【功用】清热解毒。【主治】小儿高热。【疗效】屡用效佳。一般用药 2 小时体温开始下降,12 小时内可降至正常。

(四)解表退热膏

【组成】蝉蜕、山栀子各 9 克,地骨皮 5 克,钩藤 3 克。【制法】上药共研细末,用鸡蛋清调为稀糊状备用。【用法】取药膏敷于双足心涌泉、双内关穴,上盖纱布,胶布固定。每日换药 1 次,连贴 2～3 天。【功用】解表退热。【主治】小儿发热。【疗效】屡用效佳。【附记】又用生石膏、青蒿各 100 克,蒲公英 30 克,黄芩 20 克,共研细末。每次取 50 克,用凉开水或蜂蜜调为糊状,敷于双肺俞穴,外加包扎固定。每日换药 2 次。可清热泻火,故用于治疗小儿高热,效佳。

麻 疹

(一)三味透疹膏

【组成】鲜丝瓜络、鲜芫荽、鲜紫草各 30 克。【制法】上药共捣烂如泥状备用。【用法】将上药放入锅内,加入黄酒(适量)炒热,以厚布包裹敷贴于肚脐上,药冷再炒再敷,每次敷 20 分钟,每日 1 或 2 次。【功用】发汗、凉血、透疹。【主治】麻疹透发不出。【疗效】屡用有效。【附记】又用葱白 5 茎捣烂敷脐,每日 1 次,连敷数日,效果亦佳。

(二)贴敷方

【组成】①牵牛子 15 克,白矾 30 克,面粉少许;②雄黄(研末) 10 克,赤小豆(研末)15 克,芙蓉花 5 朵(或叶亦可),乱发 1 团,灯芯数根。【制法】方①共研细末,以醋调和成饼状 2 个;方②和匀捣烂,用鸡蛋清调匀成膏状备用。【用法】方①敷贴双足心(涌泉穴);方②敷于胸窝中(即上脘或鸠尾穴)。均外以纱布或胶布固定,每日换药 1 次。【功用】①导热下行;②解毒、清心、活血。【主治】麻疹并发肺炎。【疗效】屡用效佳。一般 1 次见效,多敷即愈。

(三)退翳膏

【组成】朱砂 1 克,轻粉 0.6 克,火麻仁 5 粒。【制法】上药共捣烂如泥状备用。【用法】敷贴涌泉穴(双),布包固定,约 1 小时将药弃去。【功用】导热下降,解毒退翳。【主治】麻疹后眼生翳膜者。【疗效】屡用有效。

水　　痘

(一)四圣膏

【组成】绿豆、豌豆各 49 粒(俱烧灰存性),珍珠(煅)、头发(烧)灰各 0.3 克。【制法】共研为末,调和成膏状备用。【用法】先用银针刺破疱头,以泄毒血,刺后取药膏敷患处。每日数次。【功用】解毒瘟,除痘疔。【主治】小儿痘疔。【疗效】屡用神效。

(二)补元回阳散

【组成】附子、干姜各 12 克,丁香、淡豆豉各 10 克,小雄鸡(未啼鸣的)1 只。如泄泻加灶心土 10 克。【制法】上药共捣烂,再用酒略炒温备用。【用法】趁热敷脐上及两足心涌泉穴上,连敷数次。【功用】补元回阳。【主治】小儿体弱,痘出不畅。【疗效】屡用神验。

(三)贴敷方

【组成】①生香附、生半夏等份;②生芥子、百草霜各适量。【制法】方①共研细末,用鸡蛋清调和为糊状,捏成药饼;方②芥子研末,与百草霜和匀,用唾液调匀备用。【用法】取药泥,方①贴双足心涌泉穴,外加包扎固定,连敷 24 小时后去药;方②左目有病贴右足心,右目病贴左足心,两目有病贴双足心,外加包扎固定。【功用】①引热下行;②清热明目。【主治】方①用于痘后牙龈、口、舌溃烂出血或成走马牙疳;方②用于痘疹入目。【疗效】屡用效佳。方②贴一昼夜即消。

流行性脑脊髓膜炎

(一)水蛭膏

【组成】水蛭 30～60 克。【制法】上药焙干研细末备用。【用法】取药粉适量,以水(冷开水)调和成膏状,敷于后发际至第 7 颈椎上,外以纱布包扎固定。每日换药 2 次。【功用】活血通经。【主治】流脑(后期)。【疗效】屡用效佳。

(二)吴萸膏

【组成】吴茱萸 10～15 克。【制法】上药研细末备用。【用法】取药末,以白酒调成软膏状,外敷两手心(劳宫穴)、足心(涌泉穴)上,并用纱布包扎好。敷 1～2 小时取下。【功用】导热下行、温经通络。【主治】流脑(中、后期)。【疗效】屡用效佳。

(三)石膏糊剂

【组成】生石膏 5～10 克。【制法】研为细末,以鸡蛋清调成糊状备用。【用法】敷贴于百会穴和前额部,每日换药 2 次。【功用】清热止痛。【主治】流脑(初期)。【疗效】屡用效佳,可止头痛和退热。【附记】上例 3 方均为本病各阶段中的辅助疗法,临证治疗,应以药物内治为主,以免延误病情。

流行性乙型脑炎

(一)乙脑膏

【组成】生石膏 45 克,知母 9 克,连翘、竹叶各 10 克,地龙 5 条,大青叶、板蓝根、七叶一枝花各 30 克。【制法】上药共研细末,捣烂,混合加白酒适量调和成软膏状,备用。【用法】用时取药膏适量,敷于两手心(劳宫穴)和肚脐上,外以纱布包扎固定。每日换药 1 次。【功用】清热解毒,清心透热。【主治】乙脑。【疗效】屡用效佳。【附记】"乙脑"为急性传染病,病情进展迅速,应把握病情(辨证),配合内治为宜。内外并治,效果尤佳。

(二)茱附膏

【组成】附片、吴茱萸各 9 克,明矾 6 克,面粉 30 克。【制法】先将前 3 味药共研细末,与面粉混匀,用米醋调为糊状备用。【用法】取药膏外敷于双足心涌泉穴,外加包扎固定。【功用】引热下行。【主治】乙脑身热、头痛而下肢厥冷。【疗效】临床屡用,多 1 次见效。

(三)四大清热膏

【组成】大青叶(全草)60 克,生大黄 18 克,牛蒡子(大力子)、大蓟各 15 克,爪子参 12 克。【制法】上药共研细末,装瓶备用。【用法】取药末 50 克,以低度白酒调为糊状,敷于双足、掌正中,外加包扎固定。每日换药 1 次。【功用】清热解毒。【主治】流行性乙型脑炎。【疗效】屡用有效。

(四)四仁膏

【组成】桃仁、杏仁、酸枣仁、栀子仁各 6 克。【制法】上药共研细末,加面粉适量和匀,用鸡蛋清调为稀糊状,分为 4 份备用。【用法】取药糊 4 份,分别敷于双手、足心,用纱布包扎,6 小时后取下,如皮肤呈蓝色为有效,可继续换药敷贴。【功用】清热解毒。【主治】乙脑身热、头痛。【疗效】屡用效佳。【附记】四肢厥冷者忌用。

流行性腮腺炎(痄腮)

(一)萸杖散

【组成】吴茱萸 9 克,虎杖 5 克,紫花地丁 6 克,胆南星 3 克。【制法】上药共研细末备用。【用法】用时取 6～15 克,以醋调和成糊状,敷双足心涌泉穴。上盖塑料薄膜,再覆以纱布,用胶布固定。【功用】清热、解毒、消肿。【主治】腮腺炎。【疗效】治疗 6 例,单用此法,未用抗生素,均痊愈。

(二)疳腮散

【组成】吴茱萸 15 克,白蔹、大黄各 6 克,胆南星 3 克,虎杖 9 克。【制法】上药共研细末,装瓶备用。【用法】用时视年龄大小,1 岁以下,每次用药 3 克;1—5 岁每次用药 6 克;6—10 岁每次用药 9 克;11—15 岁每次用药 12 克;16 岁以上者每次用药 15 克。先以乙醇棉球擦双足涌泉穴处,然后将药膏平摊于纱布上,敷贴涌泉穴上,再用绷带包扎固定。24 小时换药 1 次。病情严重者可连敷。敷药期间,如敷药干燥者,可用醋液润之。【功用】解毒散结。【主治】疳腮,面颊红肿疼痛或伴发热者。【疗效】治疗 100 例,敷药 2～4 天后,全部治愈。

(三)六神冰黛散

【组成】六神丸(研细)30 粒,冰硼散 15 克,青黛 30 克,芒硝 12 克。【制法】共研为细末,混匀备用。【用法】用时取适量,以老陈醋调成糊状,敷贴于腮腺肿胀处和涌泉穴(为健侧),每 6～8 小时更换 1 次,直至发热、肿痛消失。同时内服自拟大板夏玄汤(酒大黄 10 克,板蓝根、玄参、夏枯草各 30 克。每日 1 剂,水煎,顿服之),热炽者,予物理降温,必要时输液。【功用】清热解毒,消肿止痛。【主治】流行性腮腺炎。【疗效】治疗 45 例,均在 4 日内治愈。【附记】方中六神丸、冰硼散均为中成药。

(四)腮腺炎膏

【组成】穿山甲(代)、乳香、没药、赤芍、连翘、生大黄、栀子、大青叶、板蓝根各等份。五灵脂为各药量的 5 倍。【制法】上药共研细末,用炼好的蜂蜜调成膏状备用。【用法】取药膏摊在纱布上,敷于患处,每 30～36 小时换药 1 次。高热者可配合汤药:牛蒡子、金银花、大青叶、板蓝根、赤芍、夏枯草、重楼、生石膏。浓煎频服。每日 1 剂,剂量视年龄酌定。【功用】清热解毒,活血散结。【主治】腮腺炎。【疗效】治疗 315 例,敷药 1～3 次后,全部治愈。

(五)解毒消肿膏

【组成】生天南星、生半夏、黄药子、狼毒、川贝母、五倍子各 9 克,白矾 30 克。【制法】上药共研细末。取大葱(不去根叶)7 茎置铁锅内,加清水 1500 毫升,煮沸 1～1.5 小时后捞出,与上药粉调匀后,加入生蜂蜜 120 克,调和熬至能挂起为度,装瓶备用。【用法】取药膏摊于白粗布上,视腮肿范围贴于患处。【功用】解毒散结,消肿止痛。【主治】痄腮。【疗效】笔者临床验证 35 例,均获痊愈。

(六)消瘀止痛膏

【组成】木瓜、蒲公英、虎杖各 60 克,大黄 50 克,乳香、没药、土鳖虫、蒲黄、五灵脂各 30 克,凡士林(或蜂蜜)适量。【制法】上药前 9 味共研细末,过 6 号筛,以凡士林或蜂蜜调成糊状,备用。【用法】用时每取药膏适量,外敷患处,每日换药 1 次,3 日为 1 个疗程。【功用】清热解毒,消瘀止痛。【主治】流行性腮腺炎。【疗效】诊治 65 例,治愈 60 例,未愈 5 例,治愈率为 92.3%。

小 儿 腹 泻

(一)贴脐膏

【组成】朱砂、樟脑、松香、明矾各等份。【制法】上药各研细末,和匀备用。【用法】成人取黄豆大 2 粒,小儿减半,填于脐中心,外用胶布或膏药封贴,1 次不愈者,可在 24 小时后更换 1 次。【功用】温散止痛,固肠止泻。【主治】肠炎与婴幼儿腹泻(单纯消化不良)。【疗效】治疗肠炎 30 例,痊愈 28 例,无效 2 例。用治轻型幼、婴儿腹泻 30 例,痊愈 27 例,无效 3 例。贴后一般 2～12 小时见效。

(二)止泻敷脐散

【组成】吴茱萸、肉桂、黄连、木香各 3 克,苍术 5 克。【制法】上药共研细末,与适量葱白捣烂如泥状,摊成药饼状备用。【用法】上药分 2 次敷于神阙穴上,外用伤湿止痛膏覆盖固定。24 小时换药 1 次。同时配用西药止泻 4 味药(复方新诺明、多酶片、复方地芬诺酯、碱式硝酸铋),按体重给药。【功用】温中燥湿,消炎理气。【主治】小儿肠炎。【疗效】治疗 65 例,全部有效。【附记】加减:脾胃虚寒者去黄连,加小茴香、赤石脂各 5 克;湿热下注者去肉桂、吴茱萸,加秦皮 5 克。

(三)复方五倍散

【组成】五倍子 9 克,生姜、吴茱萸各 6 克,白胡椒 7 粒。葱白 1 段。【制法】上药姜葱捣烂,余药研细末,食醋 20～25 毫升加热至 50～60℃与上药搅拌成稀糊状备用。【用法】脐部先用凡士林涂搽 1 遍,再趁热(不烫)敷脐部(约 6 厘米×6 厘米,厚 0.3～0.5厘米),外盖塑料纸,纱布,绷带包扎。每日换药 1 次。治疗中少食,口服复方维生素 B 及自配 5%糖盐水。【功用】散寒补脾,酸涩收敛止泻。【主治】婴幼儿腹泻。【疗效】治疗 18 例,治愈 15例,好转 3 例。【附记】重型湿热泻不宜使用。

(四)丁香荜茇散

【组成】丁香 30 克,荜茇 10 克,胡椒、肉桂、吴茱萸各 5 克,车前子(炒)20 克。【制法】上药共研细末备用。【用法】用时取药末 0.1～0.3 克置入脐窝内,并以胶布固定。1～2 天换药 1 次。【功用】温中散寒,利湿止泻。【主治】婴幼儿腹泻。【疗效】治疗321 例,年龄为 14 天至 5 岁。其中脾胃虚寒型 215 例,食积型 105例。并配合内服方药。痊愈 221 例,有效 92 例,无效 8 例,总有效率为 97.5%。【附记】本方对虚寒型腹胀、腹痛、腹泻疗效显著,余型次之。患有脐炎或皮肤过敏者忌用。

小 儿 积 滞

(一)灵宝化积膏

【组成】巴豆仁、蓖麻仁各 100 粒,五灵脂 200 克,阿魏(醋煮化)、当归各 50 克,两头尖、穿山甲(代)、乳香、没药各 25 克,麝香 3 克,松香 750 克,芝麻油 250 毫升。【制法】上药除乳香、没药、麝香、松香、阿魏外,余药均切片浸油内 3 天,用砂锅煎药至焦黑色,过滤去渣,入松香,煎 30 分钟,再入乳香、没药、麝香、阿魏,然后取出,入水中抽洗,以金黄色为度。煎时以桃柳枝搅匀,勿令焦。【用法】用狗皮摊贴患处(自中脘穴处),每日须热熨,令药气深入为效。【功用】消食化积,活络消胀。【主治】积滞。【疗效】屡用神效。

(二)化积膏

【组成】白术 25 克,枳实 15 克,大黄 10 克。【制法】上药共研细末,用白醋调成糊状备用。【用法】取上药膏外敷脐中及周围,用塑料纸盖上,纱布包扎。每日换药 1 次。【功用】健脾导滞,破气化积。【主治】小儿积滞(慢性消化不良)。【疗效】屡用效佳。一般 3 或 4 次见效。【附记】又用芒硝 60～90 克,布包好,扎于脐部,效果亦佳。

(三)消积散

【组成】肉桂 60 克,丁香、苍术、焦三仙各 30 克,枳壳、玄明粉各 10 克。【制法】上药共研细末,和匀,装瓶备用。【用法】取穴:主穴:神阙。配穴:脾俞、肾俞、涌泉等。先将所选穴位进行常规消毒。再取药粉适量放入小酒杯中,加适量注射用水或生姜汁调成糊状,填入脐中(神阙穴),胶布固定。选敷配穴 1～3 个。贴敷 24～60 小时更换 1 次(视年龄大小而定),去药后停 1～2 天再敷。5 次为 1 个疗程。【功用】调中和胃,消积导滞。【主治】小儿积滞。【疗效】治疗 30 例,男 13 例,女 17 例;年龄 2—12 岁;病程 1～9 年。结果:治愈 27 例,好转 3 例。6 个月随访 27 例中 25 例未复发。

小儿厌食症

(一)吴萸椒矾散

【组成】吴茱萸、白胡椒、白矾各等份。【制法】上药共研细末,装瓶备用。【用法】用时取上药粉 20 克,用陈醋调和成软膏状,敷于双足心涌泉穴上,外用纱布包扎固定。每日换药 1 次。【功用】温中散寒,清热燥湿。【主治】小儿厌食症(虚寒型)。【疗效】屡用效佳。

(二)藿佩散

【组成】藿香、佩兰叶、广木香、焦山楂各等份。【制法】上药共研细末备用。【用法】用时取药末 10~15 克,用陈醋调成糊状,外敷于肚脐和中脘穴上,外以纱布包扎固定。每日换药 1 次。【功用】消食醒胃。【主治】小儿厌食症。【疗效】治疗数例,均获良效。

(三)健脾消食散

【组成】神曲、鸡内金、山楂、白术、炒二芽(谷、麦芽)、陈皮、木香、党参、山药、莱菔子各等份。【制法】上药共研细末,装瓶备用。【用法】取药末 2~3 克,用米醋调为糊状,敷于中脘、肚脐处(或交替贴敷),外加包扎固定。每日或隔日换药 1 次,连用 30 天。【功用】健脾消积,和胃化食。【主治】小儿厌食。【疗效】屡用有效,久治效佳。【附记】本方可兼治小儿积滞、伤食症。

(四)芒硝药饼方

【组成】芒硝 30 克,山楂、山栀子、大枣(去核)各 7 粒,葱头 9 个,面粉 35 克。【制法】上药共捣烂如泥糊状,加白酒少许调匀,做成 2 个药饼备用。【用法】取药饼敷于肚脐及其对应的背部正中(命门),用敷料覆盖,胶布固定。每日换药 1 次,连用 5~7 天。【功用】消食、导滞、和胃。【主治】小儿厌食。【疗效】屡用效佳。【附记】本方可兼治小儿积滞、伤食症。

（五）五味消食贴

【组成】青黛、厚朴各 6 克,丁香、芒硝各 3 克,冰片 1 克。【制法】上药共研细末,装瓶备用。【用法】取药末适量,用鸡蛋清调为稀糊状,贴肚脐处,上盖纱布,胶布固定。每日换药 1 次,连用3～5 天。【功用】解热消食,行气和胃。【主治】小儿厌食,兼治小儿积滞。【疗效】屡用效佳。

小 儿 食 积

（一）二仁膏

【组成】生栀子仁、丁香各 30 粒,杏仁 9 克,白胡椒 6 克,鸡蛋1 枚,葱头 7 个,面粉 1 匙。【制法】上药除鸡蛋外,混合研烂,用高粱酒拌和,以鸡蛋清调匀,然后用荷叶包裹好备用。【用法】敷贴于两足底涌泉穴上,外用纱布包扎固定,每日换药 1 次,敷至病愈为止。【功用】消食化积,理气消炎。【主治】小儿食积,气滞积热。【疗效】屡用有效,多数可愈。

（二）栀蛋膏

【组成】生栀子 10 克,面粉、鸡蛋清各适量。【制法】将栀子研成细末,加入面粉拌匀,然后放入鸡蛋清和匀做 3 个药饼,备用。【用法】分别敷于患儿的脐部、两足底涌泉穴上,每日换药 1 次,连敷 3～5 次为 1 个疗程。【功用】清胃消食。【主治】小儿食积,腹胀发热。【疗效】试治数例,效佳。

（三）消胀膏

【组成】甜酒曲 1 个,芒硝、栀子仁各 6 克,杏仁 10 克,使君子仁 7 粒。【制法】上药共研细末备用。【用法】用时取药粉适量,晚上用浓茶水调匀敷于肚脐上,布带包扎好,次晨除去,连敷 3 晚。【功用】化食消胀。【主治】腹胀不消食。【疗效】屡用效佳。

疳 积

(一)治疳灵

【组成】生栀子仁 30 粒,桃仁 7 粒,芒硝 9 克,葱头 7 个,飞罗面 1 匙,鸡蛋(去黄)1 枚,蜂蜜适量。【制法】将上药研为细末,用蜂蜜、蛋清调匀,备用。【用法】用荷叶为托,外敷肚皮上,用纱布固定,每日换药 1 次。【功用】清热、活血、消积。【主治】小儿疳积,症见头大颈细,面露青筋,腹大便泻等。【疗效】待 1 周时间,药呈青黑色,其病自退。

(二)疳积散

【组成】桃仁、杏仁、生山栀子各等份。【制法】上药晒干研细末,加冰片、樟脑各少许,拌匀,装瓶备用。【用法】用时取药末 15～20 克,用鸡蛋清调匀成糊状,干湿适宜,敷于双侧内关穴上,然后用纱布包扎,不宜太紧,24 小时除之。不应再敷,每次间隔 2～3 天。【功用】行气、化瘀、除积热。【主治】小儿疳症,面色萎黄,形体略瘦,烦躁易怒,好哭。时有低热,日轻暮重,口渴欲饮,但饮之不多,胃纳欠香,偏嗜香甜,大便稀溏,或不稀不稠,舌苔白腻。【疗效】疳证初、中期,一般 1 次多见效,少数患儿 2 次,最多不超过 3 次。

(三)肥儿膏

【组成】黄芪、茯苓、白术、炙甘草、制厚朴、槟榔、山楂、麦芽、神曲、陈皮、益智仁、木香、砂仁、山药、莪术、使君子、川楝肉、胡黄连、芜荑各 15 克。【制法】麻油熬,黄丹收,朱砂 3 克搅匀,摊膏备用。【用法】贴肚脐上。【功用】益气健脾,消积化食。【主治】疳病虚中夹实,脾胀泄泻及疹后将成疳者。【疗效】屡用皆效。

(四)疳积散

【组成】栀子、丁香、胡椒、白术、皮硝、杏仁各 30 克。葱头适量,面粉少许,荷叶 7 枚,鸡蛋清 1 只,白酒适量。【制法】上药前

5 味共研为细末,过 6 号筛,加后 5 味药共研成糊膏状,备用。【用法】用时每取适量涂于纱布上(面积同足跟底,厚约 0.5 厘米),敷贴于双足跟底面,包扎,保留 24 小时,每次间隔 7 日,2 次为 1 个疗程。【功用】清热消滞,健脾化积。【主治】小儿疳积。【疗效】治疗 218 例,用 2 个疗程以上,治愈 189 例,显效 21 例,有效 8 例,总有效率为 100%。

小儿流涎症

(一)抽薪散

【组成】吴茱萸子 3 份,天南星 1 份。【制法】上药共研细末,装瓶备用。【用法】用时取药粉 15 克,用陈米醋调成黏厚糊状饼,敷贴涌泉穴(男左女右),外用纱布扎紧,每次敷贴 12 小时,一般 3 次或 4 次即可。【功用】散寒化痰,导热下行。【主治】小儿口角流涎。【疗效】治疗 100 多例,均获痊愈。

(二)敷脐控涎散

【组成】益智仁、滑石各 10 克,甘草 3 克,车前子、冰片各 6 克。【制法】上药共研细末备用。【用法】用时取药粉适量,填敷脐部,外用麝香壮骨膏固定。每日换药 1 次。【功用】摄津渗湿,攻补兼施。【主治】小儿口角流涎。【疗效】治疗 32 例,痊愈 26 例,显效 4 例,有效 2 例,总有效率达 100%。

(三)南黄府醋饼

【组成】制天南星 30 克,生蒲黄 12 克。【制法】上药共研细末,用府醋(保宁醋)适量调制成饼备用。【用法】取饼贴足心涌泉穴(男左女右),用纱布包扎,12 小时弃之。【功用】温肾补脾,敛涩止唾。【主治】小儿口角流涎。【疗效】治疗 132 例,痊愈 118 例,好转 11 例,无效 3 例。

小 儿 夜 啼

(一)泻心导赤饼

【组成】木通 2.5 克,生地黄 4.5 克,黄连、甘草、灯心草各 1.5 克。【制法】上药共研细末,加白蜜滚水调和成饼。【用法】敷贴两手心劳宫穴上。【功用】清心泻火。【主治】小儿心有积热所致之夜啼或擦舌、弄舌,或二便不通等症。非实热不用。【疗效】屡用效佳。

(二)解热安神膏

【组成】羌活、防风、天麻、薄荷、黄连、甘草、全蝎、僵蚕、胆南星各 10 克,犀角片 6 克(用水牛角 15 克代,切片)。【制法】麻油熬,黄丹收。摊膏备用。【用法】贴胸口和肚脐上。【功用】镇心解热,息风镇静,退惊安神。【主治】小儿热、惊、躁、啼等症。【疗效】屡用神效。

(三)五砂散

【组成】五倍子 1.5 克,朱砂 0.5 克,陈细茶适量。【制法】将前 2 味药研细末,陈细茶嚼烂,混合后加水少许捏成小饼状备用。【用法】敷贴脐中,外盖纱布,胶布固定。每晚换药 1 次。【功用】清心安神。【主治】小儿夜啼。【疗效】经治 12 例,一般 3～6 次,症状消失而愈。

(四)二龙止啼散

【组成】伏龙肝(灶心土)60 克,地龙粪、豆豉各 30 克。【制法】上药共研细末,装瓶备用。【用法】取药末适量,用鸡蛋清调为泥糊状,涂敷患儿头顶心、双足心、双手心及剑突下,上盖纱布,胶布固定。每日换药 1 次,连用 3～5 天。【功用】清热、宁心、安神。【主治】小儿夜啼。【疗效】屡用效佳。【附记】又方用单味伏龙肝,依上法用之,效果亦佳。

小 儿 疝 气

(一)麝香膏

【组成】麝香 1 克,阿魏 9 克,芒硝 6 克,普通膏药 24 克。【制法】将膏药放在小铜勺中熔化,然后将阿魏、芒硝放入烊化拌和,匀摊在 10 厘米见方的薄布上,最后将麝香匀撒在药膏上面备用。【用法】贴敷患处。【功用】治疝止痛。【主治】小儿疝气。【疗效】疗效甚佳,一般 5～8 天即愈。

(二)外敷方

【组成】生香附、木瓜、紫苏叶、橘红各 10 克。【制法】上药水煎、取汁备用。【用法】用毛巾趁热浸湿药汁后,外敷肿物处,每日 1 次,每次 15～30 分钟,治愈为止。【功用】理气、散寒、止痛。【主治】小儿各种疝气。【疗效】屡用效佳。

(三)茴香散

【组成】小茴香、川楝子、橘核、荔枝核、延胡索、吴茱萸各等份,米醋、面粉适量。【制法】将前 6 味药共研细末,装瓶备用。【用法】用时取药末适量,加入面粉少许和匀,以米醋调匀如膏状,贴敷脐中,外用胶布固定。每日换药 1 次。【功用】散寒、理气、止痛。【主治】小儿疝气。【疗效】治疗 30 例,均愈。

(四)疝气膏

【组成】①樟脑 3 克,花椒 15 克,石决明 6 克,白矾、明雄黄、青盐各 3 克,蓖麻子(去壳)72 粒。②山豆根 30 克,胡椒 15 克,水青苔 1 把,侧柏叶适量。【制法】方①将前 6 味药共研细末,再将蓖麻子捣烂如泥状,与药末混匀成糊状,贮瓶备用。方②将山豆根、胡椒共研细末,水青苔、侧柏叶捣烂,与药末混合一起,和匀,备用。【用法】每取适量,方①贴手心,左边胀大,贴右手心,右边胀大,贴左手心,外加包扎固定。每日或隔日换药 1 次。方②贴于患处。此药只能贴 4～6 小时,到时即除掉。不然过时会产生副作用。一般只用方①,若两方并用,其疗效更佳。【功用】①散寒潜阳,清热解毒,消肿止痛。②解毒消肿。【主治】疝气。【疗效】屡用佳效。

(五)脐疝散

【组成】丁香3克,白胡椒12粒,吴茱萸、苍术各12克。【制法】上药共研细末,装瓶备用。【用法】取药末3~4克,用香油适量调为稀糊状,外敷于脐疝(肚脐)上,上盖纱布,绷带固定。1~2天换药1次。局部过敏者可间隔1~2天再用。【功用】温肾益气。【主治】小儿脐疝。【疗效】屡用效佳。一般多1~2次见效。

小 儿 遗 尿

(一)穴位贴药法

【组成】麝香3克,蟾酥、桂枝、麻黄、雄黄、乳香、没药、皂角刺各5克。【制法】上药共研细末,装瓶备用。【用法】取药粉适量,以乙醇调成膏状(为增强黏附力,可加入少许阿拉伯胶)。再取药膏少许(如火柴头大小),置于2厘米大小的方块胶布上,贴于所选的穴位上[主穴:内关(双)、气海、中极、三阴交(双);配穴:肾俞、膀胱俞、复溜。一般只用主穴,若病情较重者,则酌用配穴]。3~4天换药1次,3次为1个疗程,若未愈,可停3天再贴敷。【功用】调气血,复功能。【主治】遗尿,无论小儿或成人均可用之。【疗效】治疗293例,病程最短为1年,最长为5年以上。经治1~3个疗程后,痊愈170例,显效88例,无效35例,总有效率为88.1%。【附记】贴后,少数病例皮肤发痒,应坚持治疗。若发生皮疹,可用甲紫涂搽患处,待皮疹消失后,再继续贴药。

(二)丁桂散

【组成】丁香、肉桂各等份。【制法】上药共研细末,装瓶备用。【用法】取药粉10~20克,以黄酒(或白酒)调匀后敷于脐部(范围约5厘米×5厘米),外以纱布、三角巾等固定。每日换药1

次(临睡前敷药)。连用 5～7 天,如不再遗尿,继续巩固治疗 3 天。【功用】温肾止遗。【主治】遗尿。【疗效】治疗 9 例,年龄为 6—9 岁,全部治愈。

(三)萸桂散

【组成】吴茱萸、肉桂各等份。【制法】上药共研细末,装瓶备用。【用法】取药粉适量,以酒调成糊状,每次用花生米大药丸 1 粒,分别敷贴穴位上,第 1 次贴气海、足三里、命门;第 2 次贴肾俞、三阴交、关元。每日 1 次,交替使用。5 天为 1 个疗程,休息 2 天后再贴,一般 3 个疗程即可。【功用】温肾止遗。【主治】小儿遗尿。【疗效】屡试屡验,效佳。

(四)五白膏

【组成】白芍、白及各 10 克,白术 12 克,白矾 3 克,葱白适量。【制法】先将前 4 味药共研细末,入葱白汁调为糊状备用。【用法】取药膏适量,外敷于涌泉(双)、关元穴上,以塑料薄膜覆盖,胶布固定。每晚睡前敷药,次晚再换药,连用 10 次。【功用】健脾补肺。【主治】小儿遗尿。【疗效】屡用效佳。

(五)止遗散

【组成】桑螵蛸、远志、龙骨、当归、茯苓、党参各 30 克,龟甲 20 克。【制法】上药共研细末,装瓶备用。【用法】用时取药末适量,用米醋调为稀糊状,敷于双足心涌泉穴,上盖纱布,胶布固定。每晚换药 1 次,连用 5～7 天。【功用】调补心肾,固涩止遗。【主治】小儿遗尿。【疗效】屡用有效。

脑积水(解颅)

(一)鸡堆散

【组成】冰片 30 克,密陀僧 60 克,轻粉 3 克,五倍子、黄连各 45 克,白矾、樟脑各 35 克。【制法】黄连干燥后与五倍子共研细末,过 100 目筛,余药共研细粉,与黄连、五倍子混匀备用。【用法】用时取药粉适量,撒于囟门上,外以纱布固定。【功用】消炎燥湿。【主治】脑积液。【疗效】屡试屡验。

(二)加味天灵散

【组成】王不留行、白芷、天南星各 30 克,苎麻根 20 克。【制法】上药共研细末,装瓶备用。【用法】取 60 克药粉,以猪胆汁调匀,摊于纱布上,按颅裂部位外敷,外以纱布包扎,干则润以醋,3天换药 1 次。【功用】祛风化痰,活血通络。【主治】脑积水。【疗效】屡用有效,若配合内治,效果更好。

(三)消水膏

【组成】麻黄、桑白皮、杏仁、鬼针草、车前草、白花蛇舌草各 50克。【制法】上药共研细末,装瓶备用。【用法】取药粉适量,以白酒调匀,顺颅缝外敷,外以纱布包扎。每日换药 1 次。【功用】泻肺利水,活血通络。【主治】外伤性脑积水。【疗效】屡用皆效。【附记】或用葶苈子、车前子、王不留行、冬瓜、牵牛子各100 克,研粉。调茶叶水外敷囟门,每日 1 次,3 周为 1 个疗程。效果亦佳。

(四)贴药压穴法

【组成】薄荷、樟脑、冰片、乳香、没药、细辛、丁香、白芷、王不留行、麝香适量。【制法】上药共研细末备用。以黑大豆皮 500克,加白及少许起黏附作用。将药粉放入豆皮中拌匀,阴干密封备用。【用法】取活血止痛膏,剪成约 2 厘米×2 厘米的小方块,将备用药(即上药)2 或 3 粒放于活血止痛膏中间,贴于大椎、三阴交、百会、肾俞、膀胱俞上。再用拇指按压,每日 2 或 3 次。【功用】祛风消炎,活血通络。【主治】脑积水。【疗效】屡用有效。

(五)封颅散

【组成】柏子仁、防风、天南星各 120 克。【制法】共研为细末备用。【用法】每次用 3 克,以猪胆汁调匀,摊在绢帛上,贴敷囟门。每日一换,不得令干,时时以温开水润之。【功用】祛风化痰,解毒安神,封颅。【主治】脑积水。【疗效】屡用甚效。【附记】又用蛇蜕(炒焦)研末,用猪骨髓调匀敷囟门上,每日 3 或 4 次。也有人曾用头巾裹,遮护之,久而自合。

(六)桂辛散

【组成】肉桂、细辛各 15 克,干姜 3 克。【制法】上药共研细末备用。【用法】上药用人乳汁(或猪胆汁)调匀敷囟门,药干则换,日夜无间,直至痊愈。同时内服(熟地黄 12 克,山茱萸、山药、枸杞子各 6 克,牡丹皮、茯苓、泽泻各 5 克,水煎服,每日 1 剂,连服 10 剂以上)。【功用】温肾封颅。【主治】脑积水。【疗效】治疗 11 例,临床痊愈 7 例,好转 2 例,无效 2 例。【附记】对于来势凶猛之暴发性解颅病,应配合西医抢救。

蛲　虫　病

(一)加味百部煎

【组成】百部 15 克,苦楝皮 10 克,乌梅 2 枚。【制法】上药加水煎 2 次,去渣后再浓缩成 50 毫升左右备用。【用法】每晚睡前用棉球蘸药液塞肛门内。每晚 1 次,至愈为止。【功用】杀虫止痒。【主治】蛲虫病。【疗效】一般用 7～10 次即愈。【附记】又用苦参研末,用凡士林调匀涂敷肛门处。或用苦杏仁捣烂,敷于肛门上。或用使君子 10 克,葱白(去皮)适量,共捣烂,用纱布卷药塞入肛门。或用明矾 1 块(大小适宜)塞入肛门,连用数次,效佳。

(二)百部煎药棉方

【组成】生百部、槟榔、苦楝根皮各 6 克,鹤虱 5 克。【制法】上药加水适量,煎 45 分钟左右,取煎液 10 毫升备用。【用法】先将肛门周围用温水洗涤,用适量棉球(系 1 根粗线,留线头约 15 厘米长),将药棉蘸足药液(余药液涂于肛门周围),然后将棉球纳入肛门内 4～6 厘米深处,留线头于肛门外。每夜临睡前用,次日晨起取去。连用 5 天为 1 个疗程。【功用】杀虫止痒。【主治】蛲虫病。【疗效】治疗 30 余例,均获良效。

(三)使君子丸

【组成】使君子仁、雷丸、蛇床子、鹤虱各等份。【制法】研为细末,炼蜜为丸如枣核大备用。【用法】于临睡前取药丸 1 粒纳入肛门内。【功用】杀虫止痒。【主治】蛲虫病。【疗效】屡用效佳,一般 1～3 次即愈。【附记】或用蛇床子、苦楝皮各 9 克,防风 6 克,皂角刺 1.5 克,研细末,炼蜜调匀,搓成药条,塞入肛门。连用 2 晚,即愈。

蛔 虫 病

(一)热敷方

【组成】生香附 15 克,皂荚子 2 个,食盐 30 克。【制法】将前 2 味研细末,与食盐拌匀,入锅内炒热,候出香味,再加食醋拌匀,用布包好备用。【用法】取药包趁热敷痛处,冷后如上法再炒再敷。连续使用以痛止为度。【功用】理气止痛。【主治】蛔虫腹痛。【疗效】屡用效佳。【附记】又用兰香草鲜叶适量,用清油炒香,捣烂后敷脐部,能安蛔止痛。

(二)雄黄膏

【组成】雄黄 30 克。【制法】研为细末,调入 2 枚鸡蛋清,在碗内拌匀,用清油煎成薄饼,备用。【用法】待饼不太热时,贴肚脐上,外用纱布包扎好。虫即随大便下。【功用】解毒驱虫。【主治】蛔虫病。【疗效】屡用效佳。一般 1 或 2 次即愈。

新生儿腹胀

(一)麝香散

【组成】麝香 0.15 克,芒硝黄豆大。【制法】上为 1 次量。上药混合备用。【用法】取药粉置患儿脐内,外用 3 厘米×3 厘米的棉垫 3 块或 4 块,重叠敷盖在药上(即脐上),再用 1 块长布带(绷带亦可)围腰 1 圈或 2 圈,将棉垫固定。敷后患儿最好仰卧,防止药末漏出。一般敷 10 小时以上,如需再敷,最少间隔 10 小时。【功用】解毒消胀。【主治】新生儿腹胀。【疗效】效捷,一般 1 次,最多 2 次即愈。【附记】不可用胶布固定,免伤皮肤。

(二)玄明散

【组成】玄明粉 10～20 克,小茴香 1～3 克。【制法】将上药研末,拌匀,置纱布袋内,袋两边缝上绷带备用。【用法】将上药袋捆于新生儿脐上 1 夜,袋内玄明粉受热后融化吸收。若小儿大便已通,腹胀即减或消退。如不减,可重复运用。【功用】通便消胀。【主治】新生儿腹胀。【疗效】治疗 60 余例,效果显著。

新生儿硬肿症

(一)外敷消积散

【组成】乳香、没药、川乌、草乌各 8 克,肉桂 6 克,丁香 9 克,当归、红花、川芎、赤芍、透骨草各 15 克。【制法】上药共研细末,加入凡士林 500 克调成软膏状备用。【用法】取药膏适量,涂抹在纱布或棉花垫上,加温后敷于硬肿部位,给予保暖,防止烫伤。隔日换药 1 次。同时按住院常规治疗,包括复温、抗感染、输液、能量合剂、输血或输血浆等处理。【功用】温经散寒,活血化瘀。【主治】新生儿硬肿症。【疗效】治疗 100 例,全部有效(其中显效 37 例,有效 63 例)。

(二)硬肿膏①

【组成】肉桂 6 克,丁香 9 克,红花、当归、川芎、透骨草、赤芍各 15 克,花椒 3 克,川乌、草乌、乳香、没药各 7.5 克。【制法】上药共研细末,每 100 克配凡士林 900 克,调和成软膏状备用。【用法】根据硬肿范围大小,取相应大小的消毒纱布,涂上软膏,加温后敷于硬肿部位,外用胶布固定,每日换药 1 次,至硬肿消失为止。同时采用:①温箱复温,扩充血容量,纠正酸中毒,抗生素,激素及支持疗法等综合措施;②复方丹参注射液 2 毫升静脉滴注,每日 2 次,至硬肿消失。【功用】温经散寒,活血化瘀。【主治】新生儿硬肿症。【疗效】治疗 16 例,痊愈 14 例,好转、死亡各 1 例。硬肿消退时间为 1.5～10 天。

(三)硬肿膏②

【组成】肉桂 12 克,丁香 6 克,川白芍、草乌、乳香、没药、干姜各 15 克,红花、当归各 30 克。【制法】上药共研细末,用羊毛脂及凡士林搅拌成 50% 软膏备用。【用法】除病因治疗外,全部采用硬肿膏涂抹硬肿部位,外用纱布包裹。中度患儿加用复方丹参液;重度患儿综合治疗,以激素和莨菪碱类等血管活性药治疗。【功用】温经散寒,活血通络。【主治】新生儿硬肿症。【疗效】治疗 67 例,其中轻度 35 例,除 3 例 32 孕周以下的早产儿、1 例核黄疸、1 例重症感染及 2 例自动出院外,其余 28 例均治愈(73.6%)。中度 15 例,治愈 4 例,1 例自动出院,余均死于严重感染。重度 14 例,仅 1 例治愈,余均死于 DIC、肺出血、休克等并发症。硬肿消退时间:3～7 天 17 例,8～12 天 8 例,15～21 天 4 例,22 天以上 4 例,平均为 14 天。

(四)当归透骨膏

【组成】当归、川芎、赤芍、红花、透骨草各 30 克,丁香 18 克。【制法】上药共研细末,以凡士林调匀成软膏状备用。【用法】取药膏适量敷患处(硬肿处),外以纱布盖上,胶布固定。每日换药 1 次。【功用】活血化瘀,温经通络。【主治】新生儿硬皮症。【疗效】屡用有效。【附记】或用新鲜牛肉,切成大薄片,置温水中浸泡片刻,敷贴患处,冷后换敷,连用 1 周。效果亦好。

(五)丁桂硬肿膏

【组成】肉桂、丁香、草乌各 6 克,川乌、附子、干姜、乳香、没药各 5 克,当归、川芎、红花、透骨草各 15 克。【制法】上药共研细末,用凡士林调成软膏状备用。【用法】取药膏适量,敷硬肿处,外以纱布盖上,胶布固定。隔日换药 1 次。【功用】温经散寒,活血通络。【主治】新生儿硬皮症。【疗效】用于轻度硬皮症,均有较好的疗效。【附记】注重保暖很重要。

睾丸鞘膜积液

(一)暖脐膏

【组成】万应膏 500 克,白胡椒 12 克,肉桂 24 克。【制法】将后 2 味研细末,调入万应膏内搅匀,摊布上,备用。【用法】贴积液处。【功用】止痛消液。【主治】睾丸鞘膜积液。【疗效】屡用效佳。一般连用 3 次即效。

(二)二仁消液膏

【组成】炒桃仁、炒杏仁各 30 克,川楝子 60 克,蓖麻子 120 克,麝香 1.5 克。【制法】将前 4 味药共捣烂如泥,加麝香拌匀备用。【用法】每取 1/5 药膏,平摊于纱布上,夜间睡前敷贴患处,外以胶布固定,翌晨取掉。连敷 5～10 次。【功用】止痛消液。【主治】睾丸鞘膜积液。【疗效】治疗 100 余例,效果满意。【附记】又用蝉蜕 6 克,水煎取汁,一半内服,一半浸纱布湿热敷患处,每日 1剂,治疗 6 例,均愈。或用鲜棉花籽 100 克,炒熟后加水 250 毫升煮沸,待温,洗敷患处,每日 2 次,治疗 50 例,均治愈。

(三)桂冰散

【组成】肉桂、冰片各等份。【制法】上药共研细末备用。【用法】用黑膏药(由香油、黄丹熬成)1 张,取上药粉适量撒于药膏上,贴敷患处,若膏药破裂可重盖 1 张,1 周换药 1 次,以治愈为度。【功用】止痛消液。【主治】睾丸鞘膜积液。【疗效】屡试屡验。

(四)立消散

【组成】赤小豆、芒硝、赤芍、枳壳、商陆各 15 克。【制法】上药晒干(不可烘干)共研细末备用。【用法】用侧柏叶 10 克煎汤,取汁候冷,调药粉 10～15 克成膏敷患处(肿处)。每日换药 1 次。

【功用】除湿消肿。【主治】小儿阴肿。【疗效】屡用神效。

小 儿 囟 陷

(一)乌附膏

【组成】雄黄 6 克,川乌、生附子各 15 克。【制法】上药共研细末,用生葱全株切碎、捣烂,入药末拌匀,加酒适量调成软膏状备用。【用法】每日早晨空腹时,取膏贴囟陷处。【功用】解毒、温肾、充髓。【主治】小儿囟陷。【疗效】屡用神验。

(二)狗骨膏

【组成】狗头骨 30 克。【制法】上药炙黄,研为细末,用鸡蛋清调成软膏备用。【用法】贴囟陷处,上盖纱布,轻轻擦拭。【功用】补肾壮骨。【主治】小儿囟陷症。【疗效】屡用有效。

小儿麻痹后遗症

(一)通络起痿膏

【组成】三七、五倍子、血竭、乳香、没药、水蛭、蜈蚣、地鳖虫、雄黄、马钱子、冰片、川芎各等份。【制法】上药共研细末,用蜂蜜调成软膏状备用。【用法】将药膏摊于纱布上,外面盖一层油纸(或塑料薄膜),贴敷患处,或直接将药膏涂于患处。然后用绷带包扎好(但不可太紧)。一般可涂敷整个上、下肢或上、下肢关节处。【功用】通经活血。【主治】小儿麻痹症瘫痪期。【疗效】治疗 76 例,总有效率达 100%。

(二)马乌起痿膏

【组成】马钱子、川乌、草乌、当归、红花、桃仁、黄芪、穿山甲(代)、地鳖虫各等份。上肢加桂枝、片姜黄;下肢加牛膝、木瓜。【制法】上药共研细末,入蜂蜜调匀成软膏状备用。【用法】取药膏适量,平摊于纱布上,贴敷患肢关节部位和循经取穴上(一般各取 2 或 3 个穴位),外用纱布包扎固定。并常用热水袋置药上热熨之。每日换药 1 次。【功用】温经散寒,活血通络。【主治】小儿麻痹症瘫痪期。【疗效】治疗 50 例,总有效率为 90%。【附记】注意患部保暖,加强功能锻炼。

(三)五马乳没膏

【组成】五倍子、血竭、马钱子、雄黄、乳香、没药、赤芍、红花、土鳖虫各等份。【制法】上药共研细末,加等量蜂蜜调为糊膏状备用。【用法】取药膏适量,敷于双足心涌泉穴及足、膝关节,外加包扎固定。每日换药 1 次,10 次为 1 个疗程。【功用】通经活血。【主治】小儿麻痹后遗症。【疗效】屡用有效,久用效佳。

(四)温阳通络膏

【组成】伸筋草 30 克,木瓜、当归各 20 克,牛膝、红花、白芥子、甘遂各 12 克,桂枝 8 克,麻黄、穿山甲(代)各 6 克,细辛 3 克,麝香 0.3 克,另备葱白 20 克。【制法】先将前 11 味药共研细末,与葱白捣匀,加麝香及麻油适量,调为糊膏状备用。【用法】取药膏适量,敷于双足心涌泉穴及足、膝关节,外加包扎固定。每日换药 1 次,10 次为 1 个疗程。【功用】温阳通络。【主治】小儿麻痹后遗症。【疗效】屡用有效,久用效佳。

百　日　咳

(一)外用止咳膏

【组成】大戟 160 克,芫花、甘遂、细辛、白芥子、干姜、地肤子各 100 克,洋金花 200 克,麻黄 344 克,松香 1000 克。【制法】先将大戟、芫花、干姜、地肤子加水煎煮 3 次,合并 3 次所得滤液,浓缩成稠膏状。再将甘遂、细辛、白芥子、洋金花、麻黄共研细末,过80 目筛,加入上述冷后浓缩膏中,搅拌均匀,烘干、粉碎,过 80 目筛。将麻油 1000 毫升适当熬炼后,加入松香(粉碎过 80 目筛),炼至滴水成珠,待温度降低后(以不烧焦药粉为度),掺入上述药粉,搅匀即得,摊成 4 厘米×4 厘米大小的膏药备用。【用法】贴于第

1、第 3、第 5 胸椎棘突两侧,每侧 3 张,小儿每侧 2 张,每贴 4 处。如需再贴要隔 3～5 天,若出现痒疹,待消退后再贴。【功用】止咳平喘。【主治】慢性气管炎,百日咳。【疗效】屡用皆效。

(二)归元散

【组成】黄连、吴茱萸、桂心、山栀子各等份。【制法】上药共研细末,装瓶备用。【用法】取药末适量,用米醋调为糊状,敷于双足心涌泉穴,上盖纱布,胶布固定。每日换药 1 次,连用 1～2 周。【功用】引火归元。【主治】百日咳,舌系带溃疡。【疗效】屡用有效。

癫　　痫

(一)二石药饼方

【组成】石菖蒲、代赭石、地龙、僵蚕各等份。【制法】上药共研细末,用面粉少许拌匀,以水调和成饼状备用。【用法】敷贴丹田穴(关元)上,并用绷带固定。3 天换药 1 次,7～10 次为 1 个疗程。一般连敷 2 或 3 个疗程。【功用】祛风通络,镇静安神。【主治】癫痫。【疗效】试治数例,均效。

(二)平痫散

【组成】明矾、胆南星、硼砂、丹参各 1 克,苯妥英钠 0.5 克。【制法】上药共研细末备用。【用法】每次取药末 1～2 克,纳入脐孔上,以胶布固定,每日换药 1 次,至控制发作为止。【功用】清热化痰,活血通络。【主治】癫痫,突然昏倒。【疗效】屡用效佳。

(三)止喘膏

【组成】草乌、川乌、当归、白及、乌药、肉桂、白薇、云苓、猪牙皂、枣枝、乳香、没药、槐枝、柳枝、桑枝、桃枝各 15 克,木鳖子、赤芍、连翘各 20 克,另备吴茱萸粉适量。【制法】上药共研细末,用温水或凡士林调成膏状备用。【用法】于肚脐及双涌泉穴同时用一小撮吴茱萸粉填放后,外贴止喘膏。数日或数周更换 1 次,或于洗澡及洗脚后更换,连续贴敷至症状消失后 1 周至 1 个月。遇到局部痒痛反应或出现疱疹时,可暂时停用。【功用】化痰开窍。【主治】癫痫。【疗效】屡用效佳。【附记】本膏亦可按传统方法炼制而成。

(四)松参香蹄散

【组成】青洋参、石菖蒲、石英各 12 克,豆腐渣果 15 克,松寄生 30 克,马蹄香、金果榄、高脚虫、蝉蜕各 10 克,山鸡椒 6 克。【制法】上药共研细末,过 100 目筛,装瓶备用。【用法】急救时用棉签蘸此药末少许,搐于鼻中。平时取药末适量用香油调成糊状,包敷劳宫穴、神阙穴或胸口。每日 1 次。【功用】芳香开窍,安神镇惊,息风平痫。【主治】癫痫。【疗效】屡用屡验,效佳。

先天性巨结肠症

(一)吴氏外敷方

【组成】当归、白芍、白术、薏苡仁、桔梗、陈皮、大腹皮、玄明粉各 6 克,茯苓、莱菔子各 9 克。【制法】上药共研粗末,加麸皮少许,共炒黄后喷醋备用。【用法】趁热敷脐部,外以纱布包扎固定。【功用】健脾活血,导滞通便。【主治】先天性巨结肠之腑实症。【疗效】治疗 1 例,1 次见效,经治年余,症状消失。

(二)通结散

【组成】玄明粉、郁李仁、槟榔、川厚朴各等份。【制法】上药共研细末,备用。【用法】取药粉 5 克,以白酒调和成软膏状,贴敷脐上,外以纱布包扎固定。便通除之,隔 2 日再敷 1 次。【功用】导滞通下。【主治】先天性巨结肠症,便结不通。【疗效】试治数例,均收大便通畅之效。【附记】本法仅为治标之用,待便通后,应以对证汤剂内治,以巩固疗效。

小儿肌性斜颈

(一)外敷正颈散

【组成】大黄、木香、桃仁、红花、栀子、玄明粉各等份。【制法】上药共研细末,装瓶备用。【用法】每次取药粉 30～50 克,以酸醋适量调匀,敷于患处,用纱布、绷带包扎即可。2～3 天换药 1 次。若敷后药粉干燥松散,可再加适量醋调拌继续使用。也可待小儿睡眠时外敷,醒后取下。【功用】清热解毒,活血化瘀,软坚散结。【主治】小儿肌性斜颈。【疗效】治疗 7 例,均获痊愈。随访 1～3 年均无复发。治疗时间最短 1 周,最长 1 个月。

(二)牵筋散

【组成】桃仁、红花、血竭、芒硝、郁金各等份。【制法】上药共研细末,装瓶备用。【用法】视肿块大小,剪一比肿块稍大的纱布块,先涂上调和剂,后撒上药粉,敷贴于肿块上,外用胶布固定,隔日换药 1 次。敷后患儿均无不良反应。【功用】活血化瘀,软坚散结。【主治】婴儿斜颈。【疗效】治疗 51 例,除 1 例中止治疗外,余 50 例全部有效。外敷次数最多为 27 次。

(三)归芍煎

【组成】当归、赤芍、红花、泽兰、威灵仙各 10 克,透骨草、伸筋草、香樟木、五加皮各 15 克。【制法】上药加水煎取浓汁备用。【用法】上药汁趁温,用毛巾浸渍,在患部做湿热敷,每日 1 或 2 次。注意不要烫伤,并配合按揉硬结处。【功用】祛风除湿,活血化瘀,消肿散结。【主治】小儿肌性斜颈。【疗效】屡用皆效,久治可愈。

(四)复正散

【组成】桃仁、红花、血竭、芒硝、郁金、木瓜、桑枝各等份。【制法】上药共研细末,装瓶备用。【用法】取药末适量,以米醋调为稀糊状,敷患处,外加包扎固定。隔日换药 1 次,连用 7～10 次。

【功用】疏通经络,消肿散结。【主治】小儿肌性斜颈。【疗效】屡用效佳。

小儿脑瘫、智弱、多动症

(一)脑瘫膏

【组成】生附子、远志、煅龙骨、煅牡蛎、益智仁、石菖蒲、鹿角片各 250 克。【制法】上药共研细末,加入冰片 50 克共研和匀。用食醋调和成糊膏状,备用。【用法】用时取药膏适量,制成小药饼,贴敷于风池、风府、百会、四神聪(百会穴前、后、左、右各旁开 1寸许)、大椎、身柱、命门、腰阳关、肾俞、秩边、环跳、曲池、合谷、足三里、绝骨,每次选 3～5 穴,每日 1 次,连贴 30 次以上。【功用】温肾开窍,安神固涩。【主治】小儿脑性瘫痪。【疗效】屡用有效。【附记】随症加敷穴位:肾亏血虚,加太溪、大肠俞、脾俞;阳虚血瘀,加关元、气海、血海、三阴交;邪郁肺胃,加合谷、尺泽、肺俞、丰隆。

(二)五迟熨

【组成】石菖蒲 20 克,艾叶 30 克,羌活 10 克,穿山甲(代)3克,茯苓、川芎、五味子各 12 克。【制法】上药共研细末,贮瓶备用。【用法】用时取药末 30～50 克,入锅内用鸡蛋清或麻油拌炒至热,趁热贴敷关元、囟门处。每日 1～2 次,1 个月为 1 个疗程。冷则加温,复熨如前。【功用】温经散寒,活血渗湿,通络开窍。【主治】五迟证。【疗效】屡用有效。【附记】若小儿生后颈软,不能俯抬,可用生附子、生南星各等份,共研细末,用生姜汁调敷身柱穴,2 日 1 换。有效。

(三)芪鹿附丝膏

【组成】鹿角片 100 克,菟丝子、生黄芪各 200 克,苍术、茯苓、熟附子、益智仁各 150 克,陈皮 60 克,冰片 50 克。【制法】上药共研细末,装瓶备用。【用法】用时取药末适量,用白酒调和成泥膏状,贴敷在穴位上。取穴:百会、四神聪、哑门、天柱、风池、风府、身柱、大椎、肾俞、命门、膻中、中脘、关元、曲池、内关、合谷、血海、阴陵泉、足三里、上巨虚、太溪、悬钟、涌泉。上列 23 穴分 4~8 组,每次取 1 组 3~6 穴。每日或隔日 1 次,每次 24~48 小时,连敷 1~2年,贵在坚持。【功用】温肾益智,益气健脾。【主治】小儿弱智。【疗效】坚持贴敷,均有效验。

(四)多动膏

【组成】炙龟甲、远志、当归、鹿角片、五味子、制附子各 100克,益智仁、石菖蒲各 150 克。【制法】上药共研细末,和匀,贮瓶备用。【用法】用时取药末适量,以白酒调匀制成小药饼,贴敷于穴位上。取穴:百会、四神聪、脑户、天柱、大椎、心俞、肝俞、脾俞、肾俞、膻中、内关、神门、合谷、气海、关元、足三里、丰隆、太溪、照海、太冲。每次选 4~6 穴,交替使用,每次敷 24 小时。每日换药1 次,连敷 3~6 个月。【功用】温阳益肾,开窍安神,活血益智。【主治】小儿多动症(注意力缺陷多动症)。【疗效】要有信心持之以恒,疗效会逐日加强,切不可半途而废。

鹅　口　疮

(一)蓖麻外敷散

【组成】蓖麻子、吴茱萸各 30 克,大黄、制天南星各 60 克。【制法】上药共研细末备用。【用法】取药末 35 克,以鸡蛋清调成糊状,于每晚临睡前贴于双足涌泉穴上,外用胶布(1.5 厘米×1.5厘米)固定,第 2 天早上取去。5 次为 1 个疗程。【功用】导邪下行。【主治】婴幼儿鹅口疮。【疗效】治疗 34 例,用药 1 个疗程后,痊愈 19 例,好转 12 例,无效 3 例,总有效率为 91.2%。

(二)三子膏

【组成】莱菔子、白芥子、地肤子各 10 克。【制法】上药均炒至微黄,共研细末,以食醋(先煮沸,待冷至温热)调成软膏状,把膏药分次涂于 2 厘米见方的纱布或白布上(膏厚 2 毫米,宽 1 厘米左右),备用。【用法】分别贴于两足心涌泉穴上,用胶布固定。每日换药 1 次。【功用】导邪下行。【主治】鹅口疮。【疗效】治疗 43 例,38 例敷药 3～5 次即愈。

(三)夏连栀膏

【组成】生半夏 6 克,黄连、栀子各 3 克。【制法】上药共研细末,以陈醋调匀成软膏状备用。【用法】于临睡前取上药膏贴敷于双足心涌泉穴上,外用纱布包扎好。重者可连敷 2～4 次。【功用】导邪下行。【主治】鹅口疮。【疗效】屡用效佳。一般 1～4 次可愈。【附记】又用吴茱萸适量,研末、醋调,如上法外敷,3 次可愈。或用生半夏、生香附各等份,研末,以鸡蛋清调匀,如上法外敷,效果亦佳。

(四)口炎散

【组成】乌梅炭、枯矾、儿茶叶各 9 克,硼砂(或冰片)1.5 克。【制法】先将前 3 味药共研细末,入硼砂或冰片,同研和匀,装瓶备用。【用法】先清洗口腔溃疡面,再把药粉均匀撒布疮面上。每日 1 次。【功用】解毒、收湿、敛疮、生肌。【主治】小儿溃疡性口腔炎(鹅口疮)、坏疽性口腔炎、口角糜烂等。【疗效】此药对小儿上述各症均有效,曾治疗 60 多例,效果均佳。

(五)口疮散

【组成】冰片 2 克,青黛 30 克,细辛、枯矾、琥珀、硼砂各 10 克。【制法】共研细末,装瓶备用。【用法】先用 3% 过氧化氢(双氧水)清洁口腔,再将药末涂于溃疡面上,每日涂 2 次,连用 3～5 天。【功用】清热解毒,消肿生肌。【主治】小儿口疮。【疗效】屡用效佳。

脱　　肛

(一)固肠散

【组成】五倍子、煅牡蛎、煅龙骨各 12 克,枳实 3 克,云南白药

8 克。【制法】先将前 4 味药共研细末,再入云南白药混匀,装瓶备用。【用法】先以 3% 温盐水坐浴,脱肛处外涂上一层液状石蜡,然后再把药粉均匀地敷贴于脱出的直肠黏膜表面,并用手将脱出的直肠复位。敷药后须卧床休息 1 小时。每日 1 次。【功用】理气化瘀,收敛固脱。【主治】小儿脱肛。【疗效】效果甚佳,一般连续 3～5 次见效或痊愈。

(二)升鳖膏

【组成】鳖头(焙干)1 个,升麻 5 克,枳壳 10 克,五倍子 5 克。【制法】上药共研细末,过筛后以米醋调匀成软膏状,备用。【用法】每取铜钱大的药膏敷于脐窝上,外以纱布盖上,胶布固定。2 天换药 1 次,10 次为 1 个疗程。【功用】升提固脱。【主治】小儿脱肛。【疗效】屡用有效。【附记】又用生天南星 30 克,捣烂如泥状,敷于头顶百会穴上。当脱出的直肠部分回缩时,立即将药物取下,以免产生不良反应。效佳。

(三)五榴散

【组成】鲜石榴皮、乌梅炭、枯矾、五倍子各 20 克。【制法】上药共研细末,贮瓶备用。【用法】用时取药末适量,涂敷于脱出物黏膜上,向上托回。每日 2 次。【功用】收敛固脱。【主治】小儿脱肛。【疗效】治疗 22 例,效果良好,总有效率达 100%。

小儿阴缩症

(一)热敷方

【组成】艾叶 100 克。【制法】上药放锅内炒热,再用白酒、水各半两拌炒至艾叶湿润,不烫手为度,备用。【用法】趁热取用,热敷会阴与阴囊及下腹近阴茎上缘(耻骨);女孩敷会阴与耻骨。疼痛剧烈者,加针刺三阴交(强刺不留针)。阴缩可在 15～30 分钟复常。同时针对病因辨治。【功用】理气血、散寒湿、调经脉。【主治】小儿阴缩症。【疗效】救治 25 例(男 23 例,女 2 例,以

1.5－3 岁居多),均 1 次取效。

(二)敷脐方

【组成】吴茱萸、硫黄各 15 克,大蒜适量。【制法】上药共捣烂如泥状备用。【用法】贴敷脐部,外以纱布盖上,胶布固定。同时配用蛇床子煎水熏外阴部。【功用】温经散寒。【主治】小儿缩阴症。【疗效】屡试屡验,多 1 次取效。【附记】本病多因受凉(寒邪直中肝肾二经)和精神紧张等所致,为病急骤,故当急救为上策。上列二方,用之临床,屡收良效。

小儿夏季热

(一)夏季热膏

【组成】艾叶、杏仁、桃仁各 15 克,公丁香(或母丁香)12 克,山栀子、吴茱萸、木通、川芎、升麻各 6 克,白胡椒 3 克,葱白 3茎,面粉 20 克,鲜荷叶半张,白酒 50 毫升,鸡蛋 1 枚。【制法】先将前 10 味药共研细末,与葱白、荷叶捣烂,加面粉调匀,与白酒、蛋清调为糊膏状。【用法】取药膏适量,以米泔水调匀,敷于双足心涌泉穴,外用纱布包扎。每日换药 1 次,以足心局部呈青紫色为好。【功用】导热下行。【主治】小儿夏季热。【疗效】屡用效佳。

(二)暑热膏

【组成】糯稻根(连须)7 株,香薷、藿香、佩兰、葛根各 15 克,山栀子 20 克,金银花、连翘各 10 克,荆芥、紫苏叶各 6 克。【制法】上药共研细末,装瓶备用。【用法】取药粉适量,用低度白酒、温水各半调为稀糊状,敷于大椎、肚脐及涌泉穴(双)上,上盖纱布,胶布固定。每日换药 1 次,5 次为 1 个疗程。【功用】芳香化湿,疏风清热,养阴生津。【主治】小儿夏季热(暑热证)。【疗效】治疗50 例,有的配合内服方药,均获痊愈。

小 儿 咳 嗽

(一)清热止咳膏

【组成】生石膏 6 克,枳实 10 克,瓜蒌 12 克,胆矾、冰片各 3 克。【制法】共研细末,用凡士林适量调为糊状备用。【用法】取药膏适量,外敷于患儿双足心涌泉穴,外加包扎固定。或同时加敷大椎穴。每日换药 1 次,连用 5～7 天。【功用】清热宣肺,化痰止咳。【主治】小儿咳嗽。【疗效】屡用效佳。

(二)加味二陈散

【组成】紫苏、防风、法半夏、茯苓各 4 克,陈皮 3 克,甘草、杏仁各 2 克,白芥子 1 克。【制法】上药共研细末,装瓶备用。【用法】取药末适量,用清水少许调为糊状,外敷于患儿肚脐处,上盖纱布,胶布固定。每日换药 1 次,5 次为 1 个疗程。【功用】疏风散寒,宣肺止咳。【主治】小儿风寒咳嗽。【疗效】屡用皆效。一般用 1 或 2 个疗程可愈。【附记】若久咳不止,可加罂粟壳、五味子各 1.5 克。

(三)止咳散

【组成】细辛、五味子、白芥子各 10 克,干姜、半夏、麻黄各 5 克,杏仁、百部各 15 克。【制法】上药共研细末,装瓶备用。【用法】取药末适量,用米醋调为糊状。3 岁以下小儿外敷于双足心涌泉穴、天突穴;4 岁以上小儿外敷肺俞(双)、天突穴(因小儿皮肤娇嫩,可用膻中与天突、定喘与肺俞穴交替敷药),纱布覆盖,胶布固定。每日换药 1 次,5 次为 1 个疗程。【功用】祛风散寒,宣肺理气,化痰止咳。【主治】小儿咳嗽。【疗效】治疗 50 例,均收到较好的疗效。【附记】治疗期间应避风寒,慎起居,忌油腻,戒发物。

小 儿 哮 喘

(一)哮喘膏

【组成】麻黄5克,白芥子20克,甘遂12克,细辛8克,延胡索粉、玄明粉各15克。【制法】上药共研细末,分为3份,用桑白皮汁适量调匀,做成药饼样,再分成若干个等份备用。【用法】取药饼分别贴敷于百会、肺俞、膏肓、涌泉穴(每次贴敷2穴,交替敷贴),用纱布包扎好(药饼外加一层塑料薄膜),6小时左右去药,连续3~5次。【功用】降气平喘,温肺散寒。【主治】小儿哮喘。【疗效】屡用有效,久用效佳。

(二)加味桃仁膏

【组成】桃仁60克,杏仁6克,山栀子18克,胡椒3克,糯米5克。【制法】上药共研细末,用鸡蛋清适量调为软面团状,分为4份备用。【用法】取药饼4份,分别贴敷于双足心涌泉穴及足背相对部位,敷料覆盖,胶布固定。12小时后去药,隔12小时可行第2次治疗,连续3~5次。【功用】止咳平喘。【主治】小儿哮喘。【疗效】屡用有效。

(三)哮喘药饼

【组成】麻黄5克,延胡索、玄明粉各15克,白芥子20克,甘遂12克,细辛8克,鲜桑白皮汁适量。【制法】上药前6味共研细末,过6号筛分成3份,用鲜桑白皮汁调制成药饼,再分成若干等份。备用。【用法】用时取小药饼分别贴敷百劳、肺俞、膏肓、涌泉穴(均为双侧),每次2穴交替敷贴。药饼外层加一塑料薄膜,以免易干而少效,以纱布包扎好,6小时去药,每日1次。【功用】宣肺散寒,通利止喘。【主治】小儿支气管哮喘。【疗效】共治疗65例,敷贴1次药基本控制症状11例,敷贴2次或3次显效34例,敷贴4~5次好转10例,有效10例。

小 儿 咳 喘

(一)盐炒四子散

【组成】紫苏子、白芥子、五味子、莱菔子各 15 克,食盐 10 克。【制法】上药加少许水炒至香,用单层纱布包好备用。【用法】用时取药包趁热熨背部及两侧肺俞穴。开始时直接熨敷,注意避免熨伤。待温度下降后,外加热水袋热敷。每日 2 次,每次 20～30 分钟。每剂药用 1 天。一般敷 5～6 天即可。【功用】顺气消炎,止咳平喘。【主治】小儿咳喘。【疗效】治疗 56 例,年龄 8 个月至 7 岁,病程 1～20 天。结果:治愈 41 例,有效 15 例。总有效率达 100%。【附记】本方不仅治标,更能固本。验之临床,疗效确切。

(二)咳喘平软膏

【组成】麻黄、苦参、黄柏、艾叶、杏仁、桃仁、僵蚕、细辛、南星各 20 克,白芥子、花椒、桂枝、贝母、冰片各 10 克,阿胶 60 克,面粉 100 克,山莨菪碱 600 毫克。【制法】上药(除阿胶、面粉、冰片、山莨菪碱外),入锅内加水煎 2 次,共取药汁 1000 毫升,浓缩成约 350 毫升。将阿胶烊化,得液体约 100 毫升,与前药液混合,放入面粉、冰片、山莨菪碱,入锅内煎成稠膏状即可。【用法】用时取软膏适量,涂患儿脐部和膻中穴,并用塑料薄膜、纱布 3 层覆盖,胶布固定。【功用】润燥清肺,温肺散寒。【主治】小儿痰燥咳喘。【疗效】治疗 82 例,男 44 例,女 38 例;年龄 4 个月至 10 岁;其中,哮喘 3 例,喘息性支气管炎 12 例,支气管炎 67 例。结果:痊愈 72 例,好转 7 例,无效 3 例。总有效率为 96.34%。

小 儿 呕 吐

(一)明矾膏

【组成】明矾 10 克,面粉 5 克,陈醋适量。【制法】先将前 2 味药研末混匀,用陈醋调为稀糊状备用。【用法】取药糊敷于双足心涌泉穴,用纱布包扎固定。【功用】化痰止呕。【主治】小儿中毒性消化不良、呕吐、泄泻。【疗效】屡用效佳。一般用药后半小时止呕。【附记】本方对小儿中毒性消化不良因呕吐服药难咽下者甚宜。

(二)南椒软膏

【组成】胆南星、胡椒各等份。【制法】先将胆南星炒黄、研末,胡椒研末、混匀,用清水少许调为稀糊状备用。【用法】取药糊适量,贴双足心涌泉穴,外盖纱布,胶布固定。每日换药1次,至愈为止。【功用】化痰、健脾、止呕。【主治】小儿呕吐。【疗效】屡用效佳。【附记】又用地龙20克,捣烂,加面粉适量,调为药饼状;或用鲜地龙若干条,洗净泥土,撒上白糖,顷刻化为糊状,再加面粉适量,做成药饼。任取一法,敷于双足心涌泉穴,用纱布包扎,胶布固定。一般当日即可止呕。

胎 毒

(一)黄栀二仁膏

【组成】黄栀子、桃仁、杏仁各1粒,白胡椒3粒,乌骨鸡蛋1枚。【制法】上药共研细末,与蛋清调为糊状备用。【用法】于新生儿满月前敷于双足心涌泉穴,敷料覆盖,胶布固定。1周后取下,可见足心呈现青黑色。【功用】清热解毒。【主治】胎毒。【疗效】屡用效佳,多1次即愈。

(二)大黄膏

【组成】生大黄、生天南星各等份。【制法】上药共研细末,用米醋少许调为糊状备用。【用法】取药糊敷于双足心涌泉穴,上盖纱布,胶布固定。每日换药2次。【功用】引热下行。【主治】胎毒。【疗效】屡用屡验,效佳。

尿 布 皮 炎

(一)消炎散

【组成】大黄粉、滑石粉各等份。【制法】将上药研匀,装入纱布袋中备用。【用法】先将局部洗浴擦干,取药袋抖撒涂布于患处。每日 2 或 3 次,连用 2～3 天。【功用】清热解毒。【主治】尿布皮炎。【疗效】屡用效佳。一般用 3 天可愈。

(二)黄石消炎散

【组成】黄连 10 克,冰片、炉甘石、密陀僧各 5 克。【制法】上药共研细末,装瓶备用。【用法】先将局部常规洗浴后擦干,再将本散少许撒于患处,每日 2 或 3 次,连用 2～3 天即可。【功用】清热解毒,收敛除湿。【主治】尿布皮炎。【疗效】通常用药 2～3 天即可痊愈。

(三)青黛黄柏膏

【组成】青黛粉、儿茶、黄柏、马齿苋各 9 克,五倍子 1.5 克,冰片 0.9 克,凡士林 125 克。【制法】上药前 5 味共研细末,再入冰片同研和匀,然后用凡士林调匀成膏备用。【用法】用药前,先用淡白矾水洗净患处,再涂上药膏。每 2～3 小时换药 1 次。【功用】清热解毒,收敛除湿。【主治】尿布性皮炎。【疗效】屡用效佳。

小儿肾病综合征

(一)八味三黄散

【组成】甘遂 8 克,丁香、肉桂、大黄、土鳖虫各 10 克,穿山甲(代)15 克,黄芪、黄精各 30 克。【制法】将上药择净,共研细末,装瓶备用。【用法】取药末适量,用生姜汁、大蒜适量共捣烂,调为糊状,敷于双肾俞、双涌泉穴及肚脐处,外以麝香壮骨膏固定。每晚睡时贴敷,晨起取下,连用 2 个月后每隔 1 个月用 1 个月,共用 3～5 个月。【功用】益气活血,温阳固涩,滋阴补肾,利湿化浊。【主治】小儿肾病综合征。【疗效】屡用有效,久用效佳。【附记】本病应以辨证内治为主,再辅以本法外治,内外并治,疗效尤佳。

(二)温阳逐水散

【组成】桂枝、泽泻、茯苓各 30 克,二丑各 10 克。【制法】上药共研细末,装瓶备用。【用法】取本散适量,以清水少许调为糊状,外贴敷于双足涌泉穴和肚脐处,上盖纱布,胶布固定。每日换药 1 次,7 次为 1 个疗程。【功用】温阳化气,逐水利湿。【主治】小儿肾病综合征之水肿、尿少。【疗效】多年使用,多收良效。【附记】应与内治配合应用为宜。

小儿佝偻病

(一)五栀杏黄膏

【组成】生栀子、五倍子各 6 克,杏仁、大黄各 2 克,冰片 1 克。【制法】上药共研细末,装瓶备用。【用法】取药末适量,加葱 1～3 茎捣烂,加鸡蛋清调为稀糊状,敷于双足心涌泉穴,上盖纱布,胶布固定。每晚 1 次,10 次为 1 个疗程。【功用】清热消积。【主治】小儿佝偻病,症见多汗、烦躁不安、纳差食少、大便秘结者。【疗效】屡用有效,久用效佳。

(二)贴敷方

【组成】①五倍子 20 克,龙骨、朱砂各 10 克;②灯心草、通草、朱砂各 1 克。【制法】上 2 方各共研细末,装瓶备用。【用法】每取药末适量,方①用米醋,方②用清水适量调为糊状,外敷于肚脐处,敷料覆盖,胶布固定。每晚 1 次,10 次为 1 个疗程。【功用】①收敛止汗;②镇惊安神。【主治】小儿佝偻病,症见夜寐不安,吵闹易惊。兼多汗用方①。【疗效】屡用有效,久用效佳。【附记】本病俗称软骨病,治非易事。临床应以内治为主,外治为辅。

三、妇科疾病

月经不调

(一)调经膏

【组成】鲜益母草 200 克,党参、当归、制香附、丹参、熟地黄、白术、五灵脂(炒)、生地黄各 100 克,陈皮、青皮、乌药、柴胡、牡丹皮、地骨皮、川芎、酒芍、半夏、麦冬、黄芩、杜仲、续断、延胡索、红花、川楝子、苍术各 50 克,没药、远志肉、炒枳壳、吴茱萸、黄连、厚朴、茴香、木通、木香、肉桂、甘草各 25 克,炮姜 15 克,雄乌鸡骨 1 只(竹刀破腹去毛杂或用全副骨亦可)。【制法】麻油熬,黄丹收,牛胶 100 克蒸化搅匀。【用法】贴脐下(约气海、关元穴)。【功用】调和气血,疏肝解郁,温经散寒,活血调经。【主治】妇人经水不调。【疗效】屡试屡验。

(二)养血调经膏①

【组成】①当归 100 克,川芎 50 克,白芍、益母草、红花、柴胡、茯神、续断、牛膝、杜仲、香附、陈皮、牡丹皮、白术各 20 克,熟地黄、甘草、蕲艾、泽兰各 12.5 克;②香油 1500 毫升,黄丹 600 克;③人参、沉香各 25 克,鹿茸 20 克,肉桂 15 克(共研细末)。【制法】上列①组药用②组香油炸焦,去渣,加黄丹收膏,另掺入③组药细料搅匀。每张药重 25 克。【用法】贴腹部或腰部。【功用】温经解郁,养血调经。【主治】月经不调,带下、腹痛、腰酸。【疗效】屡用皆效。【附记】孕妇忌用。

(三)养血调经膏②

【组成】①当归、川附片、小茴香、高良姜、川芎、木香各 500 克;②香油 7500 毫升,广丹 5000 克;③青毛鹿茸 40 克,肉桂 50 克,沉香 40 克(共研细末)。【制法】上列①组药用②组香油炸焦,去渣,熬至滴水成珠,入黄丹搅匀,收膏。每 800 克膏药兑③组药细料 15 克,搅匀摊贴。大张药重 35 克,小张药重 22.5 克。【用法】微火化开贴脐上。【功用】养血调经,散寒止痛。【主治】妇女宫寒,月经不调,腹痛带下。【疗效】屡用效佳。

(四)活血调经膏

【组成】当归 30 克,川芎 15 克,白芍、五灵脂、延胡索(醋泡)、肉苁蓉、苍术、白术、乌药、小茴香、陈皮、半夏、白芷各 9 克,柴胡 6 克,黄连、吴茱萸各 3 克。【制法】上药烘干,共研细末,过筛,装瓶备用。【用法】取药末适量,用米醋或白酒少许调为糊状,贴敷脐部及脐下,外盖塑料薄膜,胶布固定。再加热敷,每次 30 分钟,每日 2 或 3 次。【功用】健脾理气,活血调经。【主治】月经不调。【疗效】屡用效佳。

(五)七味调经膏

【组成】香附、鸡血藤各 20 克,白芍、木通、牛膝各 12 克,牡蛎、三棱各 10 克。【制法】上药共研细末,加凡士林适量,调为膏糊状。【用法】取药膏适量,敷于双足心涌泉穴,上盖纱布,胶布固定。每日换药 1 次,5 天为 1 个疗程。【功用】疏肝行气,活血养血。【主治】月经不调,或前或后,或脐腹疼痛,伴血块。【疗效】屡用效佳。

(六)九味调经膏

【组成】没药、乳香、白芍、川牛膝、丹参、山楂、广木香、红花各 15 克,冰片 1 克。【制法】上药共研细末,装瓶备用。【用法】取药末适量,用生姜汁调为稀糊状,敷于双足心涌泉穴,上盖纱布,胶布固定。每日换药 1 次,5 天为 1 个疗程。【功用】行气活血,通络止痛。【主治】月经不调,经前腹痛。【疗效】屡用效佳。

痛　　经

(一)脐痛舒

【组成】山楂 100 克,葛根浸膏 10 克,甘草浸膏 5 克,白芍 150

克。【制法】上药烘干研粉,再加乳香、没药浸液 70 毫升,烘干,另加入鸡血藤挥发油 4 毫升,冰片少许拌匀即成。【用法】取 0.2 克,用醋或黄酒调成糊状,敷于脐处。月经来潮前 2 天应用,或初感痛时应用。【功用】行气活血止痛。【主治】痛经。【疗效】屡用效佳,多 1 次痛止。

(二)痛经膏

【组成】当归、吴茱萸、乳香、没药、肉桂、细辛各 50 克,樟脑 3 克。【制法】先将当归、吴茱萸、肉桂、细辛共水煎 2 次,将煎液合并浓缩成糊状,混入 95% 乙醇浸泡过的乳香、没药浸泡液中,烘干后研细末,加樟脑和匀备用。【用法】于经前 3 天取药粉 3 克,用黄酒数滴拌成糯糊状,外敷于脐孔上,用胶布固定。药干后再调换 1 次。经行 3 天后取下药物。每天 1 次。【功用】温经散寒,活血止痛。【主治】痛经。【疗效】治疗 60 例,治愈 52 例,有效 6 例,无效 2 例。

(三)十四痛经膏

【组成】益母草、丹参、桃仁、红花、牡丹皮、木通、当归、川芎、木香、香附、小茴香、蒲公英各 30 克,延胡索 15 克,冰片 2 克。【制法】上药共研细末,装瓶备用。【用法】取药末 6 克,用米醋调为稀糊状,敷于肚脐与关元穴上,上盖纱布,胶布固定。若寒气甚者,可加用热水袋熨之,每次 15～30 分钟,每日熨 2 次。每日换药 1 次,一个月经周期用 5 次。【功用】活血化瘀,通络止痛,温经散寒。【主治】痛经。【疗效】屡用效佳,连用 3 个月经周期后,总有效率达 95% 以上。

(四)交加散

【组成】当归、白芍、延胡索、蒲黄、桂心各 30 克,生姜、生地黄(均捣取汁存渣待用)各 1000 克,红花、没药(另研)各 15 克。【制法】将生姜汁炒地黄渣,地黄汁炒生姜渣,各烤干,同诸药共研为细末,用温水调匀做成圆形药饼,分 7 次待用。【用法】用时取药饼分贴主穴(中极)和配穴(肾俞、腰阳关)。每日换药 1 次。连用 1 周。【功用】理气活血,调经止痛。【主治】气滞血瘀型痛经。【疗效】治疗 209 例,效果良好,总有效率为 91.39%。

闭　　经

(一)养血通经膏

【组成】丹参 50 克,穿山甲(代)5 克。【制法】上药共研细末,以醋、酒各半调匀成膏备用。【用法】取 10～15 克贴神阙穴上,外用胶布固定,每日换药 1 次,5 次为 1 个疗程,以经通为度。【功用】养血通经。【主治】闭经(血虚夹瘀型)。【疗效】治疗 15例,用药 1 或 2 个疗程后,治愈 11 例,有效 3 例,无效 1 例。

(二)温化通经膏

【组成】干姜 30 克,桂枝 10 克,白芥子 15 克,红花、麻黄、胆南星、生半夏各 20 克,红娘子 3 克,大戟 3 克,香油 2500 毫升。【制法】将上药入香油中浸透炸焦,过滤、去渣,按每 500 毫升药油兑入樟丹 240 克收膏,再按每 500 毫升膏油兑入麝香 1 克,藤黄粉 20 克,拌匀,摊成每张重 3 克的膏药。【用法】取上膏药,分贴敷于中极、水道、子宫、足三里、三阴交穴上。夏季每日换药 1 或 2次,冬季隔日换药 1 次,12 次为 1 个疗程。【功用】燥湿化痰,散寒通经。【主治】闭经(痰湿阻滞型)。【疗效】屡试屡验。【附记】又气滞血瘀型用蜣螂虫 20 克,威灵仙(焙干)30 克,共研细粉,用白酒调成膏状,贴敷于关元穴;寒凝血滞型用肉桂、干姜各 10 克,吴茱萸、小茴香各 20 克,共研细末,用益母草膏调为糊状,敷于神阙、子宫、大肠俞、命门穴上。均覆盖纱布,胶布固定。每日换药 1 次,10 次为 1 个疗程。

(三)闭经贴

【组成】川牛膝 20 克,当归、柴胡各 12 克,白芍、白术、茯苓各10 克,薄荷、穿山甲(代)各 3 克,三棱、蜣螂虫各 6 克,麝香 1 克。

【制法】上药共研细末,装瓶密封备用。【用法】取药末适量,用米醋、白酒各半调为糊状,敷于肚脐、关元和双足心涌泉穴上,上盖纱布,胶布固定。每日或隔日换药 1 次,10 次为 1 个疗程。【功用】疏肝行气,活血通经。【主治】闭经。【疗效】屡用效佳,一般 2 或 3 个疗程即效。【附记】若配合对证方药内治,则疗效更佳。

崩　　漏

(一)热敷方

【组成】①艾叶、食盐各等份,食醋适量;②食盐、蒲黄炭各等份,艾炷适量。【制法】方①将前 2 味药研粗末,加入食醋,炒热装入布袋中备用;方②将前 2 味混合拌匀备用。【用法】方①趁热敷于神阙穴上,以纱布包扎固定。每日换药 1 次,至愈为止;方②取药填满脐孔,令药物略高出皮肤表面,继之把艾炷置药面上,点燃艾炷灸之,直至阴道停止出血。【功用】温经止血。【主治】崩漏(虚寒型)。【疗效】屡用皆效。

(二)止血膏

【组成】生地榆 50 克,生地黄炭、花蕊石各 9 克,当归 15 克。【制法】上药共研细末,以陈醋调匀成膏状备用。【用法】取 20 克分贴于中极和神阙穴上,外以纱布盖上,胶布固定,每日换药 1 次,至阴道血止为度。【功用】凉血止血。【主治】崩漏(血热型)。【疗效】治疗 30 例,治愈 25 例,有效 3 例,无效 2 例。

阴道炎(带下)

(一)止带散

【组成】醋炙鸡冠花、酒炒红花、荷叶灰、白术、茯苓、陈壁土、车前子各等份。【制法】上药共研细末备用。【用法】取药末 10～15 克,用酒或米汤调匀成膏状,敷于神阙穴上,外以纱布盖上,胶布固定。1～2 天换药 1 次。【功用】健脾利湿,活血止带。

【主治】白带。【疗效】屡用有效。

(二)萹蓄合剂

【组成】萹蓄 30 克,生薏苡仁 20 克,川牛膝、瞿麦各 10 克,滑石 15 克,通草 5 克,厚朴 6 克。【制法】上药共研细末备用。【用法】用消毒纱布裹药粉卷成大小长条状,塞入阴道内,用月经带固定。每隔 2 天换药 1 次。【功用】除湿止痒。【主治】湿热下注而引起的妇女带下、阴痛、阴痒。【疗效】效果较好。【附记】加减:痛甚者加焦山栀子、龙胆草;苔黄腻、纳呆、四肢乏力者加苍术、藿香;长期低热、腹胀者加杏仁、豆蔻仁、淡竹叶、苍术、黄柏、大腹皮;兼患滴虫者加蛇床子 30 克。

(三)治阴道滴虫验方

【组成】黄柏 15 克,枯矾、雄黄各 10 克,轻粉、冰片各 5 克。【制法】共研细末,用凡士林 60 克调成软膏备用。【用法】先用鲜大青叶 100 克,蛇床子、地骨皮、五灵脂各 50 克煎水冲洗阴道后(每天早、晚各 1 次),再取此膏涂敷患处。每日 1 次。【功用】解毒、燥湿、杀虫。【主治】滴虫性阴道炎。【疗效】治疗 10 例,用药数天后,均痊愈。

(四)大海龙膏

【组成】大海龙 1 对,生附子 75 克,穿山甲(代)、锁阳、冬虫夏草、高丽参、川椒、母丁香各 15 克,香油 1000 毫升,黄丹 325 克,阳起石、麝香各 25 克。【制法】将上药按中医传统方法炼制成膏。每次取 3 克,摊如铜钱大备用。【用法】取药膏贴双足心涌泉穴。10 天 1 换。【功用】温阳益气。【主治】下元虚损,女子赤白带下。【疗效】屡用有效,久用效佳。

(五)抗霉胶囊

【组成】白鲜皮、秦皮、黄柏、苦参各 280 克,桉叶 325 克,枯矾 60 克,薄荷脑 5 克。【制法】上药共研为细末,过 6 号筛,制成胶囊 100 粒。备用。【用法】用时每取 2 粒,于每晚睡前纳入阴道深处,2 周为 1 个疗程。【功用】清热利湿,抗霉止痒。【主治】霉菌性阴道炎。【疗效】治疗 100 例,治愈 81 例,有效 12 例,无效 7 例,总有效率为 93%。

宫 颈 炎

(一)宫颈炎 1 号

【组成】金银花、甘草、五倍子各等份。【制法】上药共研细末备用。【用法】取药粉直接喷撒于宫颈患处表面,每日 1 次,10 次为 1 个疗程。【功用】清热解毒,敛疮。【主治】急性子宫颈炎。【疗效】屡用有效。【附记】在喷药前,先擦净阴道及宫颈表面之分泌物,以便药粉直接与患部接触。

(二)宫颈炎散

【组成】血竭 7 克,没药 9 克,乳香、冰片、硇砂、蛇床子各 4 克,儿茶 11 克,雄黄 14 克,钟乳石 12 克,樟丹 50 克,白矾 60 克。【制法】上药共研细末,加麻油调成膏状备用。【用法】先擦净阴道及宫颈表面分泌物,在带线棉球上涂上此膏,紧贴宫颈糜烂面。每周 2 次,5～10 次为 1 个疗程,直至痊愈为止。【功用】解毒、活血、燥湿、杀虫。【主治】慢性子宫颈炎。【疗效】屡用有效。【附记】上药时注意勿碰到阴道壁,以免损伤阴道壁黏膜。上药后宫颈糜烂面有碎片状组织脱落,脱皮时有时可伴少量出血或黄水,白带增多。这是上药后宫颈糜烂面被腐蚀脱落的现象,不必处理。

(三)宫颈炎粉

【组成】墓头回、连翘各 60 克,枯矾 30 克。【制法】上药共研细末,装瓶备用。【用法】阴道给药。根据糜烂面大小,每次上药粉 1 克左右。每隔 2 天给药 1 次,3 次为 1 个疗程。【功用】清热解毒,燥湿疗带。【主治】宫颈炎。【疗效】经治 234 例,治愈 149 例,好转 83 例,无效 2 例,总有效率为 99%。

宫 颈 糜 烂

(一)冰茶散

【组成】冰片 21 克,煅龙骨 18 克,乌贼骨、桔梗各 75 克,青皮 30 克,青黛、延胡索各 210 克,儿茶 63 克,血竭、黄柏各 78 克。【制法】上药共研细末,装瓶备用。勿泄气。【用法】先清洁阴道后,取药末喷于宫颈糜烂面上,每日 1 次,10 次为 1 个疗程。【功用】清热燥湿,收敛生肌。【主治】慢性子宫颈炎,宫颈糜烂。【疗效】屡用效佳。

(二)黄倍散

【组成】黄柏、五倍子各 7.5 克,炒蒲黄 3 克,正冰片 1.5 克。【制法】上药共研细末,装瓶备用。【用法】先用 1‰绵茵陈煎剂冲洗阴道并拭干,再将上药粉喷撒于子宫口糜烂处,以遮盖糜烂面为度(如果阴道较松弛者再放入塞子,保留 24 小时,自行取出)。隔日冲洗喷药 1 次。10 次为 1 个疗程。上药期间停止性生活。【功用】消炎拔毒,收敛生肌。【主治】宫颈糜烂,小腹胀痛,白带增多。【疗效】治疗 57 例,痊愈 41 例,好转 2 例,无效 14 例。

(三)治糜灵

【组成】儿茶、苦参、黄柏各 25 克,枯矾 20 克,冰片 5 克。【制法】上药共研细末,过 200 目筛,后加冰片拌匀,密封保存。用时以香油调成糊状。【用法】先用干棉球拭净阴道后,再将带线棉球蘸药膏放在糜烂面上,24 小时后自己将药棉球取出,每隔 2 天上药 1 次,10 次为 1 个疗程。【功用】清热燥湿,祛腐生肌。【主治】子宫颈糜烂,腰以下腹痛,白带多,甚至有脓性分泌物。【疗效】经治 598 例,全部有效,其中痊愈 515 例,显效 45 例,好转 38 例。

盆 腔 炎

(一)温腹贴

【组成】艾叶、透骨草各 150 克,乳香、没药、红花各 30 克,水蛭、血竭各 20 克,炮姜、香附、苍术、独活、当归、川芎、防风、路路通各 50 克。急性加地榆 50 克。【制法】上药粉碎成麸皮状,先以青盐 250 克炒热,再加药物文火炒至灼手,装入 20 厘米×250 厘米棉布袋,备用。【用法】用时取药袋趁热于下腹部摩熨,由轻到重,每次约 30 分钟,每日 1 次,1 个月为 1 个疗程。下次可蒸可炒。月经期停用。【功用】祛风除湿,温中散寒,活血通络。【主治】急、慢性盆腔炎。【疗效】屡用效佳。

(二)双黄膏

【组成】大黄、黄柏、侧柏叶各 60 克,薄荷、泽兰各 30 克。【制法】上药共研细末,以水或蜜调成糊状备用。【用法】贴敷下腹部,外以纱布盖上,胶布固定,每日换药 1 次,敷至治愈为止。【功用】清热、燥湿、凉血、活血。【主治】急性盆腔炎局部发热较甚者。【疗效】屡用皆效。

(三)沙蒿子散

【组成】沙蒿子 60 克,蒲公英 30 克,夏枯草、透骨草、川楝子各 15 克,赤芍药 12 克,三棱、莪术、乳香、没药、红花、炙白芷、土鳖虫各 10 克。【制法】上药共研为细末,和匀,装瓶备用。【用法】用时取药粉适量,以冷开水调成糊状,外贴敷于下腹部,约 3 小时,如变干,取下再冷开水浸渍,再敷患处。可反复使用。如果黏性不大了,效果也就没有了。病情不愈,可以继续使用,直到痊愈为止。10 天为 1 个疗程。【功用】活血化瘀,理气止痛,软坚散结。【主治】慢性盆腔炎。【加减】同时配合服中药汤剂:败酱草、红藤、黄芪、丹参、赤芍药各 15 克,延胡索、地丁草、土茯苓各 10 克,香附 9克,当归 12 克。加减:若热重者加蒲公英;气滞血瘀重者,加红花、桃仁、川楝子;湿热重者,加黄柏、薏苡仁;有包块者,加海藻、夏枯草;冷痛者,去地丁草、红藤,加桂枝、乌药。每日 1 剂,水煎服。【疗效】治疗 52 例,痊愈 18 例,显效 22 例,好转 12 例。总有效率达 100％。

(四)蒲白散

【组成】蒲公英、延胡索、败酱草、黄柏、刘寄奴、威灵仙各 20 克,千年健、艾叶、透骨草、赤芍药、独活、川芎、红花、当归各 15 克,乳香、没药、白芷、姜黄、血竭各 12 克,丹参 30 克。【制法】将上药加工成粗粒,喷湿后装入布袋(布袋由纱布缝成 20 厘米×12 厘米长方形,一边封口,一边为可收缩拉紧的开口),隔水蒸 20 分钟备用。【用法】趁热外敷腹部(脐以下至耻骨联合之间腹部为宜)。须注意温度,以免烫伤。若烫则加包棉布,凉则加热水袋热敷。1 剂中药可连用 7 天。每日 1～2 次,每次 30～60 分钟,14 天为 1 个疗程。经期停用。【功用】清热解毒,行气活血,祛瘀止痛。【主治】慢性盆腔炎。【疗效】治疗 30 例,其中附件炎 9 例,附件炎性包块 2 例,子宫内膜炎 19 例;年龄 27－43 岁;病程 2 个月至 3 年。结果:治愈 12 例,好转 16 例,未愈 2 例,治愈好转率为 93.33％。

女性不孕症

(一)五白散

【组成】五灵脂、白芷、食盐各 6 克,麝香 0.3 克,面粉适量,艾炷适量(如黄豆大)。【制法】先将前 3 味药共研细末,入麝香同研和匀,装瓶备用。【用法】用时先取面粉 30 克以水调和制成面条,用之围绕肚脐四周,再取药末填满脐中,然后以艾炷点燃置于药末上灸之,连续灸至患者脐中有温暖感觉后即停灸。每隔 3 天填药艾灸 1 次,10 次为 1 个疗程。【功用】温经、散寒、通经种子。【主治】子宫寒冷,冲任失调及不孕症。并治男子精冷不育。【疗效】久用必效。一般用药 2 或 3 次见效。

(二)川乌水蛭贴

【组成】川乌、水蛭、红花、肉桂各 10 克,威灵仙、乳香、没药、路路通各 20 克,透骨草、丹参各 30 克,鸡血藤、皂角刺各 15 克。【制法】上药共研细末,装入长条形布袋中,备用。【用法】取布袋隔水蒸 20 分钟洒少许黄酒,于月经干净后贴敷附体体表部位。每日 1 次,晚敷晨揭。1 剂用 3 日,一般连用 3～9 个月可受孕。【功用】祛风除湿,消瘀通塞。【主治】输卵管阻塞而引起的不孕症。【疗效】经临床验证 32 例,总有效率为 62.5%。【附记】敷药后局部皮肤过敏者则停用。

(三)助孕膏

【组成】延胡索、五加皮、乳香、白芍、杜仲各 10 克,菟丝子、川芎、女贞子各 20 克。【制法】上药共研细末,用凡士林适量调和成软膏状备用。【用法】取药膏适量,敷于关元、三阴交(双)穴上,上盖纱布,胶布固定。每日换药 1 次。【功用】补肾益肝,行气止痛。【主治】不孕症。【疗效】屡用有效。

(四)透骨通膏

【组成】生附子、芒硝、透骨草、桂枝各 60 克,紫丹参 120 克,吴茱萸、小茴香各 50 克,路路通、艾叶各 30 克。【制法】上药共研细末,用白酒浸透、拌匀,装入 20 厘米×8 厘米的纱布袋内,缝好袋口备用。【用法】将药袋放入蒸笼中蒸 1 小时,取出用干毛巾包住,置关元穴上,保温热敷 60 分钟,月经第 1 天放置,每晚 1 次,连放 15 天,3 个月为 1 个疗程。【功用】温经通络。【主治】不孕症。【疗效】屡用有效,久用效佳。

宫 外 孕

(一)消症散

【组成】追地风、川椒、千年健、羌活、独活、血竭、乳香、没药各

60 克,五加皮、白芷、桑寄生、川续断、赤芍、当归尾各 120 克,艾叶 500 克,透骨草 250 克。【制法】上药共研极细末,每 250 克为 1 份,装入纱布袋内,封口备用。【用法】取纱布袋 1 个盛药,蒸 5 分钟,趁热外敷患处,每日 1 次或 2 次,10 次为 1 个疗程。【功用】消症散结。【主治】宫外孕包块表浅而界限清楚者。【疗效】屡用皆效。

(二)宫外孕外敷方

【组成】丹参 15 克,赤芍、桃仁、乳香、没药各 9 克,三棱、莪术、延胡索各 6 克。【制法】上药共研细末,以食醋调匀成软膏状备用。【用法】贴敷下腹部,外以纱布盖上,胶布固定。隔日换药 1 次,10 次为 1 个疗程。【功用】活血破瘀,消症止痛。【主治】陈旧性宫外孕(包块型)。【疗效】治疗数例,用药 1～2 个疗程后,包块消失而愈。

胎 位 不 正

(一)正胎膏

【组成】当归、白芍、羌活各 15 克,川芎 12 克,黄芪、菟丝子各 30 克,艾叶 9 克。【制法】上药共研细末,和匀,用凡士林调制成软膏状,备用。【用法】用时取药膏适量,于临睡前分别贴在双膝关节上缘稍内侧的血海穴区,正常休息至早上揭去。一般贴 5～8 次,连用 3 个晚上后,复查胎位。【功用】养血益肾,调和冲任。【主治】胎位不正。【疗效】治疗 503 例,总有效率为 75.29%。

(二)生姜贴

【组成】生姜适量。【制法】将生姜捣烂成泥状,备用。【用法】用时取药泥适量,分别贴敷双侧至阴穴,然后用塑料薄膜包裹,使姜泥始终保持潮湿状态,如干燥可重新更换。【功用】温经散寒,纠正胎位。【主治】胎位不正。【疗效】自贴 24 小时后行 B 超检查。如果未转正常,可继续治疗 2～3 天,直至胎位转正为止。

保胎（流产）

(一)保胎膏

【组成】党参、当归、生地黄、杜仲、续断、桑寄生、地榆、砂仁、阿胶各 32 克,熟地黄 64 克,炒蚕沙 48 克。【制法】上药用麻油 750 毫升,熬焦,去渣,入黄丹 388 克,黄蜡 64 克收膏,再下煅紫石英、煅赤石脂、煅龙骨各 10 克(共研细末)搅匀。摊膏备用。【用法】贴腰眼,7 天一换,3 个月后 15 天一换,共 10 个月。如治淋、带,血枯经闭,贴丹田;肾虚腰痛贴命门及痛处。【功用】固肾安胎(益气血,补肝肾,止崩漏)。【主治】防止流产。兼治淋症,带下,血枯经闭及肾虚腰痛等症。【疗效】对防止流产及上述各症均有效。

(二)专保小产膏

【组成】生地黄 256 克,当归、炒黄芩、益母草各 32 克,白术、川续断各 18 克,酒赤芍、黄芪各 15 克,甘草 10 克。【制法】上药用麻油 1000 毫升熬焦,去渣,下白蜡 32 克,黄丹 448 克收膏,入煅龙骨(研末)32 克搅匀。摊膏备用。【用法】以缎摊贴。贴丹田,14 天一换。将产时 1 个月一换。【功用】养血、健脾、清热、安胎。【主治】防治小产。【疗效】屡用有效。

(三)神效膏

【组成】当归、黄芩(酒炒)、益母草各 50 克,生地黄 400 克,白术、续断各 30 克,甘草 15 克,白芍(酒炒)、黄芪、肉苁蓉各 25 克。【制法】上药用麻油 1000 毫升浸 7 天,熬成膏(炸焦去渣),加白蜡 50 克,再熬三四沸,加黄丹 250 克再熬,再加飞过龙骨 50 克搅匀,以缎摊如碗口大备用。【用法】贴丹田上,14 天一换,贴过孕 8 个月为妙。【主治】习惯性流产。【疗效】屡用有效。

(四)安胎膏

【组成】党参、酒当归各 64 克,熟地黄 96 克,酒黄芩、淮山药、白术各 48 克,酒川芎、酒白芍、陈皮、苏梗、香附、杜仲、续断、贝母各 15 克。【制法】麻油熬,黄丹收。【用法】贴肾俞穴。【功用】益气血,补肝肾,安胎。【主治】胎动不安。【疗效】屡用效佳。【附记】加减:下血者加桑寄生、阿胶各 15 克;子痫加防风、独活、羚羊角(代);子肿加姜皮、茯苓皮、大腹皮、陈皮、栀子末调;止喘加马兜铃、桔梗、贝母;止呕定痛加砂仁少许;肝脾血热和小便带血加柴胡、黑山栀子。

(五)当归参地膏

【组成】当归、党参、生地黄、杜仲、川断、桑寄生、地榆、砂仁、阿胶各 30 克,熟地黄 60 克,炒蚕沙 45 克,麻油 750 毫升,黄丹 360 克,黄蜡 60 克。【制法】将前 11 味药用麻油熬枯去渣,加入黄丹、黄蜡搅匀收膏,再加入煅紫石英、煅赤石脂、煅龙骨细末各 21 克,搅匀,摊膏,收贮备用。【用法】用时取膏药温化,贴腰眼 1 个月,7 日 1 换,3 个月后,半个月 1 换,满 10 个月止。肾虚腰痛贴命门。【功用】凉血活血,益肾固胎。【主治】防止习惯性流产及防止小产。【疗效】屡用效佳。

催产(难产)

(一)大麻子催产方

【组成】大麻子 30 克。【制法】大麻子剥去外皮,捣碎成泥状备用。【用法】涂敷白布上,贴产妇脚心处(涌泉穴)。【功用】泻下通滞,排出有形之滞物。【主治】催产引产。【疗效】催产、引产共 8 例,其中因继发性子宫乏力催产者共 5 例,高血压、子痫前期、子痫催产、引产者 2 例,胎盘前置、产后大出血催产者 1 例,结果收到满意疗效。一般在贴敷后 10～30 分钟均可引起规律的宫缩,3～4 小时后效力减弱。

(二)立圣丹①

【组成】寒水石 200 克(其中生用 100 克,煅赤 100 克,均研细),朱砂少许。【制法】上药同研如深桃红色备用。【用法】每取药粉 1.5 克,用井水调成薄糊,以纸花剪成杏叶大,摊上药糊,贴脐心,候干再贴。【功用】引产。【主治】产难横逆恶候,死胎不下。【疗效】屡用效佳,一般不过 3 次便产。

(三)立圣丹②

【组成】寒水石 150 克(一半生用,一半煅用),硼砂 15 克。【制法】上药各研细末,混合均匀备用。【用法】每用 1～2 克,水调成糊,贴神阙穴。外用胶布固定。产下即去掉药物。【功用】催生助产。【主治】难产、死胎不下。【疗效】临床验证有效。

(四)催产膏

【组成】龟甲 30 克,川芎、当归各 15 克,头发灰 10 克,蝉蜕(烧灰)7 个,蛇蜕(烧灰)1 条,车前子末 15 克,葱汁、芝麻油各适量。【制法】先将前 3 味药共研为细末,加入芝麻油熬煎数滚,次将后 3 味药末与车前子末加入再煎熬 15～20 分钟,取出冷却,最后加入葱汁拌匀收膏,装瓶备用。【用法】取药膏 30 克摊于纱布中央,敷贴于患妇的脐孔上,外以绷带扎紧,嘱孕妇闭目静卧 1 小时左右。【功用】催产。【主治】难产。【疗效】屡用屡验,一般 1 次胎儿即可娩出。

产后尿潴留

(一)外敷散

【组成】生姜皮 15 克,大蒜 2 瓣,葱白 10 茎,食盐适量。【制法】上药共捣烂,加水少许,调为糊状备用。【用法】贴神阙穴上,用塑料纸及胶布固定,再用热水袋外敷,温度保持在能耐受的程度。用药后有热气窜入腹内之感,或稍有不适。如有灼痛,可将热水袋去掉。一般可使疼痛逐渐消失。如灼痛感持续则终止用药。改用他法(本组病例无此情况)。【功用】通阳利水。【主治】产后尿潴留。【疗效】治疗47例,其中初产妇32例,经产妇15例。滞产者24例。治疗后2小时内排尿者28例,6小时内排尿者46例,无效1例,总有效率为97.9%。

(二)逐水散

【组成】磁石、商陆各5克,麝香0.1克。【制法】先将前2味药研为细末,再加麝香研匀备用。【用法】上药分为2份,分别摊敷于脐眼、关元穴上,覆盖胶布(比药粉面积稍大一点)固定。一般数小时见效,可自行排尿时即去其药,若无效,次日更换敷之。【功用】活血通络,通窍逐水。【主治】产后癃闭。【疗效】屡用效佳,一般敷后3小时即可自行排尿。【附记】若配合针灸治疗,效果更佳。又用芒硝3克,研末贴水分穴上,一般3小时即通小便。

(三)蒜栀膏

【组成】山栀子5枚,独头蒜1枚,食盐、冰片各少许。【制法】上药共捣烂,用纱布包好备用。【用法】取药包敷于肚脐处,外用胶布固定。可用热水袋配合热敷,约2小时后取下。一般用1或2次即可。【功用】温阳化气。【主治】产后尿潴留。【疗效】屡用效佳。

胎 衣 不 下

(一)催衣膏

【组成】附子15克,牡丹皮、干漆、大黄各30克。【制法】上药共研细末,用醋100毫升调匀如膏状备用。【用法】取药膏15~30克敷贴关元穴处,外以纱布盖上,胶布固定。每日换药1次。【功用】温肾、凉血、导滞。【主治】产后胎衣不下。【疗效】试治数例,均1次收效。【附记】上法可加贴神阙穴。一般敷药后静卧 30 分钟,胞衣可自然娩出。

(二)花蕊石膏

【组成】花蕊石 2 克,沉香 1 克。【制法】上药共研细末,以白酒调匀如膏状备用。【用法】贴神阙穴上约 2 小时,每日 1 次。【功用】化瘀止血、降逆导滞。【主治】胞衣不下。【疗效】屡用有效。【附记】又用蓖麻仁 7 粒,捣烂如泥,分为 2 份,贴两足心涌泉穴上,每日 1 次,治因子宫收缩乏力引起的胎衣不下。效果亦佳。

产后恶露不净

(一)六味恶露膏

【组成】艾叶、延胡索、香附、乌药、枳壳、川芎各 20 克。【制法】上药共研细末,用益母草膏调为糊膏状备用。【用法】取药膏适量,外敷于中极、血海、三阴交穴上,上盖纱布,胶布固定。每日换药 1 次。【功用】温经散寒,活血理气。【主治】产后恶露不净。【疗效】屡用效佳。

(二)乌金膏

【组成】红花 64 克,熟地黄、赤芍、炒莪术、全当归、炒蒲黄、陈黑豆、干姜、肉桂各 32 克。【制法】麻油熬,黄丹收。【用法】贴丹田处。【功用】活血化瘀。【主治】产后败血为患诸症。【疗效】屡用有效。

(三)消行膏

【组成】当归 64 克,川芎 32 克,桃仁、姜炭、甘草、红花、延胡索、肉桂、五灵脂、香附各 15 克。【制法】麻油熬,黄丹收。【用法】贴丹田穴。【功用】消积行瘀,行气止痛。【主治】产后诸病(产后瘀积未尽诸病)。【疗效】屡用有效。

产后发热

(一)退热外敷方

【组成】桂枝 50 克,竹叶、白薇、山栀子、黄连各 15 克,赤芍、黄芩、丹参各 20 克。【制法】上药共研粗末,分装在 2 个纱布袋内,略洒白酒,放锅内蒸半小时备用。【用法】锅内取出后放置 10 分钟,当温度合适时,放在双侧涌泉穴及肚脐处。在外敷前,先在穴位表皮涂上香油,以免药物刺激皮肤,每日换药 1 次。【功用】活血化瘀,清热解毒。【主治】产后发热。【疗效】屡用效佳。

(二)三草膏

【组成】老鹳草 20 克,伸筋草、透骨草各 30 克。【制法】先将上药捣烂,加食盐炒热备用。【用法】取药泥,趁热敷于双涌泉、八髎及阿是穴,上盖纱布,胶布固定。每日换药 1 次。【功用】祛湿通络。【主治】产后发热,风湿型尤宜。【疗效】屡用效佳。

产后遗尿

(一)温固散

【组成】附片、干姜、赤石脂各等份。【制法】上药共研细末,装瓶备用。【用法】取药末适量,用清水调为糊状,敷于肚脐处,上盖纱布,胶布固定。每日换药 1 次,3～5 天为 1 个疗程。【功用】温阳固肾。【主治】产后遗尿症。【疗效】屡用效佳。一般用 1 个疗程可愈。【附记】又用吴茱萸 5 克,研末,依上法用之,效果亦佳。

(二)五银散

【组成】五味子、五倍子、银杏各等份。【制法】上药共研细末,装瓶备用。【用法】取药末适量,用清水调为糊状,敷于肚脐处,上盖纱布,胶布固定。每日换药 1 次,3～5 天为 1 个疗程。【功用】收敛止遗。【主治】产后遗尿症。【疗效】屡用效佳。

【附记】又用桑螵蛸 5 克,研末,依上法用之,效果亦佳。

产后腹痛

(一)八味腹痛膏

【组成】当归、桂枝、牛膝各 20 克,生姜、川芎、桃仁、乳香、延胡索各 10 克。【制法】上药共研细末,装瓶备用。或水煎取汁,湿敷。【用法】取药末适量,用凡士林调为糊膏状,敷于关元、气海、中极穴上,上盖纱布,胶布固定。3 天换药 1 次。【功用】 活血化瘀,行气止痛。【主治】产后腹痛。【疗效】屡用效佳,一般用药 3～5 次可愈。

(二)吴萸二仁散

【组成】吴茱萸 12 克,栀子仁 10 克,桃仁、沉香各 3 克。 【制法】上药共研细末,装瓶备用。【用法】取药末适量,用白酒或米醋调为糊状,敷于阿是穴,上盖纱布,胶布固定。每日换药 1次。【功用】活血、散寒、行气、止痛。【主治】产后腹痛。【疗效】屡用效佳。

乳腺炎(乳痛)

(一)结乳膏

【组成】韭菜汁、铜绿、血竭、没药、乳香各 187.5 克,信石112.5 克,麝香 22.5 克。【制法】取香油 12 升置于铁锅内,加热熬炼,同时不停地用铁漏勺撩油,使浓烟随时散发,炼至微现白色烟转浓时,蘸取少许,滴入水中成珠,吹之不散,立即停止加热,或将锅取下。另取铅丹 400 克,一般下丹前要将丹炒去潮气过筛,用铁铲徐徐撒入锅中,丹、油相遇,立即涨锅上溢。同时用木棒不停地搅动至烟尽即可。将上膏油搅匀,立即倒入冷水中搅至成团,分成 500～1500 克小块,将水挤干净,再放入冷水中浸泡 10～15 天,每日换水 1 次或 2 次以去火毒。将铜绿、血竭、乳香、没药、信石五味分别轧为细粉,和匀,过 80～100 目细罗,然后再将麝香置于乳钵内研细,同铜绿等细粉陆续配研,和匀过罗,即成"细料"。取膏油加热熔化,兑入韭菜汁,微炼,凉温,加入"细料"搅匀即成。约制膏药油 12.75 升,将膏油摊于纸褙上,微凉,向内对折,装瓶备用。【用法】温热化开,贴于患处。【功用】活血化瘀,消肿止痛。【主治】妇女乳痈肿痛,瘰疬结块,红肿坚硬,以及乳癌等症。【疗效】临床屡用,均有一定效果。

(二)十味消肿膏

【组成】蜂房、红芽大戟、大黄藤、苦菜藤、黄药子、天花粉各 20 克,蛇参 10 克,瓜蒌皮、野菊花、蒲公英各 15 克。【制法】上药共研细末。先取猪胆汁 100 毫升煮沸,冷后,入药末调制,再加凡士林 30 克调匀成软膏状,备用。【用法】用时取药膏涂在敷料上,胶布固定。每日换药 1 次。【功用】清热解毒,软坚散结,消肿止痛。【主治】急、慢性乳腺炎,乳房肿块。【疗效】屡用效佳。【附记】乳腺癌忌用。

(三)乳痈膏

【组成】乳香、没药、黄柏、蒲公英各 10 克,大黄 15 克,冰片 5 克。【制法】先将前 5 味药共研细末,入冰片同研和匀备用。【用法】取药末 15～30 克,以鸡蛋清调匀成膏状,摊于纱布上约 1 厘米厚,敷贴于患处,加胶布固定。敷药后加热水袋置药上外敷 30 分钟,以增加药效,每日换药 1 次。【功用】清热解毒,消肿止痛。【主治】乳痈。【疗效】屡试屡验,效佳。

(四)白余膏

【组成】桑白皮 30 克,蜂房、血余炭各 40 克,白矾 9 克,陈猪油 90 克。【制法】上药共研细末,过 40 目筛,用陈猪油调成软膏状,装罐备用。【用法】取药膏适量(视患处大小)摊于白布上,贴敷患处,外用胶布固定。隔日换药 1 次,至愈为度。【功用】清热解毒,消肿止痛。【主治】乳腺炎、疖肿及化脓性伤口。【疗效】屡用效佳。【附记】又用蜘蛛 1 只,大枣(去核)1 枚混合,置瓦上文火焙干,研细末,以香油调成糊状涂敷患处,再用膏药固定,每日 1 次。一般 2 次或 3 次即愈。

乳 头 皲 裂

(一)乳裂膏

【组成】当归、生地黄、川贝母、白芷、制没药、制乳香各 10 克,紫草 6 克,香油 30 毫升,黄蜡 12 克。【制法】先将香油放在勺内熬开,后下药,下药须一味一味进行,每下一味药待炸焦黑而捞出弃之后再下另一味,仅留香油而不要药渣,最后将黄蜡倒入热香油内,再一起倒入容器内凉后成膏,以备外用。【用法】用时取膏涂敷患处,每日 1～2 次。【功用】清肝、凉血、止痛。【主治】乳头皲裂。【疗效】屡用效佳,一般 1 周即愈。

(二)黄连膏

【组成】川黄连、全当归、黄柏、黄芩各 10 克,细生地黄 30 克。【制法】上药浸入 500 毫升麻油中 3 天,文火煎熬至药焦为度,去渣,稍出火,纳入黄蜡 150 克调和,封存置凉处。3 个月后取用。【用法】同时取膏涂敷患处,每日 1 或 2 次。【功用】清热解毒,凉血消肿。【主治】产妇乳头皲裂。【疗效】屡用效佳。

(三)三石散

【组成】炉甘石、花蕊石、寒水石各 9 克,冰片少许。【制法】先将前 3 味共研细末,加冰片少许同研和匀备用。【用法】用菜油调敷患处,每日 2 或 3 次。【功用】清热、活血、生肌、敛疮。【主治】乳头皲裂。【疗效】治愈数十例。【附记】此散勿受潮。

(四)乳风膏

【组成】制乳香、煨乌梅、制马勃各 15 克,汉三七 6 克,浙贝母 12 克,蜈蚣 3 条。【制法】先将马勃用文火烘干,乌梅烧灰存性,乳香研至极细无声,再将上药混合共研细末,和匀,装瓶备用。

【用法】先将患处用生理盐水洗净,再用消毒棉球将药粉扑于患处,每日1次或2次。每次约用药面1克,哺乳期妇女可增至每日3次,并于每次哺乳前将乳头用生理盐水洗净,避免婴儿吮入。【功用】清热、解毒、散结、生肌、敛疮、止痛。【主治】乳头风及乳头皲裂,乳晕开裂,疼痛如锥刺,揩之出血或流黄色黏液,尤其妇女哺乳期痛痒难忍。【疗效】治疗35例,痊愈33例,显效2例。【附记】加减:局部痒痛甚者,加霜茄2克(将霜茄烧灰存性研粉),如脓液多者,可加炉甘石粉5克。

乳 腺 增 生

(一)乳癖消

【组成】柴胡、赤芍、白芍、香附、川楝子、橘核、延胡索、瓜蒌、全蝎、穿山甲(代)、皂角刺、冰片、黄药子、当归各25克。【制法】上药共研细末,装瓶备用。【用法】用时取药末150～200克,加酒醋各半少许文火炒热,装入20厘米×15厘米双层纱布袋内热敷患处,每次敷8小时(冷了再炒),每日1次。每袋用3次,每次用前炒热。【功用】活血理气,通络散结。【主治】乳腺小叶增生。【疗效】治疗154例,用药3个月经周期,治愈45例,显效67例,好转29例,无效13例,总有效率为91.6%。

(二)中药热敷方

【组成】瓜蒌、连翘、川芎、香附、红花、泽兰、桑寄生、大黄、芒硝、丝瓜络、鸡血藤各30克。【制法】上药研粗末,装入2个白布袋中,其大小以覆盖乳房为度。【用法】将药袋置锅中蒸热,外敷乳房患部。2个药袋交替使用。冷则易之。药袋不宜过热,以皮肤能耐受为度,勿烫伤。临用时药袋上洒乙醇或烧酒少许,每次热敷半小时,用完后,药袋用塑料薄膜包好,留待用。本方可连续热敷10次左右。切勿内服。【功用】疏肝理气,活血化瘀,通经活络,软坚散结。【主治】乳房肿块。【疗效】治疗92例,病程5个月至 1 年以上。治疗后全部消散。疗程最短 7 天,最长 4 周。经 2 年随访仅有 12 例复发,继用前法治疗而愈。

(三)细贝归香散

【组成】细辛、浙贝母各 30 克,当归尾、川芎、连翘、赤芍、荔枝核、乳香、木香、皂角刺各 60 克。【制法】上药共研细末,装瓶备用。【用法】取药适量,用陈醋少许调为糊状,外敷患处,上盖纱布,胶布固定。同时配合使用热水袋外敷。每次 30 分钟,每日 2 次。若药干时,可再滴些醋,每隔 5 天更换新药 1 次,于月经前 10 天开始,行经时停止,连续应用 4～6 个月经周期。【功用】调理冲任,疏肝散结。【主治】乳腺小叶增生。【疗效】屡用有效,久用效佳。

(四)散结乳癖散

【组成】穿山甲(代)、血竭、桂枝、赤芍药、当归、红藤、败酱草、制大黄、乳香、没药、水蛭各等份。【制法】上药共研细末,和匀,装瓶备用。【用法】用时每取药末适量,用凡士林调和成软膏状,外敷患处,每日一换,连敷 5 日,休息 1 日,连用 30 天为 1 个疗程。【功用】活血化瘀,理气止痛,温经通络。【主治】乳腺增生症。【疗效】治疗 45 例,临床治愈 25 例,显效 14 例,有效 5 例,无效 1 例,总有效率为 97.78%。

子宫脱垂(阴挺)

(一)苏茴膏

【组成】紫苏叶、小茴香各 75 克,麻油 25 毫升。【制法】将前 2 味药共研细末,过筛,用麻油拌匀备用。【用法】以消毒棉棒蘸敷患处。每日 2 次。【功用】温肾、散寒、固脱。【主治】阴挺(子宫脱垂)。【疗效】屡用效佳,一般 1 次或 2 次即显效。

(二)升提膏

【组成】升麻、黄芪、柴胡、党参各 10 克,枳壳 15 克,麝香 0.3

克。【制法】 先将前 5 味药共研细末,以醋调和为膏状,备用。【用法】用时嘱患者平卧于床上,取麝香 0.1 克纳入脐孔内,再用膏药敷之,外以纱布盖上,胶布固定。3 天换药 1 次,10 次为 1 个疗程。【功用】 益气疏肝,升提固脱。【主治】 各型阴挺。【疗效】屡用效佳,一般 1 个疗程,最多 3 个疗程即可见效。

(三)四子膏

【组成】五味子、菟丝子、韭菜子、蛇床子各 10 克,升麻 5 克,黄芪 15 克。【制法】上药共研细末,装瓶备用。【用法】取药末适量,用米醋调为稀糊状,敷于肚脐处,上盖纱布,胶布固定。每日换药 1 次,3 次为 1 个疗程。【功用】温肾、益气、升提。【主治】子宫脱垂。【疗效】屡用效佳。

(四)十味阴挺丸

【组成】党参 30 克,升麻、枳壳各 15 克,柴胡 6 克,乌梅、白矾、白芷、酸石榴皮各 9 克,五倍子、苦参各 12 克。【制法】上药共研细末,过筛,和匀,炼蜜为丸,每丸重 10 克,分装备用。【用法】用时先用 2% 淡盐水冲洗阴道,并将子宫复位,取药丸 1 粒送入阴道后穹隆部,用丁字带固定,24～30 小时取出。每周为 1 疗程,每疗程用 6 丸。【功用】升提益气,收敛固脱。【主治】子宫脱垂。【疗效】用本方治疗 145 例,用药 1～2 疗程,痊愈 120 例,显效 10 例,有效 9 例,无效 2 例,总有效率为 98.6%。

妊 娠 恶 阻

(一)贴敷方

【组成】①公丁香、陈皮、半夏各 3 克;②半夏、干姜、胡椒各 3 克。【制法】上 2 方各共研细末,装瓶备用。【用法】取药末适量,方①用新鲜生姜煎浓汁,调为糊状,外敷肚脐处;方②用清水调为糊状,外敷双足心涌泉穴。均盖纱布,胶布固定。每日换药 1 次,3 天为 1 个疗程。【功用】温中止呕,和胃降逆。【主治】妊娠反应。【疗效】屡用有效。【附记】又用紫苏叶、生姜各适量，或鲜橘叶、生姜各适量，共捣烂并加鸡蛋清适量调匀，贴双足心涌泉穴上。每日一换，用之多效。

(二)辨证贴敷方

【组成】①丁香 15 克，半夏 20 克，生姜 30 克；②陈皮、竹茹、姜半夏各 10 克，砂仁、黄连各 5 克，紫苏叶 12 克；③生白术、陈皮、姜半夏、茯苓各 20 克，砂仁 10 克，石菖蒲 15 克，葛根粉 30 克。【制法】上 3 方各共研细末(方①中生姜捣烂取汁)，装瓶备用。【用法】取药末适量，方①和方③用姜汁适量调为糊状；方②用米醋调为糊状。方①敷神阙穴；方②敷中脘、公孙、内关、足三里穴；方③敷中脘、幽门、足三里、丰隆穴。均上盖纱布，胶布固定。每日换药 1 次。【功用】①温胃止呕；②调和肝胃；③燥湿化痰，和胃止呕。【主治】妊娠恶阻(脾胃虚弱型用方①；肝胃不和型用方②；痰浊中阻型用方③)。【疗效】随证选方，用之多效。

外 阴 白 斑

(一)外阴白斑膏

【组成】白矾、槟榔各 30 克，硼砂、硇砂各 0.3 克，雄黄 9 克，香油 80 毫升，冰片 1.5 克，凡士林 80 克。【制法】将上列固体药物研成细粉，过 120 目筛混匀，再与香油研匀，再加凡士林研匀即得。香油与凡士林的用量比例可根据需要稠度适当调节。【用法】取药膏敷患处。【功用】解毒消炎。【主治】外阴白斑(局部白点)，肥厚粗糙及萎缩瘙痒等。【疗效】屡用有效，久用效佳。【附记】用此药后如有过敏反应，可用"外阴粉Ⅱ号"：生蛤粉、生石膏各 20 克，冰片 1 克，研细，过 120 目筛，外用。

(二)白斑散(膏)

【组成】荆芥、蒺藜、百部、蛇床子、苦参各 4 克，防风、地肤子各 2 克，白矾 1 克，硼砂、青矾各 1.2 克。【制法】白矾、硼砂、青矾均烘,余药干燥后加入上 3 味药混合,研成细粉,过 100 目筛混匀即成"散剂",包装。每 100 克散剂加入凡士林 900 克(热熔后加入散剂,液状石蜡 20 毫升,搅拌即成膏剂)。【用法】取膏外敷患处,或取散外撒患处。每日 1 次。【功用】清热解毒,祛风杀虫,止痒。【主治】外阴白斑,湿疹。【疗效】屡用效佳。【附记】一般白斑用膏剂,湿疹用散剂为宜。

外 阴 溃 疡

(一)三黄溃愈散

【组成】黄连、黄柏、樟丹、蛇床子、黄芩各 10 克,煅蛤粉、血竭各 15 克,冰片、硼砂各 8 克。【制法】上药共研极细末,和匀,装瓶备用。【用法】用时每取药粉少许,喷撒患处,每日 2～3 次。【功用】养阴清热解毒,健脾理气活血。【主治】外阴溃疡。【疗效】治疗 43 例,其中,坏疽型 1 例,下疳型 9 例,粟粒型 33 例,疗程最短 2 天,最长 9 年余。结果:痊愈 38 例,显效 3 例,无效 2 例。总有效率为 95.3%。

(二)青马-四膏

【组成】青黛 30 克,鲜马齿苋 120 克。【制法】先将马齿苋捣烂,入青黛加麻油和匀备用。【用法】取膏外涂敷患处。每日 1 或 3 次。【功用】清热解毒,祛湿止痒。【主治】外阴瘙痒症,湿疹。【疗效】屡用皆效。【附记】笔者依本方,外阴瘙痒加蛇床子 15 克,外阴湿疹加苦参 15 克,如上法用之,效果尤佳。

(三)水火丹

【组成】生熟石膏、冰片、黄连、黄丹各适量。【制法】先将黄连用开水 3000 毫升泡 3 天,再将生熟石膏共研细末混匀后,用黄连水飞后阴干,再加黄丹至桃红色为度。最后加入冰片共研细末。装瓶密封备用。【用法】消毒创面后,可直接撒敷患处。每日 1 次或 2 次。【功用】祛湿止痒。【主治】外阴溃疡。【疗效】屡用效佳。一般 5～10 天即愈。

四、男 科 疾 病

性神经衰弱（阳痿）

(一)附粟膏

【组成】乌附子 1 个(重 45 克),罂粟壳 10 克,穿山甲(炮,代)8克,土硫黄 6 克,麝香 0.3 克。【制法】先将乌附子挖空内部使成空壳,将挖出的附子末与罂粟壳、穿山甲、土硫黄共研成细末,过筛后仍填入附子壳内,用好白酒 250 毫升放入锅内加入附子,然后加热,用文武火煎熬至酒干,将附子取出与麝香混匀、捣烂如药膏备用。【用法】取黄豆大的药膏 2 块,将 1 块贴于脐孔上,另 1 块贴于曲骨穴上,上面盖以纱布,用胶布固定。3 天换药 1 次。【功用】壮阳亢痿,敛涩固肾。【主治】阳痿不举,腰酸腿软者。【疗效】治疗数例,均收到良效。

(二)起痿散

【组成】淫羊藿、蛇床子、皂荚、马钱子、肉苁蓉、黑附片、丁香各 100 克。【制法】上药水煎 2 次,再浓缩成膏,阴凉干燥,研为细末,过 100 目筛,装瓶备用。【用法】用时取药末适量,用白酒调为干糊状。每取药糊 2 克敷于命门穴处。上盖敷料,胶布固定。每日换药 1 次,15 次为 1 个疗程。【功用】温肾起痿。【主治】阳痿。【疗效】治疗 80 例,年龄为 20－60 岁,疗程 6 个月至 2 年。结果:痊愈 50 例,好转 30 例。总有效率达 100%。【附记】治疗期间禁房事、烟酒,调摄精神。

(三)六味急性膏

【组成】急性子、天竺黄各 30 克,蜈蚣 10 条,炮穿山甲(代)10克,麝香 0.5 克,面粉适量。【制法】先将前 5 味研成细末,加入面粉拌匀,再将煮热的黄酒倒入,调匀制成 2 个药饼备用。【用法】取 1 个药饼贴于脐孔上,另 1 个贴于曲骨穴,用胶布固定。每日换药 1 次,10 次为 1 个疗程。【功用】活血化瘀,通络壮肾。【主治】阳痿、腰酸膝软者。【疗效】屡用有效。

(四)七味硫黄膏

【组成】白蒺藜、细辛、生硫黄各 30 克,吴茱萸 15 克,穿山甲(代)、制马钱子各 10 克,冰片 5 克。【制法】上药共研细末,装瓶备用。【用法】取药末 3 克,用津液(口涎)调为糊状,贴敷脐窝,并敷曲骨穴。上盖纱布,胶布固定,上用热水袋热熨之。2 天换药 1 次。【功用】祛风除湿,温肾壮阳。【主治】一切阳痿。【疗效】屡用有效。

(五)温肾通窍膏

【组成】石菖蒲、川芎、肉桂、巴戟天各 40 克,麻黄、白芷各 30 克,冰片(另研后入)25 克。【制法】上药共研细末,装瓶密封备用。或用凡士林 500 克调为膏状。【用法】取药末适量(每次取 5 克),用凡士林调为糊状,分别贴敷于神阙、中极、肾俞(双)穴上,上盖纱布,胶布固定。每日早、晚各换药 1 次。【功用】祛风通窍,温肾壮阳。【主治】阳痿。【疗效】屡用有效,久用效佳。

(六)药袋贴敷方

【组成】当归、生马钱子、党参、桂枝、小茴香、片姜黄、麻黄、紫丹参各等份。【制法】上药共研细末,每个纱布药袋装入药末 500 克备用。【用法】取药袋敷于气海、关元或肾俞(双)穴上,用松紧带固定。每 48 小时更换 1 次。【功用】益气活血,温肾壮阳。【主治】阳痿(虚证)。【疗效】屡用有效,久用效佳。【附记】本方只能袋敷穴上,不能湿敷。又用白胡椒 3 克,附片、雄黄各 6 克,共研为细末,再与面粉 15 克和匀,用大曲酒适量调为糊状,做成药饼 2 个,分别贴敷于气海、关元穴上,按紧,上盖纱布,胶布固定。每日 1 换。治疗阳痿。效佳。

遗　精

(一)固本膏

【组成】羊腰子 1000 克,生杜仲、天麻、牛膝、续断、甘草、大茴香、菟丝子、紫霄花、生地黄、蛇床子、肉苁蓉、小茴香、肉桂、补骨脂、熟地黄各 500 克,川附片 250 克,冬虫夏草 200 克,海马 150 克。【制法】上药用香油 33 750 毫升炸焦去渣,加黄丹 1125 克收之成膏。每 7500 克膏药兑下列研细混合细料 200 克。细料处方:母丁香 1000 克,木香 500 克,龙骨 600 克,雄黄、赤石脂、乳香、没药各 400 克,阳起石 200 克,搅匀摊膏。【用法】用时取膏,男子贴肾俞穴(双);妇人贴脐上。【功用】补肾固本,调血固精。【主治】男子腰痛腿软,梦遗滑精;妇人体虚带下,经血不调。【疗效】临床屡用,均有较好效果。

(二)滋阴百补固精膏

【组成】谷精草 25 克,苍耳草、天冬、麦冬、蛇床子、远志、菟丝子、生地黄、熟地黄、牛膝、肉豆蔻、虎骨(可用狗骨倍量代)、续断、鹿茸、紫霄花各 50 克,木鳖子、肉苁蓉、肉桂、大附子各 30 克,黄丹 400 克,柏油 100 毫升,硫黄、赤石脂、龙骨、木香各 10 克,阳起石、乳香、没药、丁香、沉香各 20 克,麝香 5 克,黄蜡 30 克,香油 520 毫升。【制法】先将苍耳草放入香油内,熬数滚,再下谷精草、天冬、麦冬、蛇床子、远志、菟丝子、生地黄、熟地黄、牛膝、肉豆蔻、狗骨、续断、鹿茸、紫霄花,熬得药黑色,又下木鳖子、肉苁蓉、肉桂、大附子,稍熬,待药俱焦黑,滤去药渣,将油又熬滚,下黄丹、柏油,用槐条不停手搅至滴水成珠,方将硫黄、赤石脂、龙骨、木香、阳起石、乳香、没药、丁香、麝香研为细末,投入,搅匀,再下黄蜡,倾在罐内,封固好,放井水中浸 7 天。【用法】每膏药用红缎一方,药 15 克,贴于脐上,再用 2 个贴在双侧腰眼(只用 5 克 1 个)。男子精冷诸疾贴丹田、脐下。妇人血崩诸疾贴脐上下。【功用】滋阴温肾,百补固精。【主治】青年一切衰弱之症,男子精寒冷,阳不举、梦泄、遗精、小肠疝气;女子血崩、赤白带下、经水不调、脏寒等。【疗效】屡用皆验。

(三)温肾固精膏

【组成】胡椒、硫黄、母丁香各 18 克,麝香 5 克(或公丁香)、蒜头、杏仁各适量,朱砂少许。【制法】先将前 3 味研为细末,加入麝香拌匀,再加入蒜头、杏仁共捣烂为丸,药丸如蚕豆大,外加朱砂相拌装瓶备用。【用法】每晚临睡前用 1 丸纳入脐孔上,外以胶布固定。每日换药 1 次。【功用】温肾固精。【主治】肾气虚寒、无梦滑精者。【疗效】一般连用 5～7 天即可见效。

(四)固精散

【组成】龙骨、牡蛎、芡实、沙苑子各 30 克,补骨脂、五味子、龟甲各 20 克,菟丝子 15 克。【制法】上药共研细末,装瓶备用。【用法】取本散适量,用米醋调为稀糊状,外敷双足心涌泉穴,敷料覆盖,胶布固定。每日换药 1 次,7 天为 1 个疗程。【功用】补肾固精。【主治】遗精、早泄,腰酸耳鸣,倦怠乏力等。【疗效】屡用有效,一般用 1 或 2 个疗程即可见效。

(五)桑螵蛸散

【组成】桑螵蛸、远志、龙骨、当归、茯苓、党参各 30 克,龟甲 20克。【制法】上药共研细末,装瓶备用。【用法】取本散适量,用米醋调为稀糊状,外敷于双足心(涌泉穴),上盖纱布,胶布固定。每日换药 1 次,7 天为 1 个疗程。【功用】调补心肾,固精止遗。【主治】遗精、滑精、遗尿、尿频、心神恍惚、健忘等。【疗效】用之临床,疗效均佳。【附记】又用五倍子、龙骨各等份,研末,清水调敷肚脐。2 天一换,连用半个月。可补肾固涩止遗。用治遗精,效果亦佳。

前 列 腺 炎

(一)土茯苓膏

【组成】土茯苓、龙胆草、马齿苋、桃仁、琥珀、炒谷芽、延胡索、枳壳各等份。【制法】上药共研细末,以醋调和成糊状备用。【用法】取上药膏适量,贴敷于肚脐上,外以纱布盖上,胶布固定。每日换药1次。【功用】清热利湿,活血化瘀,理气止痛。【主治】前列腺炎。【疗效】屡用有效。若配合药物内治和前列腺按摩,可提高疗效。

(二)琥珀膏

【组成】琥珀20克,大黄、半夏各15克,麝香(后入)1.5克。【制法】研为细末,以蜂蜜调成软膏状备用。【用法】取上膏适量,贴敷于肚脐和阿是穴(压痛点),外以纱布盖上,胶布固定,每日换药1次。【功用】清热通便,活血利水,通窍止痛。【主治】急、慢性前列腺炎。【疗效】试治数例,均收良效。【附记】若配合内治,疗效尤佳。

(三)三香散

【组成】麝香1克,香附9克,乌药、延胡索、小茴香各6克。加减变化:兼有尿频、尿急者,加木通6克;兼有腰膝酸软、失眠多梦、遗精者,加枸杞6克;兼有腰酸膝冷、阳痿、早泄者,加补骨脂6克。【制法】上药共研为细末,和匀,装瓶备用。【用法】用时取药粉适量,以冷开水调成糊状,敷于肚脐,外用胶布固定,48小时后取下,1周2次,4次为1个疗程。一般需治3个疗程。【功用】疏肝理气,活血止痛。【主治】慢性前列腺炎。【疗效】治疗54例,年龄17—47岁,病程最短3个月,最长3年。结果:治愈45例,显效9例。总有效率为100%。【附记】同时注意改变不良饮食与生活习惯;忌辛辣或烟酒;有规律的性生活。

(四)消淋化浊膏

【组成】丹参、赤芍药、益智仁各 6 克,王不留行、穿山甲(代)、车前子各 5 克,黄柏 10 克,冰片 3 克。【制法】上药共研为细末,用凡士林调成软膏状,装瓶备用。【用法】用时取药膏,外敷肚脐,直径 3～4 厘米,外用纱布覆盖,胶布固定。每隔 48 小时更换 1 次,14 次为 1 个疗程。【功用】清热解毒,祛瘀导滞,补肾固精。【主治】慢性前列腺炎。【疗效】治疗 48 例,年龄 19—59 岁,病程 7 个月至 8 年。结果:显效 28 例,有效 18 例,无效 2 例。总有效率为 96%。

前列腺肥大

(一)贴敷方

【组成】水仙头 1 个,大麻子 30 粒。【制法】将大麻子去壳,与水仙头共捣烂如泥糊状备用。【用法】取上药糊,外敷于双足心涌泉穴,上盖纱布,胶布固定。每日换药 1 次,连用 5～7 天。【功用】通络利湿。【主治】前列腺肥大。【疗效】屡用有效。

(二)栀蒜膏

【组成】独头蒜 1 个,山栀子 3 个,食盐少许,冰片 1 克。【制法】上药共捣烂如泥糊状备用。【用法】取上药糊贴敷在肚脐处。每日换药 1 次,连用 5～7 次。【功用】活血通络,解毒利尿。【主治】前列腺肥大所致的尿潴留。【疗效】屡用有效。

(三)贴敷方

【组成】①芒硝、白矾各等份;②芒硝 100 克;③甘遂 30 克。【制法】上 3 方各共研细末,装瓶备用。【用法】方①先将墨水瓶盖盖顶去掉,仅留外圈,放在肚脐正中,取二药填满,再用冷水滴入药中,以药物湿润、水不外流为度,上用胶布固定,使其溶化为止。每日换药 1 次,连用 5～7 次。方②药末加温水 50 毫升,混合均匀,取纱布浸湿蘸药末敷于小腹部,经过 1～3 小时,小便即可通畅。方③取药末 9 克,面粉适量,冰片少许,用温水调成糊状,外敷于中极穴,敷料覆盖,胶布固定。一般用药 30 分钟即可排尿。若仍无尿排出时,可重复使用或配合热敷。【功用】①活血通络;②通络利湿;③泻下逐水。【主治】前列腺肥大所致的尿潴留。【疗效】屡用效佳。

早　　泄

(一)控泄方

【组成】罂粟壳、诃子、煅龙骨各等份。【制法】上药共研细末,装瓶备用。【用法】取药粉适量,用清水调为稀糊状,于性生活前 30 分钟涂于龟头,而后洗净即可。【功用】温阳补肾。【主治】早泄。【疗效】对控制早泄有一定作用。

(二)药袋敷方

【组成】芡实 20 克,生牡蛎、白蒺藜各 15 克,金樱子、莲子、益智仁各 10 克。【制法】上药共研细末,装于布袋中,缝合固定备用。【用法】取药袋系于腰脐、小腹或丹田穴。2 周为 1 个疗程,连续 2 或 3 个疗程。【功用】补肾益气,收敛止泄。【主治】早泄。【疗效】屡用效佳。

(三)敷脐方

【组成】①露蜂房、杭白芷各 10 克;②吴茱萸、五倍子各等份。【制法】上二方各共研细末,装瓶备用。【用法】任取一方药末适量,用米醋少许调为稀糊状,敷于肚脐处,上盖纱布,胶布固定。方①隔日 1 换,连用 3～5 天;方②每日换药 1 次,7 次为 1 个疗程。【功用】收敛止泄。【主治】早泄。【疗效】屡用有效。

男子不育症

(一)五倍子膏

【组成】五倍子适量。【制法】上药研成细末,用生理盐水少许调成稀糊状备用。【用法】取药糊适量,涂敷在 3～4 厘米见方的胶布上,贴在四满穴上。3 天换药 1 次,10 次为 1 个疗程。【功用】固涩促育。【主治】男子不育。【疗效】屡用有效。

(二)麻黄散

【组成】麻黄适量。【制法】上药研细末,装瓶备用。【用法】取本散适量,用米醋调为稀糊状,敷于肚脐处,外用麝香止痛膏固定。每日换药 1 次,连用 7～10 天。【功用】散寒通络。【主治】不射精症。【疗效】屡用多效。

(三)行冰散

【组成】冰片 1 克,王不留行子 7 粒。【制法】上药共研细末,装瓶备用。【用法】取本散 1～2 克,填入肚脐中,外用麝香止痛膏固定。3 天换药 1 次,连续 7～10 次。【功用】活血通络,疏通精道。【主治】不射精症。【疗效】屡用有效。

缩 阳 症

(一)四味热熨方

【组成】吴茱萸、生姜、葱白、麸皮各等份。【制法】将上药放入锅中,加白酒适量炒热,布包备用。【用法】取药包,趁热温熨双足心、脐下、双肾区、会阴部等处,冷则更换,至阳回为止。【功用】温阳补肾。【主治】缩阳症。【疗效】屡用有效。【附记】又用吴茱萸 30 克,葱白 150 克。共捣烂放入锅中,加黄酒适量,炒热,布包,趁热温熨脐下、双肾区、会阴部等,冷则更换,至阳回为止。用之亦效。

(二)加味食盐方

【组成】食盐 100 克,公丁香 30 克,艾叶 50 克。【制法】将上药放入锅中炒热,布包备用。【用法】取药包趁热温熨小腹及会阴部,冷则更换,至阳回为止。【功用】温经散寒。【主治】缩阳症。【疗效】一般连续 3～5 次即可阳回缩伸,效佳。

(三)五味温敷方

【组成】吴茱萸、川椒、附片、细辛、肉桂各等份。【制法】上药共研细末,放锅中炒热,分成3份备用。【用法】用时取2份热敷双足心涌泉穴,1份温熨小腹部及会阴部,冷则更换。一般热熨30~50分钟即可。【功用】温阳补肾。【主治】缩阳症。【疗效】屡用效佳。

强　中

(一)水蛭二香膏

【组成】水蛭9条,麝香0.3克,苏合香1克。【制法】先将水蛭烘干,研为细末,再加入后2味同研,和匀,加入蜂蜜适量调为稀糊状备用。【用法】当阴茎勃起时,取药糊适量,贴敷于双足心涌泉穴,外加包扎固定,阴茎随之痿软。【功用】活血通络。【主治】强中(阳强)。【疗效】屡用屡验,效佳。

(二)贴敷方

【组成】①水蛭20克,苏合香3克;②肉桂、艾叶各20克。【制法】上二方各共研细末。方①用蜂蜜调为糊状,方②用井水调为糊状备用。【用法】方①当阴茎勃起时,取药糊贴敷于双足心涌泉穴,外加包扎固定,阴茎随之痿软;方②取药糊,外敷于双足心涌泉穴,上盖纱布,胶布固定。每日换药1次。【功用】①活血化瘀;②引热下行。【主治】强中(一般用方①,虚火妄动型用方②)。【疗效】屡用有效。

(三)四味白芷煎

【组成】补骨脂、韭菜子各20克,白芷10克,大豆皮40克。【制法】上药煎水取汁备用。【用法】用洁净纱布蘸药水(汁)擦洗双足心涌泉穴和丹田穴,反复擦洗,每次10~15分钟,每日1次。【功用】引热下行。【主治】阳强(虚火妄动型)。【疗效】屡用有效,久用效佳。

急性睾丸炎

(一)大青黄硝膏

【组成】大青叶、大黄、芒硝各 30 克,蜂蜜适量。【制法】上药(前 3 味)共研细末,以蜂蜜调成软膏状备用。【用法】取药膏适量敷于患处,纱布固定,每日换药 1 次,3 次为 1 个疗程。【功用】清肝泻火,消肿止痛。【主治】急性睾丸炎。【疗效】治疗 8 例,全部治愈。

(二)千里光叶液

【组成】千里光、桉叶各 150 克,松树叶 100 克。【制法】上药洗净后,放入砂罐内,加水 1000 毫升,煎 20 分钟,用消毒纱布过滤取药液,装瓶备用。【用法】用时取药液热敷患处,每次 20～30分钟,每日早、晚各敷 1 次。【功用】清热解毒,消肿止痛。【主治】急性睾丸炎、附睾炎。【疗效】一般 2 或 3 次见效,最多 7 天治愈。

(三)栀石文蛤散

【组成】栀子 15 克,古石灰 30 克,文蛤 5 克。【制法】上药共研细末备用。【用法】取药粉适量,以醋调匀敷患处,外以纱布包扎固定。每日 2 次,至愈为止。【功用】清热解毒,消肿止痛。【主治】坠桃(睾丸炎)。【疗效】屡用皆效。

(四)消肿散结膏

【组成】马鞭草、山楂、荔枝核、橘核、蒲公英、海藻各 20 克,泽漆、杜仲炭各 15 克,芒硝 50 克,桃仁、牛膝各 10 克,木香、延胡索各 5 克。【制法】上药共研细末,过筛,装瓶备用。【用法】取本散适量,用蜂蜜调为稀糊状,敷于肚脐、阴囊患处,必要时加敷双足心涌泉穴,上盖纱布,包扎固定。每日换药 1 次,5 次为 1 个疗程。【功用】清热解毒,消肿散结。【主治】急、慢性睾丸炎。【疗效】疗效尚满意。

急性附睾炎

(一)三黄乳没膏

【组成】大黄、黄连、黄柏各 20 克,乳香、没药各 10 克。【制法】上药共研细末,加米醋调为稀糊状备用。【用法】取药糊适量,外敷于患侧阴囊,敷料覆盖,胶布固定。每日换药 2 次,连用 2～3 天。【功用】清热解毒,消肿止痛。【主治】急性附睾炎。【疗效】屡用效佳。

(二)三味消肿膏

【组成】大黄、蒲黄、青黛各等份。【制法】上药共研细末,用米醋调为稀糊状备用。【用法】取药糊外敷于患侧阴囊,敷料覆盖,胶布固定。每日换药 2 次,连用 2～3 天。【功用】清热解毒,消肿止痛。【主治】急性附睾炎。【疗效】屡用皆效。【附记】又用鲜马鞭草叶捣烂如泥状,依上法用之,效果亦佳。

附 睾 肿 大

(一)复方药膏

【组成】紫金锭(中成药)、六神丸(中成药)各 5 粒,青黛 5 克,大黄 10 克。【制法】上药共研细末,用米醋调为稀糊状备用。【用法】取药糊适量,外敷于阴囊肿胀处,敷料覆盖,胶布固定。每日换药 1 次,5 次为 1 个疗程。【功用】清热解毒,消肿止痛。【主治】附睾肿大。【疗效】治疗 15 例,用药 1 个或 2 个疗程,全部治愈。【附记】本方用于治疗急性睾丸炎、急性附睾炎效果亦佳。上方也可任选一味单用,效果亦佳。

(二)吴茱萸膏

【组成】吴茱萸适量。【制法】将上药放锅内文火炒拌,至药物呈灰白色或白色,冷后研末,装瓶备用。【用法】取 30 克,加黄酒、蜂蜜各半调为稀糊状,以手能拿起为度,将药膏分别贴敷于中极和双足涌泉穴,厚约 5 毫米,外用软塑料膜覆盖,胶布固定。以保持湿润,增强药效。隔日换药 1 次,5 次为 1 个疗程。【功用】温肝散寒,活血止痛。【主治】附睾肿大。【疗效】屡用有效,一般用 3～5 周疼痛可消失。

阴 囊 湿 疹

(一)三黄二石散

【组成】黄柏、大黄、煅石膏、滑石各 50 克,青黛、五倍子各 20 克,雄黄、密陀僧各 30 克,冰片 5 克。【制法】将诸药择净,共研为细末,装瓶备用。【用法】局部常规消毒后,取药末适量,用米醋调为稀糊状,外敷阴囊处。每日换药 1 次,5 次为 1 个疗程。【功用】清热解毒,祛风止痒。【主治】阴囊湿疹。【疗效】屡用效佳。

(二)止痒散

【组成】黄柏、苦参、滑石各 30 克,蛇床子、白芷、川椒各 10 克,青黛 5 克,密陀僧 15 克,冰片 3 克。另用鲜仙人掌(去皮刺)适量。【制法】上药共研细末,装瓶备用。【用法】取本散 25 克,用鲜仙人掌 1 片捣烂,与药末及清水调为稀糊状,敷于患部,外加包扎固定。每日换药 1 次。【功用】清热利湿,祛风止痒。【主治】阴囊湿疹。【疗效】多年使用,疗效尚满意。【附记】本方还可用于治疗肛门湿疹,效果亦佳。

(三)三虫膏

【组成】蜈蚣 10 条,土鳖虫、地龙各 6 克。【制法】将上药烤干,共研细末,过筛后加香油或麻油适量搅拌,调成糊状油膏备用。【用法】用时取油膏摊于敷料上,贴敷阴囊处,并包扎固定。每天早、晚各 1 次。【功用】消炎、祛风、止痒。【主治】各类型阴囊湿疹。【疗效】屡用屡验。

(四)青矾散

【组成】青黛 20 克,枯矾、炉甘石(用蜡淬之)、黄柏、儿茶各 10

克。【制法】上药共研细末,然后加入蓖麻油约 100 毫升调匀后备用。【用法】用前先将患部洗净,然后取上膏反复涂搽患部,并用纱布棉垫包扎保护,每日 2 次。皮损处有渗液或糜烂者,可直接取药粉撒在阴囊上。用药数天后,患部如出现干燥、脱皮,可改用青黛油膏(青黛 7.5 克,凡士林 30 克调成)敷贴。【功用】清热、燥湿、止痒。【主治】阴囊湿疹。【疗效】屡用效佳。

五、肿瘤科疾病

肝　癌

(一)肝癌止痛膏

【组成】活癞蛤蟆(去内脏)1 只,雄黄 30 克。【制法】将雄黄放入蛤蟆腹内加温水少许调成糊状。【用法】贴敷在肝区疼痛明显处(癞蛤蟆腹部贴至患者痛处),然后固定。冬天 24 小时换药 1 次,夏天 6～8 小时换药 1 次。【功用】化瘀破癥,解毒止痛。【主治】肝癌疼痛退热。【疗效】一般敷 15～20 分钟可产生镇痛作用,并可持续 12～24 小时。用治 3 例,有一定效果。

(二)金黄散加减方

【组成】大黄、黄柏、姜黄、芒硝、芙蓉叶各 50 克,冰片、生天南星、乳香、没药各 20 克,雄黄 30 克,天花粉 100 克。【制法】上药各研成极细末,和匀。加水调成糊状,摊于油纸上,厚 5 毫米,周径略大于肿块。【用法】贴敷于肿块上,隔日换药 1 次。【功用】解毒、活络、止痛。【主治】肝癌疼痛。【疗效】治疗 13 例,全部收到止痛效果。其中 5 例剧痛,用 2 次疼痛消失。3 例隐痛、闷痛,敷 2 次痛除。余 1 例 4 次痛减。尤以剧痛止痛效果明显。

(三)消肿止痛膏

【组成】龙胆草、铅丹、冰片、公丁香、雄黄、细辛各 15 克,生南星、制乳没、干蟾皮、密陀僧各 20 克,大黄、姜黄各 50 克,煅寒水石

60 克。【制法】上药各研细末,混合均匀,贮瓶备用。勿泄气。
【用法】用时取药末适量,调入凡士林内,摊于纱布上,贴敷在肝肿
块部位上,外用胶布固定。隔日换药 1 次。【功用】消肿止痛。
【主治】肝癌疼痛。【疗效】屡用有效。

(四)鳖苋定痛方

【组成】活鳖头 2 具,鲜灰苋菜 150 克(干品 90 克),水红花 90
克。【制法】上药共捣烂如泥状备用。【用法】贴敷于痛处。
【功用】活血止痛,软坚消肿。【主治】肝癌疼痛。【疗效】一般连
用 2 天,疼痛可明显减轻。

肺　　癌

(一)肺癌散

【组成】川芎、血竭、天南星各 12 克,桃仁 6 克,穿山甲(代)、
水蛭、三棱、重楼、黄连各 3 克。【制法】将穿山甲(代)、水蛭进行
煅烧,然后混合其他药物共研细末,装瓶备用。【用法】用时取药
末适量,调拌凡士林熬炼成膏状,贴敷阿是穴或痛点前、后、左、右
对称穴位。上盖纱布,胶布固定。每日或隔日换药 1 次。【功用】
活血化痰,散结止痛。【主治】肺癌胸痛。【疗效】坚持调治,确
有一定效果。

(二)癌痛散

【组成】山奈、乳香、没药、姜黄、栀子、白芷、黄芩、蓖麻仁各 20
克,小茴香、公丁香、赤芍、木香、黄柏各 15 克。【制法】上药共研
细末,过筛和匀,装瓶备用。【用法】用时取药末适量,用鸡蛋清
调匀外敷乳根穴,上盖纱布,胶布固定。每日或隔日换药 1 次。
【功用】活血散寒,清热拔毒,消肿止痛。【主治】肺癌、肝癌疼痛
较甚者。【疗效】坚持治疗,确有一定止痛效果。

胰 腺 癌

(一)解毒液

【组成】雄黄、明矾、青黛、皮硝、乳香、没药各 60 克,冰片 10 克,血竭 30 克。【制法】上药共研细末,以 95％乙醇 500 毫升浸泡 7 日,取上清液备用。【用法】用医用棉球蘸药液,外搽患处。每日 1～2 次。【功用】活血解毒,消炎止痛。【主治】胰腺癌。【疗效】屡用有效。

(二)蟾夏散

【组成】蟾酥 2 克,细辛 3 克,生草乌 6 克,生半夏 15 克,生南星 10 克。【制法】上药共研细末,以 95％乙醇 250 毫升浸泡 7 日,取上清液备用。【用法】用医用棉球蘸药液,外搽患处。每日 1～2 次。【功用】解毒止痛。【主治】胰腺癌。【疗效】屡用有效。

皮 肤 癌

(一)藜芦糊剂

【组成】藜芦、生猪油各 30 克。【制法】将藜芦研细过 120 目筛,后捣匀于猪油之中,成糊备用。【用法】用时取之涂于疮面,或涂于纱布上敷贴患处,每日换药 1 次。【功用】蚀其恶肉。【主治】皮肤乳头状瘤。【疗效】屡用效佳,并附治愈验案。

(二)蟾酥软膏

【组成】蟾酥 10 克,磺胺软膏 40 克。【制法】取蟾酥溶于 30 毫升溶液中,再加入磺胺软膏,调匀即成。【用法】每次取适量外敷癌瘤处,每日一换。【功用】解毒消癥。【主治】皮肤癌。【疗效】治疗 13 例,均获治愈。一般用药 3 天后癌组织开始坏死脱落,18 天左右创面可基本愈合。

(三)白砒条方

【组成】白砒 10 克,淀粉 50 克。【制法】上药混匀,加水适量,揉成面团,捻成线条状,待自然干燥供外用。【用法】病变部位常规消毒,在肿瘤周围间隔 0.5～1.0 厘米处刺入白砒条,深达肿瘤基底部,在肿瘤周围形成环状,再加一效膏(朱砂、冰片各 50 克,炙甘草 150 克,滑石粉 500 克,淀粉 100 克,加麻油适量调成糊状)外敷。一般在插条后 12～24 小时出现腐蚀作用,2～6 天肿瘤可脱落。白砒每次用量为 2～3 毫克。【功用】祛腐生肌。【主治】皮肤癌。【疗效】治疗 22 例,4 例 7～15 天治愈,6 例 16～30 天治愈,3 例 31～40 天治愈,7 例 41～60 天治愈,2 例 61～90 天治愈。随访观察 17 例,其中随访 1～2 年 5 例,2～5 年 7 例,5 年以上 5 例。除 4 例因其他病死亡外,余均健在,无 1 例复发。

乳　腺　癌

(一)外敷膏

【组成】仙人掌、三丫苦各 30 克,马鞭草、夜香牛、兰花草各 15 克,半边莲、白骨四方拳、小猛虎、马齿苋、蜂窝草、大粟各 9 克,曼陀罗叶、小果各 6 克(均以鲜品为佳)。【制法】上药共捣烂,以冷水或醋调为糊,分作 3 份备用。【用法】取 1 份外敷患处,每日 1 换。同时加内服方:半边莲、水珍珠菜各 30 克,地胆头、夜香牛各 15 克,白花蛇舌草、散血丹草各 12 克,穿心莲、半边莲、马鞍藤、兰花草、坡地胆、白粉藤、大刺芋、大鹅不食草各 9 克,水煎服,每日或隔日用 1 剂。如癌肿在乳头线以上,可加入乳香、没药各 9 克。【功用】活血解毒,消肿止痛。【主治】乳腺癌。【疗效】治疗 5 例,3 例获临床治愈,2 例好转。

(二)核桃三七方

【组成】青核桃枝、参三七、生甘草各 1500 克,甘遂 2500 克。【制法】上药加水 15 升,中火煎熬,煎至药渣无味,滤液去渣,用铜锅浓缩收膏,盛瓷器内,加冰片少许,密封高压消毒备用。【用法】以布剪成圆形,涂膏,贴敷患处,胶布固定。48 小时换药 1 次。同时随证配用内服方。肝郁气滞者服清肝解郁汤:当归、贝母、香附、瓜蒌各 15 克,生地黄、赤芍、栀子、穿山甲(代)各 10 克,桔梗 6 克,青皮 9 克;痰瘀互结者用当归、贝母、生地黄各 15 克,赤芍、莪术、香附、穿山甲(代)、王不留行各 10 克,川芎、川牛膝各 6 克,桔梗、郁金、红花各 9 克;瘀毒交结者用当归、赤芍、贝母、香附、瓜蒌各 15 克,生地黄、栀子、穿山甲(代)、莪术、王不留行、制乳香各 10 克,桔梗、青皮各 6 克,红花 9 克,黄芪 30 克;气血亏虚者用太子参 30 克,黄芪 40 克,当归 20 克,黄精 15 克,白花蛇舌草、土茯苓、淮山药、炙鳖甲各 15 克,蜈蚣 3 条,白芍 10 克,制香附 9 克。水煎服,每日 1 剂。【功用】消肿散结,拔毒止痛。【主治】乳腺癌。【疗效】治疗 35 例,治愈 6 例,显效 24 例,无效 5 例。

宫 颈 癌

(一)蟾雄解毒方

【组成】①蟾酥 15 克,雄黄 3 克,白及 12 克,制矾、五倍子各 1.5 克,白矾 60 克,紫硇砂 0.3 克,三七 3 克;②乳香、没药各 18 克,儿茶、冰片、硼砂、硇砂各 9 克,蛇床子、雄黄各 12 克,钟乳石 10 克,血竭、麝香各 6 克,白矾 60 克。【制法】方①共研细末,加消炎粉 60 克拌匀;方②共研细末。【用法】随证取用药粉适量,用内服药汁调敷患处。同时随证配用内服方:湿热蕴毒型加服重楼、半枝莲各 15 克,白花蛇舌草、土茯苓各 30 克,黄柏 6 克,萹蓄、赤芍、苍术各 9 克,生薏苡仁 12 克;肝郁气滞者加服郁金、青皮、陈皮、香附、当归、白芍各 9 克,半枝莲、茵陈各 15 克,白花蛇舌草 30 克;肝肾阴虚者加服知母、泽泻各 9 克,生地黄 12 克,墨旱莲、重楼、山药各 15 克,黄柏 5 克,白花蛇舌草 30 克。水煎服,每日 1 剂。【功用】清热燥湿,祛腐解毒。【主治】子宫颈癌(菜花溃疡型用方①,瘤灶较表浅者用方②)。【疗效】内外并治 42 例,痊愈

33 例,带瘤生存 8 例,死亡 1 例。

(二)三品饼方

【组成】白砒 45 克,白矾 60 克,雄黄 7.2 克,没药 3.6 克。【制法】上药研成细末,制成饼备用。【用法】紫外线消毒,取药饼,敷贴于宫颈表面,或插入宫颈管内,每 5～7 天用药 1 次,连续 3～4 周。上药时用凡士林纱布保护阴道穹隆。辅助药用:紫草、紫花地丁、重楼、黄柏、墨旱莲各 30 克,冰片 3 克。共研细末、高压消毒,外用。【功用】腐蚀败毒,清热解毒。【主治】宫颈鳞状上皮癌。【疗效】治疗 162 例,5 例治后摘除标本,病理检查未见癌残存;治后存活 3 年以上 91 例,5 年以上 35 例。

(三)荞苋方

【组成】灰苋菜灰、荞麦灰、风化石灰各 500 克(三味混合制霜,取用 600 克),红芽大戟(蒸、剥去抽芯)900 克,硇石、儿茶各 18 克,松香、雄黄、老月石各 27 克,蟾酥、红升、白降丹、白胡椒各 9 克,血竭、白及、煅石膏各 30 克,白矾 500 克。【制法】上药共研细末,制成橄榄大的药丸备用。【用法】阴道常规冲洗后,将药丸 1 粒置入病所。间隔 2～7 天。【功用】拔毒生肌,收敛止血。【主治】子宫颈癌。【疗效】治疗 55 例,显效 14 例,有效 22 例,无变化 8 例,无效 11 例。【附记】①辨证加减:溃疡面过甚者用干蟾皮、生月砂等份研末,生油调成糊状,纳入宫颈;阴道红肿出血多者用生石膏 9 份,红升 1 份研末;腹部剧痛者用生乌头 300 克研末,醋调敷足心。②本方适用于宫颈癌Ⅰ～Ⅲ期,贫血不甚严重,出血不多的患者。③一般使用 8～12 次后,瘤灶明显缩小或消失,反之则无效,不宜继续使用。

脑 肿 瘤

(一)消癌摩风膏

【组成】斑蝥 1 只,生马钱子 5 克,生川乌、生草乌、生天南星、生大黄各 6 克,蟾酥、硇砂各 3 克。【制法】上药分研细末、混匀,加醋及小麦面调成糊状,备用。【用法】先剃光头发,取膏摊在布上,外敷痛处,以纱布包裹,观察 4～6 小时去膏。翌日或隔日可再敷。【功用】拔毒止痛。【主治】各类脑肿瘤头痛者。【疗效】屡用屡验。

(二)消瘤散

【组成】老生姜、雄黄各适量。【制法】大块老生姜去掉叉芽、挖洞,姜壁约 0.5 厘米厚,后装入雄黄粉末,再把挖出之姜末将口封上,口压紧。放于旧瓦上,用炭火慢慢焙干,7～8 小时,焙至金黄色,脆而不焦,一捏即碎,即可研粉,过 80 目筛,其粉密存备用。【用法】取消瘤膏药(香油 580 毫升,铅粉 165 克。将香油用武火加温至起泡,不停搅动,扇风降温,至满锅全是黄泡时,即取下稍放片刻,再置火上加温,约 300℃,在冷水中使香油能滴水成珠时,取下稍冷片刻,再放火上,后将铅粉均匀缓缓倒入,以木棒不停搅动,直到满锅都是金黄色大泡时,即刻取下,继续搅动数分钟,后用冷水一碗,沿锅边倒入,去毒收膏。后摊贴在准备好的不同大小的膏药纸上)一张,烘烤软化,靠中心部撒上薄薄一层"消瘤散",后贴于肿瘤部位上,药粉面积要大于肿瘤区,每 2 天换药 1 次,1～3 个月为 1 个疗程,必要时可继续用之。【功用】拔毒、消肿、止痛。【主治】脑肿瘤。【疗效】屡用效佳,并附验案说明。【附记】此方治疗其他部位的肿瘤也可收到一定效果。

血 管 瘤

(一)七仙膏

【组成】牙硝、白矾、青矾各 150 克,砒石、斑蝥各 100 克,食盐75 克。【制法】上药共研细末,放入罐内,加适量清水拌匀,然后加入水银 100 毫升,慢慢加热熔化,并用竹筷不断搅拌,使水银不见星点,如发现罐内药物鼓起来,将罐移开热源,使药物慢慢下沉,如此反复至药物快干时,将罐移开热源,加入鸦胆子油汁 50 毫升,百草霜 50 克,调成糊状备用。【用法】根据血管瘤的部位大小,取棉签蘸上药膏,均匀地涂在肿瘤暴露部位上,待药干燥后,再用盐水轻轻擦掉药膏,患处变白 5~10 分钟后,继续第 2 次或第 3 次涂药,其方法同第 1 次。视肿瘤部位出现变黑或有少许渗液时,即不再涂药。应使患处自然暴露,不宜用纱布包扎。10 天后肿瘤逐渐结痂脱落,7~10 天为 1 个疗程。【功用】消炎软坚,拔毒祛腐。【主治】各类血管瘤。【疗效】通常用药 1 个疗程,最多 3 个疗程。治疗各类血管瘤 54 例,治愈率为 70.3%,总有效率为 86.9%,尤其对海绵状血管瘤、草莓状血管瘤疗效较高。一般用药 1~3 个疗程即可结痂脱落。经随访观察,无 1 例复发。【附记】正常皮肤忌涂药。

(二)雄冰膏

【组成】冰片、雄黄各 3 克,米醋 500 毫升,鸡蛋 1 个。【制法】先将鸡蛋放入罐头瓶内,倒入米醋,把口封严浸泡 7~8 天,待蛋壳溶化后取出,去除蛋黄,放入冰片、雄黄调匀备用。【用法】用时先用温开水洗干净患处及其周围,然后取药膏涂敷患处,每日 3 次。【功用】软坚散结,行瘀解毒。【主治】海绵状血管瘤。【疗效】有效率约 90.48%。【附记】接受治疗越早,其疗效越好。且无不良反应。用于指头炎、恶疮同样有效。

(三)消瘤膏

【组成】白及 50 克,莪术 30 克,黄药子 20 克,山慈菇 10 克,重楼、五倍子、硼砂、雄黄各 5 克,青木香、紫硇砂各 2 克,血竭 3 克。【制法】上药共研细末,加入沸水适量,白酒 10 毫升,食醋 5 毫升调和成糊状备用。【用法】取药膏适量,外敷于患处,外以纱布盖上,胶布固定。每日换药 1 次,7 次为 1 个疗程,至治愈为止。【功用】破瘀软坚,解毒散结。【主治】血管瘤。【疗效】屡用有效,久用必愈。

甲状腺腺瘤

(一)芙蓉菊膏

【组成】鲜芙蓉菊全草适量(每次 30 克)。【制法】上药捣烂,加蜂蜜调匀成软膏状备用。【用法】取膏敷在肌肤局部(患部),皮肤有灼热感即取下,待灼热感消失后再敷上,可重复 3 或 4 次。【功用】消肿、解毒。【主治】甲状腺腺瘤。【疗效】屡用效佳,一般治疗 14 天后肿物逐渐缩小,约 2 个月后肿物消失而愈。【附记】本品又名玉芙蓉、白香菊、芙蓉花、白芙蓉等。

(二)瘿瘤膏

【组成】蜈蚣(炙)、全蝎(炙)、蛤蚧尾(炙)、儿茶、蟾酥各 3 克,黄升 1.5 克。【制法】上药共研细末,以凡士林 20 克调和备用。【用法】每取适量药膏涂于纱布上,贴敷肿块处,贴后皮肤见发红、瘙痒时暂停用,皮肤恢复正常后再敷。同时加服加味消瘰汤:生地黄、玄参、海藻、昆布、海浮石各 15 克,牡蛎(包)20 克,浙贝母、夏枯草、天葵子各 10 克。水煎服,每日 1 剂。【功用】软坚散结。【主治】甲状腺腺瘤。【疗效】观察 11 例,经内外并治后,除 1 例伴有甲亢者外,其余 10 例均获显效或治愈。【附记】若体质壮实,肿块坚硬,则可在内服方中加入穿山甲(炮,代)3～5 克,浙贝母缺可用土贝母 10 克代之,若用尖贝更佳。

白 血 病

(一)红芥子膏

【组成】红芥菜籽 30 克,麝香 3 克,阿魏 9 克。【制法】将红芥菜籽用生姜汁浸一夜与麝香、阿魏捣烂如泥膏摊布上,备用。【用法】贴敷患处,以纱布或汗巾包扎。【功用】消瘀散结。【主治】慢性白血病伴肝脾大者。【疗效】屡用有效。药达病所,有利肝脾回缩。

(二)加味硝黄膏

【组成】水红花子 10 克,生大黄 15 克,芒硝、栀子、石灰各 5 克,酒醅 1 块如鸡卵大。【制法】上药共捣成膏,摊布上备用。【用法】贴敷肿大的肝脾局部,用纱布包扎,并用热水袋外敷,以助药力渗透,3 天后揭开,内黑如墨为获效。【功用】解毒、消瘀、散结。【主治】慢性白血病伴肝脾大者。 【疗效】屡用有效。

(三)五生水王膏

【组成】水红花、皮硝各 10 克,樟脑、桃仁、地鳖虫各 12 克,生南星、生半夏、穿山甲(代)、三棱、王不留行、白芥子、生川乌、生草乌各 15 克,生白附子、延胡索各 9 克。【制法】上药共研细末,和匀,以蜜及醋各半适量调和成泥膏状,加麝香 13 克,冰片 3 克,研末和匀,收贮备用。勿泄气。【用法】用时每取此膏适量,外敷于脾肿大处,外加包扎固定,每日或隔日换药 1 次。【功用】化积散结,活血通络。【主治】白血病脾肿大。【疗效】临床屡用,均有较好疗效。一般敷 3~5 天开始见效,2 周内脾脏可明显缩小,3 周后进步较慢。病程较长者疗效较差。

癌 症 疼 痛

(一)冰片藤黄方

【组成】冰片、藤黄各 3 克,麝香 0.3 克,生天南星 20 克。【制法】上药分研细末,混匀,以醋酒调成糊状备用。【用法】外敷疼痛处。【功用】解毒散结,活血止痛。【主治】癌症疼痛。【疗效】屡用均有一定效果。

(二)镇痛消肿方

【组成】蟾酥、马钱子、生川乌、生南星、生白芷、姜黄、冰片各等份。【制法】依法制成硬膏。【用法】外敷疼痛部位。【功用】解毒消肿,活血止痛。【主治】晚期癌肿剧烈疼痛。【疗效】 止痛有效率为 76%。

(三)消积止痛方

【组成】樟脑、阿丁粉(阿魏、丁香、山柰、白蚤休)、藤黄各等份。【制法】上药共研细末备用。【用法】取药粉撒在膏药上敷贴于疼痛处。【功用】软坚散结,理气止痛。【主治】肿瘤疼痛。【疗效】屡用均有一定效果。

(四)八味癌痛膏①

【组成】甘遂、延胡索、冰片、血竭、威灵仙、芙蓉各30克,土鳖虫、干蟾皮各10克。【制法】上药共研细末,装瓶备用。【用法】取药末50克,用清水调为稀糊状,外敷于疼痛部位,用药面积应大于患处。敷料覆盖,胶布固定。每日用药1～2次。【功用】活血化瘀,消肿止痛。【主治】癌性疼痛。【疗效】临床屡用,均有较好的止痛效果。

(五)八味癌痛膏②

【组成】芒硝、雄黄、白矾、青黛、乳香、没药各60克,血竭30克,冰片10克。【制法】上药共研细末,装瓶备用。【用法】取药末60克,用米醋或猪胆汁调为稀糊状,敷于凡士林纱布上,涂药面积可根据肿瘤疼痛范围大小而定,贴敷于疼痛最明显处。每日换药1次,每次贴6～8小时。【功用】活血化瘀,通络止痛。【主治】癌性疼痛。【疗效】屡用有效。

其 他 肿 瘤

(一)疗瘤秘方

【组成】轻粉、白砒、白胡椒、核桃仁、银钠子各等份(银钠子即做银子剩下的东西)。【制法】上5味研为细末,以老醋调成糊状备用。【用法】涂于肿瘤的顶部,勿涂到正常的皮肤上,已涂上之药,如已干燥,可随时涂布老醋以湿之;如药已脱掉,可依前法再涂药。【功用】蚀恶肉,生鲜血,解毒消肿。【主治】各种肉瘤、粉瘤、翻花瘤等。【疗效】屡用有效。依法用药后,在4～5天可能发现轻度的肿胀,但不痛,再过 4～5 天肿胀可消失,而肿瘤表皮变色且干燥,及至肿瘤自然脱落,并不遗留任何瘢痕。患部如因未封合而流清水者,勿虑,可于患部撒白糖靠自然封合而愈。

(二)热敷方

【组成】桑叶、蒲公英、艾叶、川椒、青盐、生姜、蛇床子根各 60 克,新白粗布条 4 条。【制法】将上药入锅内,加水适量煎汤备用。【用法】趁热取出布条,包敷患处及肿处,勿烫伤,换布条数次,然后包缠不动,将患处放在锅上,用被盖住,以药气熏之,持续数小时(水凉加火)。【功用】解毒、消肿、止痛。【主治】四肢纤维瘤。【疗效】2 天即愈,效果显著。 【附记】又用薄荷油,涂患处,每日涂 2 或 3 次,治肉瘤 11 例,疗程为 20～45 天,均获满意效果。

(三)贴敷方

【组成】①大黄 10～15 克;②吴茱萸 10 克;③紫雪散 1 支(中成药),柴胡 10 克。【制法】上列 3 方均研末备用。【用法】取药末适量,方①和方②用米醋调为稀糊状,敷于两足心涌泉穴,外加包扎固定;方①每 6～8 小时换药 1 次;方②每日换药 1 次,连用 3 天。方③用清水调为稀糊状,外敷于双手心及肚脐处,外加包扎固定。每日换药 1 次,连贴 3 天。【功用】①清热解毒;②引热下行;③清热解毒,通腑泄热。【主治】癌性发热。方②适用于手足心热,心烦不寐。【疗效】临床屡用,均有一定效果。

六、伤外、皮肤科疾病

跌 打 损 伤

(一)紫黄膏

【组成】紫荆树根皮 1000 克,大黄 400 克,儿茶、红花各 100 克,无名异 200 克,蜂蜜适量。【制法】将前 5 味药共研细末,细罗过筛,然后加入蜂蜜适量调匀成软膏状备用。【用法】每取药膏适量外敷患处,外以纱布盖上,胶布固定。每日或隔日换药1次,至愈为度。【功用】活血化瘀,消肿止痛。【主治】跌打挤压伤所致皮下瘀血。【疗效】屡用效佳,一般用药2或3次即愈。

(二)消肿散

【组成】杏仁、栀子各5克,红花、蝉蜕各1克。【制法】上药共研细末,装瓶备用。【用法】取药粉适量,以蜂蜜调匀贴敷伤处(其厚2~4毫米),用纱布或绷带固定。隔日换药1次。【功用】活血化瘀,消肿止痛。【主治】跌打肿痛。【疗效】一般用药2次即可痊愈。治疗100余例,效果良好。【附记】敷用剂量视病损面积而定。

(三)活血消肿散

【组成】血竭、大黄、黄柏各150克,土鳖虫、广木香各100克,乳香、没药、儿茶、生川乌各50克。【制法】上药分别研细末,加冰片30克混合拌匀,装瓶密封备用。【用法】取药粉适量,以醋调和成糊膏状,伤在24小时之内者,直接将药敷于患处,如已超过24小时者,须将药加热并入少许白酒再敷,最后用纱布、绷带包扎固定。隔日换药1次。【功用】消肿止痛。【主治】血肿。【疗效】用于急性软组织损伤、骨折及关节脱位早期疗效显著。【附记】用药前应先进行手术复位推拿后,然后敷药为宜。

(四)活血膏

【组成】轻粉、乳香、没药、血竭各20克,黄丹、蜂蜡各100克,头发、蛇蜕、儿茶各10克,香油400毫升,麝香1克,冰片、红粉各5克。【制法】香油煮沸,入蛇蜕、头发炸焦(过滤,加入黄丹,此为活血膏油),加入轻粉、红粉、乳香、没药、儿茶、血竭六味细粉搅拌均匀。再加入麝香、冰片细粉,充分搅匀即成膏。【用法】每用少许,敷于患处。【功用】活血化瘀,消肿止痛。【主治】跌打损伤。兼治痈疽未破或久不收口者。【疗效】屡用效佳。

(五)破瘀膏

【组成】生姜、木瓜、血竭各 50 克,续断 1.5 克,五加皮、桂枝、狗脊各 10 克,草乌、川乌、麝香、赤芍、杜仲、红花、牛膝、川芎、乳香、朱砂、旱三七、冰片、没药、珍珠各 15 克,自然铜、天麻、土鳖虫、当归各 25 克。【制法】先将乳香、没药、血竭、自然铜、三七、冰片、珍珠、麝香、川芎共研细粉,余药用香油 1500 毫升炸焦、去渣,炼至滴水成珠,下黄丹 900 克,搅匀成膏。入前细粉和匀,摊膏每帖重 50 克。【用法】外敷患处。【功用】活血化瘀,温经通络,消肿止痛。【主治】跌打损伤,肿胀、疼痛。【疗效】屡用神验。

(六)活血消肿膏

【组成】生木瓜、生大黄、土鳖虫、天花粉、蒲公英、干橘叶、栀子仁、乳香、没药各 50 克。【制法】上药焙干共研细末、过筛,用凡士林调成软膏状,瓶装备用。【用法】取药膏适量均匀涂布在敷料上,覆盖在患处,以胶布或绷带固定,2～3 天换药 1 次,4～6 天为 1 个疗程。【功用】消肿止痛。【主治】局部血肿。【疗效】治疗 105 例,敷药 1 或 2 个疗程后,痊愈 104 例,好转 1 例。

(七)跌打红英膏

【组成】红花粉、蒲公英粉各 120 克,栀子粉 150 克,樟脑醑 90 克,松节油 360 毫升,羊毛脂 60 克,甘油、凡士林各 50 克。【制法】取羊毛脂、凡士林烘热熔化,加入甘油、松节油及樟脑醑搅匀,最后将上述中药粉掺入调匀即成。【用法】将药膏直接涂敷患处,外以油纸或塑料薄膜盖上,纱布包扎固定。每日换药 1 次。【功用】消肿止痛。【主治】跌打损伤。【疗效】一般用药 2～5 天即可见效。治疗急性跌打损伤 50 例,慢性陈旧性跌打损伤 8 例,有效率为 89.6%。

(八)跌打散(膏)

【组成】全当归、川红花各 30 克,生大黄、乳香(去油)各 15 克,白芷 12 克,血竭、没药(去油)各 9 克,儿茶 6 克,朱砂、肉桂、明

雄黄、广三七各 3 克,麝香、冰片各 1.2 克。【制法】朱砂水研以
无声为度备用;当归、红花、生大黄、白芷、肉桂晒干共研细末,过筛
和匀;乳香、没药、冰片、雄黄、三七、儿茶、血竭分别研细末备用。
以上各药和匀,再研极细粉,然后兑入麝香和匀、稍研,密贮置干燥
处。【用法】凡有内伤(内有损伤)、气滞血瘀腹痛者,用热黄酒或
健康小儿尿冲服,每次 6 克,每日服 3 次。凡外伤者用好白酒调和
外敷伤处。或用蜂蜜调敷,亦可干撒之。【功用】活血化瘀,消肿
止痛。【主治】跌打损伤。【疗效】治疗千余例,疗效满意。【附
记】除乳香、没药外,均要生晒,切勿见火。

软组织损伤

(一)消瘀止痛膏

【组成】生川乌、生栀子、赤芍各 1000 克,生天南星、川续断、
紫荆皮、白芷、泽兰各 500 克,或用诸药各等份。【制法】上药共
研细末,过 45 目筛,每 300 克药粉加凡士林 150 克,蜂蜜 500 克,
混合调匀成膏(先将蜂蜜、凡士林加热熔化后逐渐下药搅拌调匀),
装罐备用。【用法】根据损伤部位大小,将膏药摊于棉垫(或牛皮
纸)上,摊药膏无须过多。损伤处若有皮肤破损者,须先用敷料盖
住,然后再敷药膏,以防感染。余则贴敷伤处,敷药后用绷带包扎
固定。3～4 天换药 1 次。换药前先洗净患处原敷的药膏。敷药
后局部皮肤出现瘙痒等反应,应停止用药。【功用】消肿止痛。
【主治】外伤性软组织损伤。【疗效】治疗 2000 余例,均获明显消
肿止痛效果,一般数次换药即可治愈。疗程短,功能恢复快。

(二)消瘀止痛散

【组成】生大黄 100 克,丹参、红花各 60 克,延胡索 40 克,冰片
10 克。【制法】上药共研细末、过筛,装瓶备用。【用法】取药粉
适量,以蜂蜜与 75% 乙醇各半调匀成糊状,均匀敷于患处,再以绷
带包扎固定。每日换药 1 次。【功用】活血化瘀,消肿止痛。【主

治】软组织损伤。【疗效】治疗 550 例,其中 1 次治愈者 97 例,2 次治愈者 304 例,3 次以上者 149 例。

(三)活血止痛膏

【组成】红花、赤芍、白芷、栀子、桃仁、乳香、没药各 15 克,大黄 30 克。【制法】上药共研细末,用酒调成糊状备用。　【用法】外敷患处。为防止药物脱落,减少蒸发,外用塑料薄膜包扎。干燥后,可取下再加酒调敷,连续敷用 3～4 天后去除。若尚未治愈,可用第 2 剂重新调敷。【功用】活血化瘀,消肿止痛。【主治】各种闭合性软组织损伤。【疗效】治疗 302 例,一般用药 2～4 天即愈。【附记】皮肤有破损者勿用。又跌打散,即本方,各药均为 15 克,其中桃仁 4 克,依上法用之,治软组织挫伤 12 例,用药 1～4 次后均治愈。

(四)活血散

【组成】乳香、没药、羌活、独活、香附、炒穿山甲(代)、自然铜、木瓜、当归、续断各 15 克,桂枝、制川乌、制草乌、白芷、苏木、小茴香各 10 克,细辛 6 克。【制法】上药共研细末,过筛混匀备用。【用法】用时取活血散,用量 10～20 克,一般以能覆盖瘀血面为准,以生菜油调匀,以压痛点为中心,局部外敷包扎。每日换药 1 次,3 天为 1 个疗程。【功用】活血化瘀,消肿止痛。【主治】软组织扭伤。【疗效】治疗 100 例,痊愈 74 例,显效 23 例,无效 3 例,总有效率为 97%。【附记】早期治疗,收效显著。

(五)消肿止痛膏

【组成】生栀子仁 90 克,白芷 30 克,生天南星、生半夏、生川乌、生草乌、细辛、土鳖虫、制乳香、制没药、红花、当归尾各 9 克。【制法】上药烘干后研为细末,用饴糖、酒或醋(开水亦可)调匀后置瓷钵中备用。【用法】将其摊在敷料或塑料薄膜上,外敷患处,并以胶布固定。每日换药 1 次,3 次为 1 个疗程。【功用】消肿止痛。【主治】软组织挫伤及关节软组织扭挫伤、骨折及脱位早期,复位后也可应用。【疗效】治疗近 10 万例,效果满意。【附记】也可 3 天换药 1 次,每日用酒或醋滴入药物使之润湿以发挥药效。

(六)活血消肿膏

【组成】黄柏、姜黄、栀子、天花粉、泽兰、当归、川芎、红花、南星、延胡索、透骨草各 100 克,凡士林适量。【制法】上药共研细末,过 7 号筛,加入凡士林调成软膏状备用。【用法】用时取本药膏外敷患处,外加包扎固定。每 2～3 日换药 1 次。【功用】清热、活血、消肿。【主治】软组织损伤。【疗效】经治 1800 例,痊愈 1020 例,显效 660 例,有效 98 例,无效 22 例,总有效率为98.8%【附记】有骨折、脱位先行手法复位,再敷药。局部皮肤有水疱或破损及伤口,可疑骨筋膜室综合征及并发神经、血管损伤者禁用。

(七)消瘀止痛膏

【组成】生木瓜、生大黄、土鳖虫、天花粉、蒲公英、干橘叶、栀子仁、乳香、没药各 50 克,凡士林 2000 克。【制法】上药共研为细末,过 7 号筛,用热熔的凡士林配制成软膏状,备用。【用法】用时取药膏适量均匀涂于敷料上,贴敷患处,胶布固定,每 2～3 日换药 1 次,至治愈为度。【功用】清热、消瘀、止痛。【主治】局部血肿。【疗效】经治 105 例,血肿面积 5 厘米×8 厘米至 20 厘米×15 厘米,经治 5～10 天后,治愈 104 例,好转 1 例,总有效率为 100%。

(八)活血散瘀膏

【组成】土鳖虫、制乳香、制没药、羌活、白芷、当归尾、防风、川芎、五花龙骨、马钱子、胆南星、血竭、红花各 300 克,石菖蒲、升麻、螃蟹骨各 200 克。【制法】上药共研为极细末,过 7 号筛,装瓶备用。【用法】用时每取药末适量,以 75%乙醇调和成糊膏状,外敷患处,稍大于创面,以塑料薄膜覆盖,绷带包扎,24 小时取下,如仍有肿痛可继续包扎。【功用】活血散瘀,消肿止痛。【主治】软组织损伤,关节扭伤。【疗效】经治疗 458 例,有效 398 例,基本有效 58 例,无效 2 例,总有效率为 99.6%。

腰　扭　伤

(一)消肿膏

【组成】 生大黄 50 克,当归尾、续断、延胡索各 9 克。【制法】上药共研细末,以姜汁调匀成软膏状备用。【用法】每取药膏适量(一般 20～30 克)贴敷患处,外以油纸、纱布盖上,胶布固定。1～2 天换药 1 次,5 次为 1 个疗程。【功用】消肿止痛。【主治】急性腰扭伤。 【疗效】治疗 50 例,用药 1 个疗程内,全部治愈。

(二)内伤膏

【组成】公丁香 100 克,独活、生附子、苍术、草乌、升麻、半夏、川乌、白芷、姜皮、桂枝、石菖蒲、羌活、麻黄、当归各 50 克。【制法】上药用香油 1500 毫升浸泡 7 天,熬焦去渣,炼至滴水成珠,下黄丹 3000 克,搅匀待冷,将肉桂、乳香、没药、大黄、青皮各 30 克研细粉加入和匀备用。【用法】外敷患处。 【功用】祛风除湿,温经散寒,活血化瘀,通络止痛。【主治】闪腰、岔气、跌打损伤。【疗效】屡用效佳。

(三)散瘀膏

【组成】侧柏叶、黄柏、大黄、七叶一枝花、泽兰各 100 克,薄荷、三七粉、土鳖虫各 60 克。【制法】上药共研为粗末状,水煎浓缩成糊膏状,备用。【用法】用时取此糊涂敷患处,每日或隔日 1 次。【功用】清热消肿,散瘀止痛。【主治】腰扭伤及骨关节软组织损伤。【疗效】经治疗 153 例,结果显效 136 例,有效 10 例,无效 7 例,总有效率为 95.4%。

扭 挫 伤

(一)栀乳散

【组成】生栀子 20 克,明乳香 15 克,生大黄、核桃仁各 6 克。【制法】上药共研细末备用。【用法】用时取药粉适量,新伤用鸡蛋清调敷,超过 1 个月的陈旧性扭伤用陈酒调敷,贴敷伤处(药厚 3～4 毫米),外面覆盖塑料薄膜或不吸水纸,12 小时取下。敷后局部皮肤呈青紫色,5～7 天可消。一般新伤敷 1 或 2 次即愈,陈旧性及伤势较重者,隔 3～4 天可再敷。上药 1 料可用 2 次或 3 次,如扭伤面积大,按比例增加用量。【功用】活血化瘀。【主治】四肢扭挫伤。【疗效】治疗 50 例,全部治愈,其中 1 次敷药治愈者 25 例,2 次敷药治愈者 15 例,3 次敷药治愈者 10 例。尤对腕踝及足背部扭伤疼痛剧烈者疗效显著。

(二)贴敷方

【组成】川续断、山药、当归、浙贝母、乳香、没药各 30 克,黄芩、独活、生蒲黄各 36 克,黄柏、大黄各 48 克,冰片 1.8 克,樟脑 3.6 克。【制法】共研细末(冰片、樟脑另研密闭保存)。【用法】用时取适量,加水调成糊状,煮沸后兑白酒少许,调匀,摊于纱布上,再取冰片、樟脑末少许,撒于药面上,趁热敷于患处,外加绷带包扎。每日换药 1 次。【功用】活血散瘀,清热消肿止痛。【主治】急性关节扭伤,体表软组织挫伤。【疗效】治疗急性踝关节扭伤 17 例,均在敷药 1～5 次后痊愈。

(三)归乳止痛膏

【组成】当归 200 克,乳香 100 克,制马钱子 45 克,没药 40 克,天南星、红花、防风、白芷、升麻各 25 克,土鳖虫 20 克,龙骨、蟹壳各 15 克,羌活、石菖蒲各 10 克。【制法】上药共研细末备用。【用法】取药粉适量,以 50％乙醇或米酒调匀敷于患处(厚 0.3～0.5 厘米),用防潮纸及绷带包扎,24 小时换药 1 次。【功用】

活血化瘀,消肿止痛。【主治】扭挫伤。【疗效】治疗关节扭伤,软组织挫伤等共 273 例,一般敷药 2 次左右即可基本消肿止痛。

(四)扭挫方

【组成】白芷、大黄、花粉、金银花、蒲黄各 12 克,乳香、没药各 9 克,炮穿山甲(代)、广木香各 6 克。【制法】上药共研细末、过筛,所剩药末用 50% 乙醇浸泡 24 小时过滤去渣。【用法】取药粉适量,以乙醇浸液调成糊状,外敷患处,外加塑料薄膜覆盖,纱布包扎。每日换药 1 次。【功用】舒筋活络,行气止痛,散瘀消肿。【主治】急性软组织挫伤,关节扭伤。【疗效】治疗体表挫伤,踝、膝、腕等关节扭伤 19 例,除 2 例陈旧性损伤无效外,其余均在 3～7 天治愈。

(五)消肿止痛散

【组成】川乌、草乌、麻黄各 50 克,炙马钱子、土鳖虫、红花、乳香各 10 克。【制法】上药共研细末,装瓶备用。【用法】取药粉适量,以白酒调成糊状敷于患处,外以纱布盖上,胶布固定。隔日换药 1 次。【功用】活血化瘀,消肿止痛。【主治】扭挫伤。【疗效】治疗 50 例,治愈 40%,显效 42%,有效 10%,无效 8%。

颈　椎　病

(一)颈痛散

【组成】1 号方:骨碎补、苍术、威灵仙、海风藤各 30 克,苍耳子、川乌、草乌各 20 克,续断、杜仲、白芷、延胡索各 15 克,马钱子、全蝎各 6 克,乌梢蛇、僵蚕、黄明胶各 10 克,松香 2 克,麝香 0.2 克。2 号方:自然铜、苏木、乳香、没药、鹿角胶、蟾酥各 20 克,降香、虻虫、片姜黄、龟甲胶各 10 克,守宫 5 克,三棱、莪术、虎杖各 15 克,赤芍 30 克,血竭 1.5 克,儿茶 6 克。【制法】1 号方除松香、麝香分研末,均分包,黄明胶分包烊化,余药烘干共研细末,过 100 目筛,和匀,装袋备用。2 号方除血竭、蟾酥粉分包外,余药制备方法同上。【用法】治疗时用砂锅熬食醋 500 毫升,煮沸后 1 号方黄明胶烊化,2 号方将龟甲胶、鹿角胶烊化后,再加入药粉搅拌,取文火熬约 45 分钟,待药熬至用木筷挑起不流为止,后加少量白酒拌均匀,然后摊在双层白布中间(长 26 厘米,宽 20 厘米),再撒上分包药粉(1 号方松香、麝香;2 号方血竭、蟾酥)趁热敷在颈部,再覆盖塑料布,绕颈包扎。每次治疗 3 天。敷后有轻微刺痒感,3 天后取下。局部组织稍发红或少量红点有白头,为效果最佳。3 天后继续做第 2 次,连续 4 次为 1 个疗程。有皮肤刺激较重者可提前取下。【功用】①祛风除湿,散寒益肾,通络止痛;②活血化瘀,通络止痛。【主治】颈椎病(风寒湿滞型用 1 号方;血瘀阻滞型用 2 号方)。【疗效】经临床反复验证,每获良效。

(二)颈椎康枕

【组成】白附子、川乌、草乌、威灵仙、伸筋草、透骨草、夏枯草、桑叶、艾叶、白芷、山奈、川芎、菊花、葛根、薄荷、桃仁、红花、细辛、羌活、独活各 60 克,磁石粉 100 克,冰片 30 克。【制法】上药共研为粗末,装入布制枕芯内,缝口,套入枕套内。【用法】每晚将药枕置于颈项耳下、肩上部位,头悬空距床面 2~5 厘米,头向后仰,使负重点下移而形成头与躯干对抗牵拉状态,早、晚各 1 次,每次枕30 分钟。【功用】祛风散寒,清热除湿,活血通络。【主治】颈椎病。【疗效】治疗 148 例,显效 33 例,有效 110 例,无效 5 例,总有效率为 96.6%。

(三)二乌透骨膏

【组成】当归、生茜草、威灵仙、艾叶、透骨草各 15 克,川芎、赤芍、红花、雄黄、白矾、川乌、草乌、羌活各 10 克。【制法】上药共研细末,加白醋适量拌匀,装入布袋中备用。【用法】取药袋放入蒸笼中蒸热后,敷于颈部或疼痛处。每次 1 小时,每日热敷 2 次。每剂药可用 5 天。10 天为 1 个疗程。疗程间休息 5 天,连续 2 或3 个疗程。【功用】舒筋活血,通络止痛。【主治】颈椎病。【疗效】屡用有效,久用效佳。

(四)归芎四虫酊

【组成】当归、川芎、五加皮、桂枝、鸡血藤、三七各 30 克,地龙、全蝎、土鳖虫、红花、生川乌、生草乌各 20 克,蜈蚣 10 条。【制法】上药共研细末,加入 75％乙醇 2000 毫升中,密封浸泡 4 周即成。【用法】取消毒纱布制成 5 厘米×5 厘米大小布块,浸透药液后,敷于项部正中,外敷塑料薄膜,面积略大于纱布块,再用温度适宜的热水袋热熨患处。每日 2 次,每次 20 分钟,7 天为 1 个疗程。【功用】活血通络,消肿止痛。【主治】颈椎病。【疗效】屡用有效,久用效佳。

(五)舒颈散

【组成】当归、川芎、红花、桃仁、乳香、没药各 30 克,千年健、独活、秦艽、威灵仙各 20 克,明天麻、细辛各 15 克,木防己、赤芍药、地龙、鸡血藤各 25 克。【制法】将上药烘干,共研细末,和匀,装瓶备用。【用法】先取医用胶布 1 块,胶面向外呈斜形卷紧,呈条索并两端成环,环大小视颈椎病变个数而定,黏附颈后患部,压紧粘牢。取舒颈散适量置于换药碗内,用优质食醋调成稠糊状,填入颈后备好的胶布环内与环口平,然后用胶布块封住并粘牢,敷药后嘱患者热敷患处,每 2 天换药 1 次,10 天为 1 个疗程。【功用】活血化瘀,搜风除湿,温经止痛。【主治】颈椎增生。【疗效】治疗 100 例中,男 68 例,女 32 例;年龄 30—61 岁,病程 1～5 年。结果:临床治愈 74 例,显效 14 例,好转 5 例,无效 7 例,总有效率为 93％。

(六)附子血竭膏

【组成】附子、牛膝、木瓜、白芥子各 100 克,肉桂、胆南星、乳香各 60 克,木鳖子 15 克,血竭 20 克,羌活 120 克,穿山甲(代)30克,香油 4000 毫升,樟丹 1800～2000 克。【制法】将上药入香油内浸一昼夜,慢火炸枯,取滤油熬至滴水成珠,缓缓下樟丹粉。不停搅拌收膏,备用。【用法】用时取药膏适量摊贴局部压痛点。每周换药 1 次。1 个月为 1 个疗程。【功用】祛风散寒,温经活血,通络止痛。【主治】神经根型颈椎病。【疗效】屡用效佳。

(七)二乌狗脊膏

【组成】川乌、草乌、乳香、没药、川芎、全蝎、土鳖虫、桃仁、续断、威灵仙、白花蛇各 150 克,当归、赤芍、狗脊、桂枝各 200 克,三棱 250 克,麻黄 50 克,白芷 100 克,香油 2500 毫升,樟丹 1250 克。【制法】将上药前 18 味投入香油内浸 2 日,煎至深黄色去渣,取滤油加入樟丹成膏,分摊于 5 平方厘米布上,备用。【用法】以颈部疼痛为主贴阿是穴、大椎穴;颈部疼痛伴上肢疼痛麻木贴大椎穴、肩井穴。每 5 日换药 1 次,10 日为 1 个疗程。【功用】祛风散寒,活血化瘀,通络止痛。【主治】颈椎病。【疗效】治疗 350 例,经治 2～3 个疗程后,治愈 242 例,有效 94 例,无效 14 例,总有效率为 96％。

腰 椎 病

本病包括腰椎骨质增生、腰椎间盘突出症等。

(一)海桐乌草煎

【组成】透骨草、伸筋草各 30 克,苏木、海桐皮各 20 克,嫩桑枝、威灵仙各 15 克,红花、鸡血藤、白芷各 12 克,没药、川乌、草乌、秦艽、当归各 10 克。【制法】将上药装入纱布袋内,扎紧袋口,放入锅内,加清水 2000 毫升,煮沸后备用。【用法】用 2 条清洁毛巾蘸药液(浸透)轮换热敷患处。每次 30～60 分钟,每日 1 或 2 次,7 天为 1 个疗程。【功用】疏风散寒,活血止痛。【主治】腰椎病。【疗效】屡用有效,久用效佳。

(二)乳乌止痛散

【组成】乳香、没药、川乌、草乌、当归各 30 克,红花、桑寄生、独活、狗脊、威灵仙、川芎各 15 克,肉桂 5 克。【制法】上药共研细末,装瓶备用。【用法】取药末适量,用白酒或 75％乙醇少许调为稀糊状,外敷患处,上盖纱布,胶布固定。每日换药 1 次,15 次为 1 个疗程。【功用】活血化瘀,通络止痛。【主治】腰椎病。【疗效】屡用效佳。

(三)张氏黑膏药

【组成】威灵仙、熟地黄、乌梢蛇、独活、羌活、牛膝、穿山甲(代)、当归、红花、延胡索、全蝎各 10 克,冰片 3 克,麝香 1 克。【制法】将上药按传统油性黑膏药的制法制备而成。贮瓶备用。【用法】用时以本膏药贴敷于椎体突出部位,每 7 天更换 1 次,10 贴为 1 个疗程。治疗期间不需卧床休息,还可适量做些力所能及的体力劳动。【功用】温经通络散寒,活血化瘀散结。【主治】腰椎间盘突出症。【疗效】治疗 1344 例,其中男 656 例,女 688 例;年龄 16－83 岁,病程 6 个月至 41 年。结果:痊愈 744 例,显效 448 例,好转 80 例,无效 72 例。总有效率为 94.64％。治愈的 744 例患者的治疗平均用 8 贴膏,即 56 天时间。

(四)千年透骨袋

【组成】杜仲、狗脊、威灵仙、桂枝、草乌、地龙、土鳖虫、穿山甲(代)、桃仁、红花、延胡索、透骨草、络石藤、五加皮、白胡椒各 20 克,细辛、白芥子、千年健各 30 克,木瓜、防己、赤芍、防风、骨碎补、乳香、没药各 15 克,黄芪 40 克。【制法】将上药粉碎,盛于布袋中,用醋浸后应用中药雾化仪加热,备用。【用法】趁热将药袋放于腰部,每日 1 次,每次 40 分钟。1 剂用 3 次。【功用】祛风除湿,补肾益气,活血化瘀,通络止痛。【主治】腰椎椎管狭窄症。【疗效】屡用有效,久用效佳。

(五)活血逐瘀液

【组成】当归、川芎、三七、制乳香、制没药、骨碎补各 30 克,马钱子、红花各 15 克,桃仁、细辛、苏木、白芥子、伸筋草各 18 克,生川乌、生草乌、生大黄、赤芍、白芍、木瓜、羌活、独活各 20 克。【制法】上药水煎 2 次,取液 3000 毫升,静置 48 小时,过滤冷藏浸湿药垫,备用。【用法】用时取药垫置于患处,接均效应电极板或小电热毯,局部湿度约 40℃,每次 90 分钟,每日 1 次,14 日为 1 个疗程,每疗程间隔 7～10 日。并用针灸和小针刀治椎旁棘间韧带等软组织损伤。【功用】祛风除湿,活血化瘀,通络止痛。【主治】腰椎间盘突出症。【疗效】经治疗 120 例,经治 1～6 个疗程,临床治愈 78 例,基本治愈 30 例,好转 8 例,无效 4 例,总有效率为 96.7%。

膝部骨性关节炎

(一)止痛散

【组成】乳香、没药、川乌、草乌、当归各 30 克,红花、麻黄、独活、桂枝、秦艽、川芎各 15 克。【制法】上药共研细末,装瓶备用。【用法】取药末适量,用白酒或 75% 乙醇调为稀糊状,敷患处,上盖纱布,胶布固定。每日换药 1 次,15 天为 1 个疗程。【功用】活血化瘀,通络止痛。【主治】膝部骨性关节炎。【疗效】临床屡用,多获良效。

(二)桃红五生散

【组成】桃仁、红花、当归、松香、生姜各 18 克,生大黄、生天南星、生半夏各 36 克,生川乌、生草乌、羌活、独活、牛膝、木瓜各 27 克,白芥子、冰片各 9 克,细辛 15 克。【制法】将上药择净,放入锅内炒热,用布包好备用。【用法】取药包趁热熨患处,每日早、晚各 1 次,每次 10～30 分钟,2 天 1 剂,连用 7～10 剂。【功用】活血通络,散寒止痛。【主治】膝部骨性关节炎。【疗效】屡用皆效。

(三)二乌莪棱散

【组成】制川乌、制草乌、肉桂、威灵仙、地龙、穿山甲(代)、木瓜、桃仁、三棱、莪术、透骨草各 30 克,麝香 1.5 克。【制法】上药共研细末,装瓶备用。【用法】取药末适量,用黄酒调为稀糊状,敷于膝关节疼痛处,上盖纱布,胶布固定。每日换药 1 次,7～10 天为 1 个疗程。【功用】活血通络,散寒止痛。【主治】膝部骨性关节炎。【疗效】屡用效佳。

(四)透骨热熨散

【组成】羌活、独活、千年健、伸筋草、鸡血藤、附片、肉桂、片姜黄、延胡索、透骨草、麻黄、防风、当归各 15 克。【制法】上药择净,用布包好,放入锅中蒸热备用。【用法】取药包趁热熨患处,每日早、晚各 1 次,每次 10～30 分钟,2 天 1 剂,连用 7～10 剂。【功用】活血通络,散寒止痛。【主治】膝部骨性关节炎。【疗效】屡用效佳。

膝关节滑膜炎

(一)消肿热敷方

【组成】川芎、红花、土鳖虫、牛膝、穿山甲(代)、伸筋草、大黄、乳香、没药各 20 克,桃仁 15 克,甘草 10 克。【制法】上药共研细末,用米醋调匀,以手捏之有药液下滴为度,加热至药液有蒸汽出现时,用纱布袋包好备用。【用法】取药袋趁热敷于膝关节上。每日 3 次,每次 30～60 分钟。每日 1 剂,7～10 天为 1 个疗程。【功用】活血化瘀,消肿止痛。【主治】膝关节滑膜炎。【疗效】屡用神验。

(二)鸡血藤膏

【组成】鸡血藤 30 克,苏木、蒲公英、紫花地丁各 20 克,威灵仙、秦艽、黄柏、嫩桑枝、木通、泽泻、透骨草、牛膝、乳香、没药各 15 克,桂枝、土鳖虫各 10 克,艾叶、红花、冰片各 5 克。【制法】上药共研细末,装瓶备用,勿泄气。【用法】取药末 50～100 克,用米醋、白酒各半调为稀糊状,敷于膝关节疼痛处,外加包扎固定。干则洒米醋,以保持药层湿润,发挥药效。每日换药 1 次,7 天为 1

个疗程。【功用】活血化瘀,清热解毒,祛风除湿,通络止痛。【主治】膝关节滑膜炎。【疗效】治疗 50 例,痊愈 35 例,显效 10 例,有效 4 例,无效 1 例。【附记】治疗期间注意卧床休息,尽量避免体力及负重劳动。

腱 鞘 囊 肿

(一)消肿止痛膏

【组成】马钱子、制乳香、制没药、生甘草各 90 克,生麻黄 120 克。【制法】上药共研细末,用凡士林调为糊膏状备用。【用法】取药膏适量,敷于患处,上盖纱布,胶布固定。3 天换药 1 次,连续 1～2 个月。【功用】活血化瘀,消肿止痛。【主治】腱鞘囊肿。【疗效】坚持调治,每获良效。

(二)消肿膏

【组成】七厘散(中成药)40 克,徐长卿(全草)80 克。【制法】先将徐长卿研末,与七厘散和匀,用 75％乙醇或白酒调为糊膏状备用。【用法】取药膏适量,敷于患处,或先用消毒针将囊肿刺破后敷药,上盖纱布,胶布固定。每日或隔日换药 1 次,1 个月为 1 个疗程。【功用】活血化瘀,消肿止痛。【主治】腱鞘囊肿。【疗效】疗效尚属满意。【附记】上药也可放入 75％乙醇 300～500 毫升中,密封浸泡 10 天。用棉球或纱布浸透药液,外敷患处,2 天一换。

骨 折

(一)接骨松香膏

【组成】川芎、生草乌、生半夏、生天南星各 120 克,麻黄 90 克,蟾酥、砂仁各 30 克,老松香 1500 克。【制法】上 8 味药共研细末,加入高粱酒调匀如软膏状,摊在油纸上备用。【用法】随患处大小敷贴,外用绷带包扎固定,2～3 天换药 1 次。【功用】接骨、消炎、止痛、退肿。【主治】骨折复位后。【疗效】屡用效佳。

(二)红药膏

【组成】樟脑 60 克,黄蜡 180 克,乳香、没药、血竭、冰片、松香各 120 克,儿茶 30 克,麝香 1.5 克,黑公猪板油 500 克。【制法】将猪板油熬炼去渣,加热至沸,将净松香、樟脑粉、黄蜡依次加入猪油内熔化,过滤去杂质,再将乳香、没药、儿茶、血竭,分别研细加入滤液内搅拌均匀,待药液冷却至 40℃ 以下,再投入麝香、冰片,搅拌成膏。药膏呈棕褐色,装瓶备用。【用法】先用干棉球拭净创面,将断位缝合,外用 4 根小竹签固定断指,再将此膏均匀涂在透明塑料薄膜上,外敷断指处。1～3 天换药 1 次,直到痊愈。【功用】化瘀、消肿、止痛、生肌。【主治】断指,特别是不全离断的指(趾)损伤。【疗效】经治 31 例,其中机器轧伤 15 例,绞车三角皮带绞断 5 例、电锯伤 3 例,刀伤 5 例,石头砸伤 3 例。不完全离断27 指,完全离断 21 指,不完全离断 27 指中,皮肤相连仅 0.1～0.4厘米,外敷后软组织长出 0.4～1 厘米。

(三)接骨膏

【组成】生草乌、生川乌、羌活、生半夏、生栀子、生大黄、生木瓜、路路通各 250 克,生蒲黄、旋覆花、苏木各 180 克,赤芍、红花各125 克,紫荆皮 500 克。【制法】上药共研细末,用饴糖或蜂蜜调匀成膏备用。【用法】外敷骨折处。每 3～5 天换药 1 次。【功用】活血化瘀,消肿止痛,接骨生肌。【主治】跌打损伤及整复后的骨折。【疗效】屡用效佳。

(四)消肿接骨膏

【组成】刘寄奴、萆薢、大蓟、小蓟、羌活、独活各 12 克,桑枝、川芎各 9 克,大黄、红花、土鳖虫各 6 克。【制法】上药共研细末,过筛,装瓶备用。【用法】用时取药粉适量,以白酒调匀成糊状,敷于已复位的骨折处,夹板固定。每 3～5 天换药 1 次。【功用】化瘀消肿,接骨活血。【主治】一切伤后血络不活,筋缩作痛的骨折。【疗效】屡用皆效。

(五)大麻药糊

【组成】大麻药根 3 份,生大黄、当归、赤芍、透骨草、栀子各 2 份,生黄柏、红花、川续断、骨碎补、杜仲、雪上一枝蒿各 1 份,冰片 0.5 份。【制法】上药前 12 味共研为细末过 6 号筛,加冰片配研均匀,装瓶备用。【用法】用时取药末适量,用开水及菜油调成糊状,摊于棉纸上,外敷患处,外加包扎固定,3～7 日换药 1 次。骨折者复位后敷药,再用小夹板固定,并配合对症中药内服。【功用】清热活血,补肾接骨。【主治】闭合性骨折、软组织损伤。【疗效】治疗 86 例,治愈 62 例,好转 24 例,总有效率为 100％。

创伤、刺伤

(一)外敷伤药散

【组成】丁香、肉桂、生川乌、生草乌、三七、延胡索、生蒲黄、枳壳各 30 克,桃仁、红花、乳香、没药各 25 克,麝香(后入)1.5 克,土鳖虫 15 克。【制法】上药共研细末,装瓶备用,勿泄气。【用法】取药粉适量,以白酒调成糊状,敷贴于患处,外以纱布覆盖,胶布固定,2～3 天换药 1 次。【功用】活血化瘀,顺气止痛。【主治】胸胁创伤疼痛。【疗效】屡用有效。若配合内治,效果更佳。

(二)贴敷方

【组成】①创花二页(即美人柴)、白糖各 30 克,蓖麻仁 7 粒,生蚯蚓(即地龙)30 克;②灯吊丝、青果藤各等份。【制法】上二方均为共捣烂如泥状备用。【用法】贴敷伤口处。【主治】刀枪弹伤及刺伤。【疗效】屡用有效。方②治愈率为 90％以上。

(三)外敷方

【组成】①蓖麻仁 150 克,天仙子 60 克;②蟑螂 4 只,红糖少许;③生鲤鱼血适量。【制法】方①、方②为共捣烂如泥状备用。【用法】方①、方②为贴敷伤处;方②3 小时换药 1 次;方③取血滴伤口上。【主治】竹木刺入肉内拔之不出(用方①);铁钉刺伤(用方②);玻璃刺入肉内不出(用方③)。【疗效】临床屡用,都有一定效果。

破 伤 风

(一)麝香玉真散

【组成】玉真散(天南星、防风各等份共研细末)15克,麝香0.3克。【制法】取鸡蛋1枚,在一端开孔,倾出蛋清及蛋黄,把麝香玉真散装入蛋壳内使药沾于蛋壳内皮,沾不上的倒去。 【用法】将装有麝香玉真散的蛋壳有孔端敷于伤口,用白面糊将蛋孔与皮肤连接处堵严密,勿使空气流通。再用香油128毫升置于碗内,用棉絮1捻,一端放入油碗内,另一端在碗外点燃,烤蛋壳,使蛋壳内的药蒸发进入伤口内。烤蛋壳时边烤边在蛋壳表面抹香油。【功用】开窍醒神,祛风解痉。【主治】破伤风,因击破皮肉,风邪袭入,是以寒热间作,甚则牙关紧闭,颈项强直,角弓反张,目斜等。【疗效】曾用此法治愈3例。

(二)解痉膏

【组成】樟丹、火硝各18克,胡椒40粒,带根葱白3茎,米醋适量。【制法】上药共捣烂,用米醋调为糊状备用。【用法】取药膏适量,外敷双足心(涌泉穴)及双手心(劳宫穴),用布包扎,可放置热水袋以助温热,尚可配合外敷肚脐。一般只外敷1次即可。【功用】祛风解痉。【主治】防治破伤风。【疗效】屡用神效。

外 伤 出 血

(一)归枣散

【组成】当归、汉三七各3克,枣树皮(老表皮,越老越好)9克。【制法】炒后共研极细末,装瓶备用。【用法】取药粉撒伤口处,甚则包扎。【功用】止血止痛。【主治】刀伤出血。【疗效】通常1

次即可痊愈。【附记】本方止血力强,伤口结痂快,简单、经济、方便,值得推广应用。

(二)止血散

【组成】木贼 25 克,黄柏、益母草各 10 克,五倍子 5 克。【制法】上药分研细末,过 120 目筛再混匀备用。【用法】用时取药粉适量撒布于伤口处,用纱布包扎压迫。同时内服 2 克,每日 3 或 4 次。【功用】消炎活血,止痛止血。【主治】外伤出血。【疗效】屡用屡验,效佳。

(三)外用止血丹

【组成】明矾、五倍子、血竭、白蔹各等份。【制法】各取净末,研匀至极细,装瓶备用。【用法】外伤流血,以此药粉敷上包扎,出血立止。如鼻出血、牙龈出血,用湿棉花蘸药粉,或撒或敷均可。【功用】收涩止血,止痛消肿。【主治】跌破头皮,或刀伤出血不止。兼治鼻出血、牙出血。【疗效】外用于各种出血,疗效较佳。【附记】又用半边莲捣烂,敷伤口处,用治外伤性出血,效佳。

(四)止血散

【组成】生石膏 150 克,海螵蛸 120 克,朱砂、冰片各 9 克。【制法】上药前 2 味研极细末,再分研朱砂、冰片。诸药混合均匀,装瓶备用。【用法】用时取药末适量撒布创面。【功用】清热、止血、生肌。【主治】外伤出血,各种小手术后渗血,一度烧伤。【疗效】屡用效佳,多 1 次即效。

骨质增生症(骨刺)

(一)消骨质增生膏

【组成】红花、赤芍、益母草、当归、木瓜、川牛膝、桃仁、三棱、莪术、皂角刺、白蒺藜、羌活、茜草、威灵仙、五加皮、路路通、木防己、鸡血藤、青风藤、石楠藤、海风藤、骨碎补、续断、独活、苍术、白附子、淫羊藿、杜仲、花椒、透骨草各 30 克,白花蛇 1 条,全蝎、虎骨

（用狗骨或狗胫骨倍量代之）、乳香、没药、川芎各 15 克,海马、蜈蚣各 10 克。【制法】用香油 5000 毫升,将上药放入油锅煎熬,捞出渣滓,然后加黄丹 2500 克,制成黑膏药。摊在 13 厘米方布上。另外用麝香 0.5 克,血竭、轻粉、冰片各 30 克,银珠、三七各 15 克。共研为细末,撒在已摊好的黑膏药上面,即成消骨质增生膏。【用法】取上药膏,加热化开,贴在患处,每 7 天换药 1 次。【功用】祛风除湿,活血化瘀,软坚消刺。【主治】骨质增生症。【疗效】屡用屡验,效佳。

(二)热敷方

【组成】土鳖虫、威灵仙各 40 克,五灵脂、白芥子、三棱、制草乌各 30 克,藁本、海藻、皂角刺、蒲公英、延胡索、防己各 60 克。【制法】将上药装入纱布袋,煎煮 30 分钟,再放入老葱 100 克,食醋 100 毫升即成。【用法】将多层纱布或毛巾用药液浸湿,以药液不流为度,热敷患处,凉则换敷,每晚 1 次,每次 40 分钟。每剂药可用 4 天,每次煎煮都需加葱和醋,量同上。【功用】温经散寒,活血化瘀,软坚散结。【主治】骨质增生症。【疗效】经临床百余例观察,有效率达 100%。【附记】此方局部热敷,安全简便,疗效满意,适用范围广。

(三)活络通络膏

【组成】独活、续断、制川乌、制草乌、熟地黄各 15 克,桑寄生、丹参、黄芪各 30 克,细辛 5 克,牛膝、地龙、乌药、炙甘草各 10 克,土鳖虫 6 克。【制法】每日 1 剂,水煎。【用法】一方两用,上药日服 2 次,早、晚分服。同时将药渣用纱布包趁热敷于腰部,以不烫伤皮肤为度,每日 1 次。【功用】温经散寒,祛风除湿,通经活络。【主治】腰椎骨质增生(即肥大性脊柱炎)。【疗效】内外并治,可提高疗效,缩短疗程。曾治疗 110 例,总有效率为 98.2%,治愈显效率为 88.2%。

(四)骨刺膏

【组成】乌梢蛇、细辛各 10 克,白花蛇 1 条,皂角刺、豨莶草、透骨草、穿山甲(代)、生乳香、生没药、杜仲、威灵仙、淫羊藿各 15 克,五灵脂 20 克,生川乌、生草薢各 9 克。【制法】上药共研细末,取适量以陈醋或米醋调成泥膏状备用。【用法】贴敷患处及相应穴位上,隔日 1 次,10 次为 1 个疗程。【功用】祛风除湿,活血化瘀,软坚散结。【主治】骨质增生症。【疗效】治疗 300 例,治愈 114 例,好转 186 例,有效率达 100%。

(五)骨刺散

【组成】乳香、没药各 30 克,川乌、草乌、淫羊藿、巴戟天、骨碎补、生南星各 10 克,樟脑粉 5 克。【制法】上药共研细末过 5 号筛,贮瓶备用。【用法】用时取药末适量,用热酒调糊装入纱布袋内,敷于患处,再用 60～80℃热水袋覆盖加温,绷带固定。每次 2 小时,14 日为 1 个疗程。【功用】温经散寒,活血化瘀。【主治】骨质增生症。【疗效】治疗 220 例,经治 1～3 个疗程,随访 2 年,治愈 78 例,显效 86 例,有效 42 例,无效 14 例,总有效率为 93.6%。【附记】治疗期间停用其他抗骨质增生药物。忌食生冷、辛辣、酸腐食物;避免体力劳动。

(六)消瘀止痛散

【组成】当归 20 克,川芎、乳香、没药、栀子各 15 克。【制法】上药共研细末备用。【用法】将药粉敷在白纸上(药粉面积按足跟大小,厚约 0.5 厘米),加热后敷于患处,外以纱布包扎固定。2～3 天换药 1 次。【功用】活血消瘀,通经止痛。【主治】足跟痛(因跟骨骨刺所致)。【疗效】治疗 37 例,全部治愈。

(七)抑骨止痛散

【组成】人工麝香 0.5 克,川芎 125 克,防风 5 克,杜仲、狗脊、独活、当归各 12 克,白芍药、防己、红花、牛膝各 15 克,桂枝、黄芪、木瓜各 30 克,穿山甲(代)、附子、细辛各 6 克,川芎 10 克。【制法】

将上药总量与白芥子 5:1 的比例配制,混合均匀,共轧为细末过100 目筛,分装于密封袋内,每袋 30 克。【用法】用时取药粉 1袋,以陈醋调成饼状,敷贴于骨质增生部位或压痛点上,也可在相应的穴位上减量加贴。如颈椎骨质增生伴臂痛麻木者,可加贴肩中俞、肩井、曲池、外关穴;腰椎骨质增生出现下肢麻木疼痛者可加贴环跳、阳陵泉。外用塑料薄膜覆盖固定。60 分钟后揭去药物,隔日 1 次,15 天为 1 个疗程。一般 1～2 个疗程。【功用】调补气血,温经通络,祛除风湿,强筋壮骨,通窍止痛。【主治】骨质增生。【疗效】治疗 110 例,其中:男 86 例,女 24 例,年龄 38－81岁。结果:临床痊愈 74 例,显效 22 例,有效 11 例,无效 3 例。总有效率为 97.3%。【附记】敷药时间应严格掌握,不可延长,否则将引起皮肤发热疼痛,甚则起疱。

骨 髓 炎

(一)麝香散

【组成】僵蚕 30 克,蜈蚣 3 条,血竭、冰片、朱砂、麝香、牛黄各6 克。【制法】上药研极细末和匀,装瓶备用。【用法】取药粉少许外敷伤口及死骨上。【功用】腐蚀死骨。【主治】慢性骨髓炎有死骨形成者。【疗效】屡用有效。

(二)红蓝药捻

【组成】白砒、白矾各 30 克,雄黄 10 克,乳香、朱砂、冰片各 6克。【制法】将砒、矾二药研成细末,入小罐内煅至青烟尽,白烟起时,停火放地一夜,取出研末加朱砂、雄黄、乳香、冰片共研细末,米糊为条。【用法】取药条塞入窦道,瘘管。【功用】活血化瘀,解毒止痛,腐蚀瘘管。【主治】骨髓炎疮面形成瘘管者。【疗效】临床屡用,疗效显著。

(三)阴疮生肌膏

【组成】阿胶 50 克,蜂房 1 个或 2 个(35 克),头发 1 团(30

克),穿山甲粉(代)20克,白胡椒粉15克。【制法】先将乱发(投药前用碱水泡洗干净)、蜂房加入白酒中浸泡24小时,小火加热5分钟,捞药渣。再将阿胶加入药酒中浸软,以小火熬至滴水成珠后,再加穿山甲粉和白胡椒粉搅匀,摊布外用。【用法】贴敷疮口上。【功用】拔腐生肌。【主治】慢性骨髓炎伤口已破溃,而肉芽生长不良,其色晦暗之阴疮。【疗效】屡用有效。

(四)消炎膏

【组成】乳香、没药、血竭各12克,冰片15克,儿茶30克,麝香1.5克,松香120克,樟脑60克,黄蜡180克,好猪油500克。【制法】先将黄蜡、猪油放入锅内,文火熔化,缓入松香、儿茶、血竭、乳香、没药(均研细末入),搅拌均匀后,再缓入冰片、麝香二药搅匀即成膏药,放入瓷缸内备用。【用法】取膏适量,外敷患处。脓液多者3天换药1次,脓液少者每周换药1次。【功用】活血拔毒,消炎生肌。【主治】指、趾骨慢性骨髓炎。【疗效】治疗48例,全部治愈。

(五)骨炎拔毒膏

【组成】蜈蚣20条,巴豆、芫花、白及、鸡内金各50克,全蝎、乳香、没药、皂角刺、大戟、甘遂各100克,穿山甲(代)、赤芍药各200克,黄丹10克。【制法】药膏。将上药烘干,共研极细末,和匀过120目筛,加芝麻油适量,调和成软膏状,贮瓶备用。【用法】首先将患者常规手术,切除死骨,清除脓液,将窦口周围增生组织切成新鲜创面,术后不缝合,不安置引流条,仅以消毒干纱布填塞手术创口,消毒纱布外敷包扎24小时后,去除包扎,取出干纱布,用生理盐水清洗创口后,在手术创面深层撒入"骨炎祛腐散",以手术创面基本覆盖为宜,然后以自制的竹片上药板,将骨炎拔毒膏平敷在手术创口上,稍延及创口周围,稍高出皮肤1厘米为准,再以消毒的牛皮纸覆在药物上,外层以消毒纱布覆盖,胶布固定,每日换药1次,换药时按无菌操作进行。在手术后的1周手术创口有较多脓液流出,以后脓液逐日减少,10 天脓液全净。脓液干净后不再用骨炎祛腐散,仅以骨炎拔毒膏外敷创面,直至手术创口从深部向外长出新鲜肉芽组织时,再行二期缝合,7 天后拆线。【功用】祛腐生肌,拔毒收敛。【主治】慢性化脓性骨髓炎。【疗效】治疗 60 例,病程最短 1 年,最长 20 年以上。结果全部治愈。【附记】骨炎祛腐散:水蛭粉 10 克,象皮、炉甘石各 50 克,冰片、血竭各 30克,五倍子 100 克,红升丹 20 克。将上药烘干,共研极细末,过120 目筛,和匀,装瓶备用。

血栓闭塞性脉管炎

(一)蜗牛泥

【组成】活蜗牛(连壳)适量。【制法】捣烂成泥状备用。【用法】平敷于溃烂面上,以湿纱布盖之,1～2 天换药 1 次。【功用】通经活络,去腐生肌。【主治】脉管炎。【疗效】屡用效佳,一般连敷 6 次可愈。【附记】此方对老臁疮也有奇效。

(二)脱疽膏

【组成】宫粉 48 克,铜绿 90 克,乳香 1.5 克,血余炭 66 克,陈香油 250 毫升,川蜡 30 克。【制法】先将香油和川蜡入锅内熔化,再加入上述药物细粉,搅匀熬膏,倒出搅凉密封备用。【用法】将药膏摊于桑白纸上,四周叠起,以免流出,外敷患处,上盖以棉花,用绸或软布包好即可。【功用】散瘀、祛腐、生肌。【主治】脱疽。【疗效】屡用有奇效。

(三)红粉散

【组成】三分三、独定子(金铁锁)、云南重楼各 60 克,红花 20克,香白芷 30 克,桃仁 40 克。【制法】上药共研细末,过细筛备用。【用法】每次取 1/4 量,用甜米白酒或红糖酸醋调匀,外敷上巨虚穴和涌泉穴。再以绷带固定,隔日 1 次,每周 3 次,以 1 个月为 1 个疗程。【功用】消肿止痛,清热解毒。【主治】脉管炎。

【疗效】屡用效佳,轻者 1～2 个疗程,重者 3～4 个疗程可愈。【附记】敷药处局部有灼热感,似有无数小虫来回窜走,药干则此感自消。也可以本方减白芷,加三七 30 克。依上法用之。余同上。又用生大黄适量,研细末,用鸡蛋清调敷患处,厚约 3 毫米,外加包扎固定。一般用药 3～5 分钟后,患者局部有如冰袋外裹之感,疼痛即可减轻。

疮　疖

(一)复方芙蓉叶膏

【组成】芙蓉叶、泽泻叶、大黄、黄柏、黄连、黄芩各 250 克。【制法】上药共研细末、过筛,用凡士林油调成 20％软膏。【用法】外敷患处。【功用】清热解毒,活血化瘀,消肿止痛。【主治】丹毒(火丹)、疖、痈、蜂窝织炎、甲沟炎、乳腺炎、腮腺炎等。【疗效】外敷治上述各病症均有较满意效果。

(二)六黄散

【组成】黄连、黄柏、黄芩、姜黄、大黄、蒲黄各等份。【制法】上药共研细末,装瓶备用。【用法】取上药粉适量,用 60％乙醇调匀外敷患处,每日 1～2 次,每次 4～6 小时,至红、肿、热、痛消失为止。【功用】清热解毒,化瘀消肿。【主治】皮肤破损,局部红、肿、热、痛伴发热及多发性疖肿、蜂窝织炎、脓肿等。【疗效】治疗 19 例,其中蜂窝织炎 11 例,多发性疖肿 5 例,伤口感染化脓 3 例。全部治愈。治愈天数最长 20 天,最短 4 天,血象及体温恢复正常,平均为 5.6 天。

(三)藤黄马龙膏

【组成】藤黄 10 克,马钱子、龙脑各 6 克,新鲜猪胆汁 100 克。【制法】马钱子用沙拌炒软,去毛,研成粉末,然后将藤黄、龙脑分别研成粉末,将上药掺在猪胆汁中备用。【用法】以棉签或小毛刷蘸药汁涂敷在疖上,涂药范围要比红肿的范围大 0.5 厘米,每日涂 2 或 3 次。涂后需保留 24 小时以上,重复涂药时,前次药液不要洗掉。【功用】清热解毒,消肿止痛。 【主治】多发性疖肿。【疗效】治疗 108 例(多发性疖肿 61 例,单发 39 例,外伤合并感染 8 例),均在涂药后 2～4 天痊愈。

痈　疽

(一)三黄二香散

【组成】黄连、黄柏、生大黄各 30 克,乳香、没药各 15 克。【制法】上药共研极细末,装瓶备用。【用法】取药粉适量,用醋调匀,外敷患处,用绷带固定。【功用】清热解毒,消肿止痛。【主治】痈肿。【疗效】屡用屡验,效佳。【附记】痈肿阳证可用,热重时稍加冰片,溃后即停用。

(二)百消膏

【组成】芙蓉叶、蒲公英各 50 克,紫荆皮 9 克,生大黄 15 克,垂盆草 30 克,冰片 1.5 克。【制法】上药晒干共研细末,入冰片同研和匀,装瓶备用。 【用法】用时取药粉适量,以凉茶叶水或食醋调匀,外敷贴患处,外以纱布盖上、绷带固定。1～2 天换药 1 次。【功用】清热解毒,消肿止痛。【主治】一切痈疽阳证,具红、肿、热、痛特点者。【疗效】治验甚多,疗效满意。【附记】溃破后停用。

(三)黄色粉膏

【组成】芙蓉叶、广姜黄、川大黄、川黄连、川黄柏、香白芷、赤小豆各 30 克,天南星、广陈皮、茅苍术、川厚朴各 12 克,天花粉 60 克。【制法】上药共研细末、过筛,装瓶备用。【用法】诸般痈肿、疖腮、乳痈呈红肿热痛者以凉茶叶水调,烫伤以芝麻油调,调匀贴敷患处,外以纱布绷带固定,每日或隔日换药 1 次。【功用】清热解毒,除湿化痰。【主治】痰湿流注、乳痈、疖腮、丹毒、烫烧伤、带状疱疹、急性关节炎及诸般疮毒。【疗效】临床屡用,效果显著。

(四)消散膏

【组成】炙蜂房 120 克,公丁香、荜茇、细辛各 60 克,制乳香、制没药各 90 克。【制法】上药共研细末,以太乙膏 500 克烊化后,加药末 50 克,拌匀摊贴。【用法】贴敷患处。【功用】消肿。【主治】恶疮、阴疽及白色漫肿的瘰疬、乳癖、骨疽、深部脓肿等。【疗效】屡用效佳。

(五)十三太保丹

【组成】露蜂房 120 克,公丁香、荜茇、细辛、百草霜各 60 克。【制法】上药共研细末,装瓶备用。【用法】用于主治附骨疽毒、湿痰流注、瘰疬、乳疽、乳痈及一切色白漫肿之阴性肿疡,以十三太保丹 10 克,太乙膏(药膏)90 克,加乳香、没药各 1.5 克,烊化拌匀摊膏敷贴患处。用于主治牙痛、风寒头痛,以十三太保丹 2 份,樟丹 1 份研匀,少许搽膏药上外贴(牙痛贴痛侧颊车穴,头痛贴痛侧太阳穴)即效。5 天换贴。【功用】温阳通络,行血散结。【主治】①附骨疽毒、湿痰流注、瘰疬、乳疽、乳癖及一切色白漫肿之阴性肿疡;②牙痛、风寒头痛。【疗效】用于消散附骨疽、流注、乳疽、瘰疬者不下百例,一般能取得满意疗效。

(六)生肌油

【组成】黄连、大黄各 250 克,当归、黄芪、虎杖、紫草(另包后下)各 200 克,菜油 5000 毫升。【制法】将上药研细或切成小碎块,放入菜油中浸泡 10～15 天,再用火煎至药微焦(紫草后下)。用双层纱布过滤,装入瓶内进行高温灭菌备用。【用法】将消毒纱布入生肌油浸润,外敷患处(疮面),或外搽生肌油,隔日 1 次亦可。【功用】清热解毒,祛腐生肌。【主治】一切溃疡、外伤、水火烫伤。【疗效】临床观察 2 万多例,未出现药物过敏反应,对多种球菌、杆菌都有抑制和灭菌作用。收口敛皮效果很好。又能防止瘢肉的生长,更有利于上皮速生。

(七)祛腐生肌膏

【组成】贯叶蓼、万年青、紫花地丁、夏枯草、白及、黄柏、地榆、木瓜、防己、苍术各 30 克,煅石膏、煅炉甘石各 360 克,麻油 1000 毫升。【制法】炉甘石、石膏研粉,余药用麻油浸 5～7 天,用武火煎至枯黄色,滤去药渣,加入石膏、炉甘石粉调匀,用文火煎 1 小时,待油膏滴水成珠离火,稍凉后摊于油纸上,收贮备用。【用法】贴敷在疮面上,隔日 1 次。【功用】清热、解毒、生肌。【主治】皮肤溃疡。【疗效】屡用效佳,多换药即愈。

臁疮(下肢溃疡)

(一)炉甘石膏

【组成】制炉甘石、密陀僧各 60 克,黄柏 20 克,冰片 15 克,猪板油 200 克。【制法】先将前 4 味药研极细末,再把猪板油(去掉油皮)捣烂成泥,然后合并调成软膏,装瓶备用。【用法】用高锰酸钾(1∶2000～1∶1500),或 3% 过氧化氢溶液,清洁溃疡面,然后外敷炉甘石膏,用纱布包扎固定,隔 7 天换药 1 次,21 天为 1 个疗程,如未获痊愈,可继续治疗。用药 3～4 天,一般局部都有发痒感觉。【功用】清热燥湿,敛疮生肌。【主治】下肢溃疡。【疗效】治疗 37 例,痊愈 32 例,显效 5 例。其中 1 个疗程痊愈者 23 例,2 个疗程痊愈者 9 例。

(二)妙应丹

【组成】真琥珀、白蔹、密陀僧、铅粉、血竭、煅白矾、百草霜、煅石膏、赤石脂、轻粉(炒去油)、乳香、没药各 15 克,炉甘石(用黄连 9 克煎汁,煅红时加入,水飞研极细末)90 克,大枣冰片 3 克。【制法】上药各取净粉,除琥珀、冰片外,先行混合,研极细末,后下琥珀、冰片,再研至无声为度。装入瓷瓶,置干燥处,勿泄气。【用法】撒搽患处(疮面),上盖苦参膏(黄柏、当归、蛇床子、地肤子各 15 克,川椒 10 克,黄蜡、白蜡、松香各 90 克,苦参、太乙丹、樟脑各

30 克,麻油 1000 毫升熬制而成),外用绷带扎好,勿太松,亦勿太紧。每日一换,至愈为止。【功用】清热拔毒,生肌去腐,镇痛止痒。【主治】久年臁疮、溃烂臭秽,血水淋漓,痒痛交作,久不收敛。【疗效】依上法使用,屡用屡效,效果显著。

(三)臁疮膏

【组成】蓖麻仁、生乳香、生没药、紫草、白芷各 20 克,红花 10 克,血竭 12 克,黄丹 130 克,香油 250 毫升。【制法】先将香油放入铁锅内,用文火烧开,把蓖麻仁、紫草、白芷、红花投入油内炸焦过滤去渣,将油重放锅内,再把乳香、没药、血竭入锅,待熔化尽,将黄丹徐徐撒进油内,并取尺许长的新槐枝旋转搅拌,熬至滴水成珠不散,指捻软硬适宜为度。将油膏倒入冷水盆内,浸泡一昼夜以去火毒,即可取出备用。【用法】用时先将桃枝、艾叶熬水,洗净污秽,再按疮面大小将膏药熔化摊于白布上贴于疮面,每周换药 1 次。【功用】拔毒、去腐、生肌、敛疮。【主治】臁疮(下肢慢性溃疡)。【疗效】治疗 6 例,均获痊愈。【附记】勿吃发物及久站,并要减轻劳动。

(四)蹄甲竭石膏

【组成】猪蹄甲 40 克,血竭 10 克,煅炉甘石 30 克,轻粉 6 克,甘草粉 20 克,铅粉 9 克,冰片 6 克。【制法】将蹄甲用河沙炒焦,铅粉用文火炒,然后把以上各药研成极细末,混匀装瓶备用。【用法】先将患处用花椒煎水洗 20～30 分钟,擦干后把药末与凡士林按 4∶6 比例调成软膏,敷贴患处。如疮面分泌物多者,3 天换药 1 次,分泌物少者,5 天换药 1 次。【功用】拔毒去腐,敛疮生肌。【主治】臁疮。【疗效】治疗 5 例,全部治愈。用药最少者 2 次,最多者 10 次。

(五)七宝丹

【组成】寒水石 60 克,淡秋石、血余炭、胡黄连、血竭、老烟膏、生地榆各 30 克。【制法】上药共研极细末,装瓶备用。【用法】

用药前先将疮口做外科常规消毒,然后用消毒棉签蘸药粉少许,均匀撒布疮面上(不宜太厚)。如疮口深凹,可用适量麻油与药粉调如糊状,用消毒纱布条拌药糊嵌于疮口中,外敷黄连膏(成药),用绷带包扎,隔日换药 1 次。【功用】清热解毒,化瘀消肿,生肌止痛。【主治】臁疮(下肢慢性溃疡)。【疗效】治疗 36 例,痊愈 22例,接近痊愈和好转 14 例。

骨结核(附骨疽)

(一)消核膏

【组成】马齿苋 150 克,猪板油(净油)、蜂蜜各 240 克。【制法】马齿苋全草,洗净泥土,用开水略烫,捞出晒干。用铁锅将马齿苋炒炭存性,压细过筛成粉。猪板油化开去渣,取净油,放锅内加热待干,放入马齿苋炭粉,立即搅拌均匀,片刻即冒白烟,此时将锅取下,放入蜂蜜,搅拌成糊状,锅内有沸起现象,等冷却后即成软膏备用。【用法】先将患处用淘米水洗净,按疮口大小将药膏摊成 1 帖小膏药贴于患处,再用纱布固定。2 天换药 1 次,以痊愈为度,不可间断。【功用】养阴润燥,清热解毒,散血消肿。【主治】骨结核,淋巴结核,肺结核等。【疗效】屡用有效。根据病情配合内服方剂,效果尤佳。

(二)蜈蚣粉

【组成】①蜈蚣(生用不去头足)、守宫尾、螳螂各 30 克,蟾酥、血竭各 10 克,麝香 1 克。②蜈蚣(酒炒)、守宫尾各 10 克,砂糖、血竭各 20 克,螳螂 8 克,麝香 3 克。③骨痨丸:黄芪 30 克,熟地黄 24克,猫爪草 12 克,当归、人参、鹿角胶、百部、泽漆、白术各 10 克,炮穿山甲(代)、白芥子、土鳖虫、守宫各 6 克,珍珠 1 克。【制法】上列三方,方①和方②各共研极细末,和匀,装瓶备用;方③经传统炮制,共研细末,炼蜜为丸,每丸重 12 克,分装备用。【用法】外治:祛腐期用方①换药;生肌期用方②换药。窦道深或有弯曲者,可用粗细不同的无菌导尿管或软塑料管,缓缓插入窦道至底部用过氧化氢溶液、生理盐水反复将脓液冲洗干净,将适量药粉用生理盐水稀释后注入,窦道浅者用无菌干纱条将窦道清理干净,再用灭菌香油纱条蘸适量药粉末用探针送入底部,用无菌纱布覆盖固定。视其排出脓液多少,每日或隔日用方①换药1次。使脓液减少、变稠或带血,疮口周围肌肉鲜活变红,可改用方②换药。隔三五日换药1次,直至窦道自底部向外完全愈合为止。在换药中如发现窦道口有水肿肉芽组织突出,应予平胬处理。内治:每日按子、午、卯、酉四时各服骨痨丸1丸。气血羸弱者每日或隔日服十全大补汤加减1剂;脾肾阳虚者每日或隔日服阳和汤加减1剂;阴虚者每日或隔日服清骨散加减1剂。【功用】①攻毒化毒,祛腐排脓。②活血生肌,滋养肌肤。③补肾壮骨,健脾养血,散寒解毒。【主治】结核性窦道。【疗效】治疗96例,其中男41例,女55例;年龄20岁至41岁;胸椎结核11例,腰椎结核35例,髋关节结核14例,膝关节结核8例,踝关节结核17例,其他部位结核11例;病程1～10年。结果:治愈94例,转手术2例,治愈率为97.9%。治愈时间疗程最短20天,最长120天。

(三)五黄蜈蚣膏

【组成】白蔹、苍术、连翘、黄芩、白芷、木鳖子、生穿山甲(代)、蓖麻仁、赤芍、生栀子、大黄、黄柏、黄连、生地黄、当归、金银花各140克,蜈蚣27克,乳香(醋炙)、没药(醋炙)、血竭、儿茶、轻粉、樟脑、红粉各18克,香油7500毫升,广丹1250克。【制法】将上药前19味投香油内炸枯去渣,加入广丹不断搅拌均匀收膏,另加入上药后5味(共研细末)搅匀收膏,备用。【用法】用时微火化开,贴敷患处,3～5日换药1次。15次为1个疗程。【功用】清热解毒,凉血活血,消瘀散结,拔毒生肌。【主治】骨及关节结核。【疗效】屡用屡验,效佳。

(四)磁石全蝎散

【组成】磁石(醋煅)、炒全蝎各4.5克,母丁香(炒黑)、冰片、公丁香(炒黑)各 3 克,炙穿山甲(代)9 克,炒僵蚕 2 克,炙蜈蚣 6 克,蜘蛛(炒炭)7 只,麝香 1.5 克,牛黄 0.5 克。【制法】上药除冰片、麝香、牛黄外,余药共研极细末,用细罗过筛,再入上 3 味配研和匀,装瓶备用。【用法】用时掺少许疱面,外用太乙膏盖上。隔日换药 1 次。【功用】拔毒、散结、生肌。【主治】骨结核。【疗效】屡用效佳。

颈淋巴结核(瘰疬)

(一)蟾蚍丸

【组成】蟾酥、白胡椒、巴豆各 15 克,砒霜 22.5 克,大枣 11(去核)枚,葱白 24 克。【制法】将蟾酥、白胡椒、巴豆、砒霜分别研粉和匀,入大枣、葱白共捣,制成 400 丸,晾干备用。【用法】取药丸 1 粒,用 2 层纱布包好,两端用线扎紧,一端留线约 10 厘米,将扎好的药丸慢慢塞入患侧鼻孔,留线用胶布固定鼻翼旁(用药 5～10 分钟,患者有打喷嚏、流鼻涕、淌眼泪等正常反应),每次塞 8～10 小时,每周 2 次为 1 个疗程。已溃者可同时用此药丸油浸液外搽。方法:取药丸 20 粒,麻油 20 毫升,将药入油内浸透捣烂,搅匀备用。用药时先将溃疡面洗净,然后摇匀药油擦患处,外用消毒纱布包好,1～3 天换药 1 次。上药后数小时局部有灼痛感。有瘘管者可用细纱条浸药油后,塞入管腔内。【功用】解毒、杀虫、祛腐、生肌。【主治】瘰疬。【疗效】治疗 33 例,治愈 31 例,颈部瘰疬全部消失,或溃破疮口愈合,2 年内未复发。2 例瘰疬明显缩小。一般治疗 3～4 个疗程可愈,但瘰疬钙化吸收较慢,往往需 2～6 个月。【附记】切勿内服。孕妇禁用。

(二)化核丹

【组成】水银 15 克,火硝、胆矾、明矾、青盐、硇砂、乳香、没药、蓖麻仁、血余炭各 12 克。【制法】先将水银、胆矾共研至不见水银星为度,再将他药合研后加入拌匀,放入铁罐中压实,上倒扣一小碗,取白陶土加水调成糊状封四周间隙,不令泄气,放炉灶上,炭火加热,先武火,后文火,2 小时后停火,待冷,揭开铁罐,被烧成结块的黑褐色并杂有白色结晶的粉末即是丹药,同时捣碎,研细末,装瓶备用。【用法】①瘰疬:先取与患处等大的纱布 1 块,涂 1 薄层凡士林,再取化核丹细末 1～3 克撒于纱布中心,贴在瘰疬之上,外用胶布固定,隔日换药 1 次。如有较多的瘰疬串生,只需贴其中最大的 1 个。待 1 个月后,若旁边瘰疬不愈,可再分次贴敷,每次最多贴 2 个。贴 3～5 个月后局部起水疱,皮肤溃破,有白色脓液流出,1 周左右结核消失,停止敷药。以外科常规消毒,再以依沙吖啶(雷佛奴尔)纱布外敷至溃口愈合为度。② 皮下肿物与瘰疬外敷药方法相同。1 周左右皮肤产生多个乳白色溃疡点,并有稠状分泌物渗出,后继续贴敷 3～5 次,使溃口扩大,分泌物增多。待肿疡基本缩后停药。溃口按上述方式,处理至愈。③瘘管贴敷方法:取化核丹细末,糯米等量,加开水数滴调匀,搓成头大尾小,长度不等的细药条,用小玻璃片挟药条于中间滚磨光滑,阴干装瓶备用。挤出瘘管内脓汁,若管口过小必须切开排脓,常规消毒后,视管道长短插入药条,边插边捻,插至一定深度时,剪去露出表面所剩部分,用纱布盖好,胶布固定。每日 1 换,连续 2 周为 1 个疗程。待管道内长出新肉芽,脓液减少直至消失后停药。【功用】拔毒生肌。【主治】瘰疬、结核性瘘管、皮下肿物。【疗效】观察颈淋巴结核 30 例,治愈 25 例,好转 4 例,无效 1 例;观察结核性瘘管 9 例,痊愈 5 例,好转 3 例,无效 1 例;治疗皮下肿物 5 例,治愈 3 例,好转 1 例,无效 1 例。总有效率为 93%。 【附记】贴敷期间皮下有痒痛感或红肿感,一般都能忍受,不可揭去,若剧痛可口服止痛药物,插药条时每次最多插 2 处(2 条)以防药量过多引起中毒,并要注意不可碰伤血管和内脏。

(三)流痰膏

【组成】海螵蛸、鸡内金、穿山甲(代)、血竭各 100 克,儿茶、白芷、当归、象皮、乳香、没药、龙骨、骨碎补各 50 克,冰片(后入)150

克,珍珠 5 克,白蜡 400 克,麻油 3000 毫升。【制法】先将麻油加热放入白蜡后熔化,候凉再将上药研细面撒入油内,后加入冰片调匀成膏,备用。【用法】贴敷患处,每日换药 1 次。【功用】活血散瘀,解毒生肌。【主治】瘰疬溃破。【疗效】屡用效佳。

(四)化腐生肌散

【组成】煅炉甘石 18 克,乳香、没药、硼砂各 9 克,明雄黄 6 克,硇砂 0.6 克,冰片 0.9 克。【制法】上药共研极细末,装瓶备用,勿泄气。【用法】取少许药末,撒布或涂搽患处(阿是穴),每日 3～4 次。疮口日久不敛者,可加煅珍珠粉 0.3 克,研细末掺入,和匀即可。【功用】化腐生肌。【主治】瘰疬溃烂者。【疗效】屡用神效。

(五)四生膏

【组成】生川乌、生草乌、生天南星、生半夏、黄柏各 20 克,香油 500 毫升。【制法】上药入香油中浸泡 7 天后,以文火煎开,炸焦,过滤去渣,加入黄蜡 30 克熔化和匀,取膏摊布上备用。【用法】取膏药 1 张,软化后贴阿是穴(患处)。5～7 天换药 1 次。【功用】消炎、化痰、散结。【主治】瘰疬。【疗效】屡用效佳。

(六)消瘰膏

【组成】生半夏 30 克,皂角、生穿山甲(代)各 9 克,生甘遂 3 克,生马钱子 12 克,朱血竭 6 克,黄丹适量,麝香少许,香油 750 毫升。【制法】先将前 5 味药用香油炸焦,去渣,文火熬炼,加黄丹收膏,火候到时,将血竭粉(均研细)徐徐加入,熔化和匀收膏。【用法】取膏适量,加麝香少许贴患处,每 3～5 天换药 1 次。【功用】散结消瘰。【主治】瘰疬。【疗效】屡用神验。

手 足 皲 裂

(一)蜂蜜猪油膏

【组成】猪油 30 毫升,蜂蜜 70 克。【制法】将猪板油熬化去渣,取净油 30 毫升,待冷却后,入蜂蜜调匀,装瓶备用。【用法】先把患处用热水浸泡 10～30 分钟,使角质软化,去掉污垢。然后敷上药膏,每日 2 次,临睡前必须治疗 1 次。如有感染,可外撒白及粉或抗菌消炎膏。同时用此膏外敷。【功用】滋润皮肤,防止燥裂。【主治】手足皲裂。常发于手掌、指尖、足跟、足侧等处的干燥、裂开、出血、疼痛。【疗效】经多年使用,效果很好。

(二)矾白膏

【组成】白矾 10 克,白及 15 克,马勃 6 克。【制法】上药 2 剂,一剂水煎 3 次取汁入小盆内;一剂共研细末,用凡士林调匀成软膏状备用。【用法】先取上药液加温后,洗浸患处,再取上药膏(20％软膏)贴敷患处。每日用药 1 次。【功用】消炎、润燥、生肌、止痛。【主治】手足皲裂。【疗效】屡用效佳。

(三)糯米膏

【组成】糯米 1500 克,白矾(研末)60 克,樟脑 15 克,青黛 30 克。【制法】先将糯米洗净滤干,入石臼舂成细粉,筛去粗粒杂质,置 1000～1500 毫升沸水锅内,像熬糯糊一样,文火熬成糊状,再加入白矾、樟脑、青黛和匀即成,装入药罐待用。【用法】取药膏适量,摊涂薄布条上,贴皲裂处。【功用】消炎、润燥、生肌。【主治】手足皲裂。【疗效】治疗千余例,无不应验。

汗　　斑

(一)金炉底方

【组成】金炉底、硫黄各等份。【制法】上药压末,过细筛,装瓶备用。【用法】用 76％乙醇棉球蘸药末直接涂搽患处至发红。【功用】止痒消斑。【主治】汗斑。【疗效】当天肤色加深,翌日转为棕褐色,继而脱屑,而痊愈。曾治疗 40 例,平均 1 或 2 次治愈。【附记】无不良反应,不损害皮肤。方法简便,疗效显著。

（二）苦密片

【组成】苦瓜（去瓤）2 根,密陀僧 10 克。【制法】将苦瓜瓤挖尽,灌入密陀僧细末于苦瓜内,放火上将苦瓜烧熟,切片备用。【用法】取片擦患处,每日 1 次或 2 次,擦后贴上。【功用】清热利湿,活血化瘀。【主治】汗斑。【疗效】屡用效佳,一般 5 或 6 次即愈。

（三）汗斑散

【组成】雄黄、硫黄、密陀僧、轻粉、地肤子各 0.5 克。【制法】地肤子干燥后研细末,过 100 目筛,余药混合共研细末,过 100 目筛,与地肤子粉混合均匀备用。【用法】用醋调敷患处。【主治】汗斑。【疗效】屡用皆效。

色　　　斑

（一）五白膏

【组成】白及、白芷、白附子各 6 克,白蔹、白丁香（即雀粪）各 4.5 克,密陀僧 3 克。【制法】上药共研细末,装瓶备用。【用法】每次用少许药末,以鸡蛋清或白蜜调成稀膏,涂敷于斑点处。用药前（晚睡前）先用温水浴面,晨起洗净。【功用】通气血,破结滞,消斑、生肌。【主治】面颊部黄褐斑。【疗效】一般 1 个月内斑可消退。治疗 20 余例,收到较好疗效。

（二）面膏

【组成】香附子 10 枚（大者）,白芷、零陵香各 64 克,茯苓 32 克,蔓菁油 200 毫升,牛髓、羊髓各 1000 毫升,水渍白蜡（烊化）242 克,麝香 0.6 克。【制法】上药固体药研细末,与液体药调匀成糊状。【用法】外涂敷患处。【功用】净面护肤。【主治】面皱黑斑。【疗效】屡用神验。

（三）水晶膏

【组成】石灰 15 克,浓碱水适量,糯米 50 粒。【制法】取石灰用水化开,将石灰浸于浓碱水内以碱水高出石灰二指为度,再用糯米撒于灰上。如碱水渗下陆续滚之,泡 24 小时(冬天泡 36 小时),将米取出捣烂成膏备用。【用法】用时取少许点敷痣上。【功用】腐蚀黑痣。【主治】各种黑痣。【疗效】屡用屡验。【附记】上药不可太多,恐伤好肉。

(四)玉肌散

【组成】绿豆粉 240 克,滑石、白芷各 30 克,白附子 15 克。【制法】上药共研极细末,装瓶备用。【用法】每晚用数克搽面。【功用】祛风利湿,消炎退斑。【主治】雀斑、酒刺、白屑风作痒。【疗效】屡用神效。

疔 疮

(一)复方四黄膏

【组成】大黄、黄柏、姜黄、生天南星、天花粉、生草乌、生川乌、生半夏、生白附子各 150 克,黄连 250 克,白芷、陈皮、苍术、厚朴、甘草各 30 克。【制法】上药共研细末,过筛,用凡士林调成软膏状,装瓶备用。【用法】使用时根据疔疮面积大小,将膏药敷于疔疮之上,外盖纱垫,用胶布固定。每日换药 1 次。【功用】清热解毒,消肿止痛,活血化瘀。【主治】疔疮。【疗效】治疗 45 例,一般敷药 1 次,即可显效。【附记】又用鲜椿胶适量摊于敷料或干净布上,贴患处。治疗 21 例,均愈。

(二)芙仙膏

【组成】木芙蓉花叶、天仙子各 3 份,连钱草 1 份。【制法】上药分研细末,过 100 目筛,混合均匀,灭菌后备用。【用法】用时取药末适量,以温开水调匀成糊,均匀抹于纱布上,贴敷患处(敷满整个部位)。每日换药 1 次。【功用】清热解毒,消肿止痛。【主治】颜面疔疮。【疗效】治疗 26 例,痊愈 24 例,有效 1 例,无效 1 例。【附记】又用苍耳子虫 100 条,捣烂,每取适量敷于疔疮头上,外盖以纱布,每日换药 1 次。治疗 40 例,全部治愈。平均换药 4 次治愈。苍耳子虫先放入麻油内浸泡,用时取出捣敷。用药前先用碘酊、乙醇局部消毒,再敷药。

(三)铁枯散

【组成】紫花地丁、蒲公英、五爪龙、青黛、大黄、马蹄草、透骨草各 100 克,黄柏、蛇难爬各 80 克,黄连 50 克,冰片 30 克。【制法】上药共研细末,再按 1∶1 的比例加入青油,拌成糊状软膏,贮瓶备用。【用法】皮肤常规消毒后,按疮形大小,将原 0.5 厘米的药膏,涂纱布块上外贴患处包扎即可。隔日换药 1 次,重者 2～4 次即愈。肿胀范围大者,加服五味消毒饮加减内服。【功用】清热燥湿,泻火解毒,凉血逐瘀。【主治】疔疮。【疗效】治疗 668 例,用药 3～5 次,全部痊愈。【附记】用药期间忌腥燥食物。

湿　疹

(一)三白二黄散

【组成】白芷、白及、白枯矾、黄柏、硫黄各 25 克。【制法】上药各研细末,混合均匀,备用。【用法】如湿疹未流水或未溃烂,将药末用麻油(或菜油)调成稀糊状,涂搽患处;如已流水或溃烂,可单用药末直接撒于患处,一般每日换药 1 次,若严重或痒甚者可每日换 2 次药。换药时先用 2% 硼酸水或温开水清洗患处,后用消毒棉擦干。对流黄水或糜烂部位不大者,换药后可用纱布盖好包扎,若范围大者涂药后,可不必包扎,保持局部清洁。禁用肥皂水洗患处。若患者体温在 37.8℃ 以上或糜烂较重者需配合内服中药(当归、生地黄、牛蒡子、金银花、连翘、土茯苓、薏苡仁各 15 克,防风、黄柏各 7.5 克,蝉蜕 10 克,川芎 2 克。水煎服,每日 1 剂)。【功用】清热、燥湿、止痒。【主治】湿疹。发病部位不定,一般在皮肤上先起红斑或小丘疹,继起水疱,局部瘙痒难忍,甚则流黄水,糜烂渗血,并有灼热感及发热等。【疗效】治疗 388 例,换药 3～8 次治愈者 99 例;9～17 次治愈者 179 例;18～24 次治愈者 82 例;25～32 次治愈者 28 例。全部治愈,其中有 93 例加内服药 2～5 剂配合治疗。【附记】又顽固性湿疹,用蜈蚣 3 条研末,以猪胆汁调敷患处,效佳。

(二)湿疹膏

【组成】寒水石、煅石膏各 150 克,地肤子、顶青黛、苦参、老松香、滑石、五倍子各 60 克,川黄柏、土槿皮、嫩藜芦、金炉底、白矾各 50 克,扫盆 9 克,百部、木鳖子各 30 克。【制法】上药共研极细末,加入麻油或凡士林调成厚糊状备用。【用法】如湿疹有痂,须先用 2% 硼酸溶液拭去,再用消毒棉球吸干渗出液,然后涂敷湿疹膏,盖上纱布,并包扎好,每日换药 1 次。如湿疹在颊部或其他露出部位,涂敷后不必用纱布包扎。【功用】清热燥湿、杀虫、生肌、止痒。【主治】湿疹,一般有红色或浅红色斑,大小不一,境界不整,有痒感,甚至红斑内有密集的针尖大小的丘疹或水疱,搔抓后常继发感染。【疗效】治疗婴儿湿疹 100 例,全部治愈。治愈时间最长不超过 2 周。

(三)复方三黄膏

【组成】三黄末(大黄、黄连、黄柏各等份,共研细末)12 克,青黛、无名异、东丹各 6 克,白矾、制炉甘石各 9 克,紫金锭粉(中成药)1.8 克,冰片 0.6 克。【制法】上药共研极细末,用麻油或菜油调和成软膏,装瓶备用。【用法】用药前须先将患处痂皮、脓水去净,取软膏涂敷患处,每日 1 次,第二次用前须将原药层揩去(忌用水洗),再涂敷药膏。上盖纱布,胶布固定。如患在头面,则用暴露疗法。【功用】清热解毒,收湿止痒。【主治】湿疹。【疗效】屡用屡验,效佳。

(四)湿疹散

【组成】苍术、黄柏、青黛、滑石、龙骨各 30 克,冰片、轻粉各 10 克。【制法】将诸药择净,共研细末,装瓶备用。【用法】局部常规消毒,取药末适量,用凡士林调为糊状,涂敷患处。每日 1 次,10 天为 1 个疗程。【功用】清热解毒,收湿止痒。【主治】湿疹。【疗效】屡用效佳。【附记】又用土茯苓适量研末,清水调匀,敷患处。或茉莉花茶 10 克,雄黄 5 克,研末,温水调匀,外涂患处。均每日数次。用之临床,均有良效。

带 状 疱 疹

(一)雄梅散

【组成】雄黄 15 克,冰片 9 克。【制法】上药共研极细末,过筛,瓶装备用。【用法】取用温开水洗患处,然后取药粉适量,以冷开水调匀成膏,涂敷患处。如干痛或痒痛,用菜油调匀成膏,涂敷患处。每日 2 或 3 次,连续用药 3 天。【功用】清热解毒,燥湿止痛。【主治】蛇串疮(带状疱疹),或痒疮疼痛等症。【疗效】效果显著。治疗数十例,轻者 1 次,重者 2～5 次即愈。

(二)地榆紫草膏

【组成】地榆 30 克,紫草 18 克。【制法】上药共研细末,以凡士林调匀成膏备用。【用法】取药膏涂于纱布上,敷贴患处,每日换药 1 次。【功用】清热解毒,凉血活血。【主治】带状疱疹。【疗效】一般用药 3 或 4 次即愈,效佳。

(三)中药 1 号泥膏

【组成】五倍子、生黄柏、伸筋草、生半夏、面粉各等份。【制法】将五倍子与面粉炒熟放冷,然后与余药共研细末,过筛备用。【用法】取药粉适量,用醋调成糊状,大火煮熟。用本泥膏外敷病变部位,用白麻纸贴其上,再用胶布或布带固定之。每日或隔日换药 1 次。【功用】清热、燥湿、止痛。【主治】带状疱疹。【疗效】治疗 22 例,全部治愈。见效快,止痛作用强。

(四)解毒消肿酊

【组成】金银花 10 克,七叶一枝花、雄黄各 30 克,儿茶、半边莲、白鲜皮各 60 克,蛇床子、白英各 90 克,75％乙醇 1000 毫升。【制法】上药浸入乙醇中浸泡 1 周后,过滤装瓶备用。【用法】取纱布浸透药酊,湿敷患处,每日 4 次,6 天为 1 个疗程。【功用】消肿止痛,祛湿止痒。【主治】带状疱疹。【疗效】屡用效佳。一般用药 1 个疗程可愈。

(五)黄花解毒膏

【组成】黄连 30 克,七叶一枝花 50 克,雄黄 60 克,琥珀、白矾各 90 克,蜈蚣 20 克。【制法】先将蜈蚣放烤箱内烤黄,然后取上药研为细末,过 100 目筛,混匀,装瓶备用。【用法】取药粉适量,用麻油调为糊状,将药糊涂在纱布上,敷贴患处,每日一换,3～6 天为 1 个疗程。【功用】清热解毒,消肿止痛。【主治】带状疱疹。【疗效】屡用效佳。

冻　　疮

(一)冻疮油

【组成】青紫色辣椒 50 克,苯酚 2 克,甘油 50 毫升。【制法】辣椒去蒂,加水煮半小时,过滤后集液 50 毫升,加入苯酚、甘油拌匀即成。【用法】先用温水洗净患处,然后取纱布块浸透冻疮油,贴敷患处,每日 1～2 次。【功用】止痛止痒,敛疮收口。【主治】冻疮(适用于早、中、晚期及未破溃之冻疮)。【疗效】治疗 47 例,痊愈 32 例,减轻 5 例,与其他药合治痊愈 3 例,无效 4 例,未随访 3 例。

(二)冻疮散

【组成】煅明矾 30 克,干姜(炒黄)30 克,马勃 15 克。【制法】上药共研细末备用。【用法】先用温开水将患处洗净拭干,再敷上药粉,包上纱布固定。每 2 日换药 1 次。【功用】解毒、燥湿、敛疮、生肌。【主治】冻疮已溃烂者。【疗效】屡用效佳。

(三)八宝冻疮膏

【组成】当归、紫草各 35 克,白芷、肉桂、血竭各 15 克,轻粉 10

克,冰片 5 克,黄蜡 60 克,麻油 500 毫升。 【制法】将当归、紫草、白芷、肉桂浸入 500 毫升麻油中 3 天,置砂锅中文火熬微枯,过滤去渣再熬煎入血竭末化尽,再入黄蜡微火化开,搅匀,离火片刻稍冷,把研细的轻粉及冰片末放入,搅拌成膏,装瓶备用。 【用法】先用八宝生肌散(市售)少许,酒敷疮面,不宜过多,再用冻疮膏外涂厚 2～3 毫米,周围稍超于疮面,敷料包扎固定。隔日换药 1 次。 【功用】活血化瘀,温经散寒。 【主治】冻疮。 【疗效】治疗 46 例,全部治愈。一般用药 2～4 次即愈。

顽　　癣

(一)癣癞膏

【组成】荆芥、防风、苦参、斑蝥、白芷、甘草、大黄、当归、槟榔、鹤虱、瓦松、花椒、生地黄、小茴香、木鳖子、巴豆、苍术、蛇床子、全蝎、蝉蜕、猪牙皂、白鲜皮、僵蚕各 60 克,土槿皮 120 克,蜈蚣 15克,生姜、葱各 90 克,信石(研细)150 克,麻油 5500 毫升,松香 300克,广丹 2500 克。 【制法】上药除葱、姜、广丹、信石、松香外,均用麻油浸泡 3～10 天后,共用大锅文火熬煎,熬至白芷成金黄色,油滴而不散,过滤去药渣,取净油,每 500 克药油则入 250 克广丹,熬至七八成,入信石末(每 500 克放 32 克),调匀后再加松香末(每500 克加 32 克),再熬 1～2 沸即成膏。 【用法】将膏药摊在布上,据皮损区大小贴敷患处,如再在膏药上均匀掺入下列细粉[硫黄 180 克,明雄黄 90 克,文蛤粉、枯矾、明矾、信石(另研)各 60 克,樟脑 30 克,冰片 1.5 克,压细末,过筛]少许,效果尤佳。每 2 天换药 1 次。 【功用】止痒治癣,解毒治癞。 【主治】叠瓦癣、蛇皮癞(癣)、牛皮癣、杨梅癣、神经性皮炎、头癣、鹅掌风、阴癣等。 【疗效】屡用效佳。一般 10～13 次为 1 个疗程,休息 2 天,再贴第 2个疗程。如此 4～5 个疗程即可痊愈。

(二)顽癣散

【组成】斑蝥 3 只,枯矾、硫黄、密陀僧各 5 克,三仙丹 4 克,冰片 0.3 克,白矾 0.5 克,硼砂 0.6 克,麝香 0.02 克,甘油 54 毫升。【制法】先将白矾煅至无烟后,与其他各药共研细末,用甘油调匀成膏备用。【用法】用棉签蘸膏涂敷患处,每日早、晚各 1 次。【功用】清热除湿,杀虫止痒。【主治】顽癣。【疗效】治疗 102 例,治愈 96 例,进步 3 例,无效 3 例,总有效率为 97.1%。

银屑病(牛皮癣)

(一)灭癣药膏

【组成】川乌、草乌、藏红花、大风子、木鳖子、狼毒、血竭、雄黄各 9 克,槟榔、苍术、黄柏、芜荑各 12 克。【制法】先将血竭、雄黄取出另研细末,用凡士林调成 20% 软膏,再加其余药末,调匀备用。【用法】每日涂搽 1 次。【功用】清热利湿。【主治】银屑病。【疗效】屡用有效。

(二)四味银屑丸

【组成】马钱子 35 克,核桃仁 12 克,朱砂 6 克,水银 25 克。【制法】先用香油将马钱子炸至鼓起,待凉研成粉末。核桃仁放入锅内炒焦研细,将此两味药与朱砂拌匀,然后加入水银,研匀,做成 15 个鸽蛋大小的药丸(水银应先单独加适量香油,研好后再加入药内),装瓶备用。【用法】清洁脐部,将药丸 1 粒置脐中,外用胶布固定。不可连续用,敷用过的药丸可外搽患部。【功用】解毒杀菌,祛风止痒。【主治】牛皮癣(风湿化热型)。【疗效】屡用有效。【附记】本方仅供外用,不可入口,以免中毒。

(三)活血解毒膏

【组成】乌梅、大枣各 75 克,黄芪 25 克,防风、白术、紫丹参各 20 克,斑蝥 20 只。【制法】初伏前将乌梅、大枣浸入陈酒中(以浸没药物为度),每日搅拌 1 次,余药(即后 5 味药)共研细末,过 80 目筛备用。【用法】取药末适量,用乌枣酒调为糊状,做成 5 分硬币大小的药饼,外敷于肺俞、心俞、足三里、血海、大椎穴上,外用胶布固定,3 小时后揭去。于初、中、末伏第 1 天各治疗 1 次,第 2 年继续治疗。【功用】益气、活血、解毒、祛风、止痒。【主治】牛皮癣(血虚风燥型)。【疗效】屡用有效,久用效佳。

(四)疯油膏

【组成】土茯苓、生地黄各 20 克,东丹 30 克,飞辰砂 2 克。【制法】上药共研为细末,先以麻油 200 毫升煎沸,入黄蜡 50 克,煎至无黄沫为度。取起离火,将药末渐渐投入,调匀成膏,装瓶备用。【用法】用时取药膏搽敷于病灶处,后用频谱治疗仪照射 20 分钟(视病灶大小可适当延长时间),每日 1 次,治疗结束,可将药膏轻轻擦去,不必再加涂药物。30 天为 1 个疗程。可连续 2～3 个疗程。【功用】养血润燥,解毒止痒,通经活络。【主治】寻常型银屑病。【疗效】治疗 50 例,其中男 35 例,女 15 例,年龄 10～51 岁以上;病程 1～10 年以上。结果:治愈 5 例,好转 39 例,未愈 6 例。总有效率为 88%。

足　　癣

(一)沙虫丹

【组成】黄丹、五倍子(焙)各等份。【制法】将黄丹研成细末,再将五倍子用微火烤干,研为细末,二药混合均匀,装瓶备用。【用法】将脚洗净擦干,以适当湿度,立即上此药粉,包扎。【功用】解毒、敛湿、生肌、止痒。【主治】脚癣,奇痒难忍,甚则溃烂,多见于脚趾处。【疗效】经治 50 多例,一般在 2～3 天治愈。敷药后会感觉到刺痛,愈后不留任何瘢痕。

(二)足癣散

【组成】白鲜皮 40 克,苦参、黄柏、苍术、百部各 30 克,防风 20 克,荆芥穗、白矾各 10 克,萆薢、蛇床子、地肤子、黄精、藿香各 50 克,冰片 3 克。【制法】上药共研细末,装瓶备用。【用法】先将患足洗净擦干,以适当湿度,立即上此药粉,并反复擦之,再上少许药粉,每日 1 或 2 次,7 天为 1 个疗程。【功用】解毒敛湿,祛风止痒。【主治】足癣,奇痒难忍。【疗效】屡用效佳。一般 1 个疗程可愈。

(三)三石散

【组成】煅石膏、煅白矾、轻粉各 18 克,煅寒水石、雄黄、煅月石各 9 克,薄荷冰 15 克,上梅片 35 克,黄柏 10 克,樟丹 5 克。【制法】将煅石膏、煅白矾、煅寒水石、樟丹分别磨成粉,黄柏研细过筛,去杂质。诸药和薄荷冰、梅片,共研极细末,和匀,贮瓶备用,勿令泄气。【用法】晚间用药前先用温开水洗脚半小时,再取药物涂搽患处或包扎为准。2～6 天为 1 个疗程。愈后再用 3～5 天巩固治疗。【功用】化腐生肌,清热解毒,祛湿止痒。【主治】足癣。【疗效】治疗 130 例,治愈 81 例,显效 46 例,无效 3 例。总有效率为 97.7%。

神经性皮炎

(一)复方黄升软膏

【组成】 黄升 3 克,黄柏 6 克,白矾少许,凡士林适量。【制法】将前 3 味药研为细末,用凡士林调制成 30% 软膏备用。【用法】局部外敷,每日 1 或 2 次。【功用】 清热、燥湿、止痒。【主治】摄领疮、松皮疮(神经性皮炎)。【疗效】效果显著。治疗 13 例,有效率为 92.2%。

(二)二乌膏

【组成】生川乌、生草乌、生半夏、生天南星各 30 克,闹羊花 15 克,蟾酥、细辛各 24 克。【制法】上药共研细末备用。【用法】取药末适量,用水或醋或酒调敷患处。【功用】祛风、解毒、燥湿、止痒。【主治】神经性皮炎,患部剧烈瘙痒。【疗效】治疗 10 例,6 例痊愈,4 例显著改善。

(三)蒸敷方

【组成】鹤虱、黄柏、独活、连翘、五倍子各 12 克,大风子肉、白鲜皮各 30 克,防风、苦参、苍术各 9 克。　【制法】上药共研细末,分成 2 包,用 2 层纱布包好。【用法】上药隔水蒸 15 分钟。先取 1 包,敷皮炎患处 2～3 分钟,将此包药放入锅内再蒸。取另 1 包敷,依此交替使用。每次治疗需 30～60 分钟。每日 1 次。每帖药可用 5～7 次,20 天为 1 个疗程。【功用】祛风燥湿,清热解毒,杀虫利水。【主治】神经性皮炎。【疗效】治疗 20 例,痊愈 16 例,进步 4 例。

(四)灰碱膏

【组成】斑蝥 5 个,山楂肉 3 克,生石灰 90 克,碱面 30 克,凡士林 7.5 克。【制法】上药共研细末,用冷开水搅拌成糊状,再加入凡士林调匀即成。【用法】取此膏贴敷患处。5 分钟左右感疼痛,10 分钟后疼痛稍增或加剧。如患处有渗出液即用冷开水洗掉药膏,用消毒纱布包扎。一般 20 天上药 1 次。【功用】解毒燥湿,消瘀止痛。【主治】神经性皮炎。【疗效】屡用有效。

瘢痕疙瘩

(一)鸦胆子药膏

【组成】鸦胆子仁(除去壳皮)适量。【制法】将上药置乳钵中研碎如泥状,然后加入适量凡士林搅拌均匀,制成 20%～30% 的软膏,放置 48 小时后可用。【用法】先将患处表面皮肤消毒,然后将软膏涂敷患处(不要触及正常皮肤,亦可用纸将正常皮肤覆盖),覆盖消毒纱布。约经 48 小时后可第 1 次换药,以后每隔 2～4 天换药 1 次。【功用】清热解毒,外用蚀瘤。【主治】瘢痕疙瘩。【疗效】有很好的疗效。

(二)百部皂刺膏

【组成】鲜羊蹄梗叶、大风子、百部、皂刺各 60 克,鲜凤仙花、羊蹄蹋花、透骨草、马钱子、苦杏仁、银杏、蜂房、苦参各 30 克,穿山甲(代)、川乌、草乌、全蝎、斑蝥各 15 克,金头蜈蚣 15 条,香油、生桐油各 1000 毫升,樟丹、宫粉、松香各适量,药面(白菱面 30 克,藤黄面、轻粉面各 15 克,硇砂面 10 克)。【制法】上药前 18 味浸入香油、生桐油内 3 昼夜,文火炸至深黄色,离火过滤取油,置武火上熬炼至滴水成珠,再加入樟丹、宫粉、松香,待热度不烫手时,兑入药面搅匀,收炼成膏。药油内加入樟丹、宫粉及药面比例不同可制成黑色拔棍膏、脱色拔棍膏、稀释新拔膏 3 种膏剂。【用法】用法有三:热滴法、蘸烙法和摊贴法。每 3~5 日换药 1 次,10 次为 1 个疗程。【功用】祛风散寒,解毒通络,软坚平痕。【主治】瘢痕疙瘩、局限性硬皮病等。【疗效】屡用有效,久用效佳。

(三)加味黑布膏

【组成】五倍子 780 克,蜈蚣 10 条,蝉蜕 250 克,丹参、雷公藤各 1500 克,汉防己 1800 克,薄荷脑 50 克,蜂蜜 180 克,黑醋 2500 毫升。【制法】将蝉蜕、丹参、雷公藤、汉防己等加水浸泡 2 天后,大火使药液沸腾后,小火煎煮 30 分钟过滤,再加水煎 30 分钟,过滤,合并滤液,加热浓缩至稠厚状,加入黑醋、蜂蜜、五倍子粉、蜈蚣粉熬成稠膏状,凉至 80℃ 再下薄荷脑,搅匀收膏即成。贮瓶备用。可趁热摊涂于黑布上,即成。【用法】取膏贴敷患处(超出边缘0.5 厘米),贴 1 次用 15~20 天,用药 4~6 个月。【功用】活血化瘀,敛肺祛风。 【主治】瘢痕。均为烧伤、手术及外伤所致者。【疗效】治疗 52 例,其中男 14 例,女 38 例;年龄 6—42 岁。结果:治愈 9 例,显效 27 例,有效 16 例,有效率达 100%。

肌内注射后局部硬结

(一)见肿消膏

【组成】辣蓼草 50 克,土三七(见肿消)、金钱草、松香各 100克,雄黄 20 克。【制法】上药共研细末,以白酒调成软膏状,装瓶备用。【用法】患处常规消毒后,外敷药膏,并包扎固定。2 天换药 1 次。【功用】解毒利湿,活血散结。【主治】肌内注射后皮下硬结。【疗效】治疗 64 例,全部治愈。其中 1 次治愈者 18 例,2 或 3 次治愈者 11 例,4 次以上治愈者 35 例。【附记】方中见肿消又名菊叶三七,辣蓼草又名散血草。

(二)硝黄膏

【组成】大黄、芒硝各等份。【制法】上药共研细末,用陈醋调成糊状备用。【用法】取膏外敷患处,并包扎固定,每日换药 1 次。【功用】清热凉血,软坚散结。【主治】肌内注射后局部硬结及静脉炎。【疗效】治疗 50 例肌内注射青霉素、链霉素后引起的局部硬结,其中外敷 1 次痊愈者 10 例,2 次痊愈者 35 例,3 次以上痊愈者 4 例,1 例因过敏停用。又试用 4 例静脉炎患者,其中外敷 1 次痊愈者 1 例,2 次痊愈者 2 例,3 次以上痊愈者 1 例。

(三)乳没膏

【组成】乳香、没药各 10 克,松香 30 克。【制法】上药共研细末,装瓶备用。【用法】用时每取药末适量,用米醋少许调为稀糊状,外敷患处,上盖纱布,胶布固定。每日换药 1 次,5 天为 1 个疗程。【功用】活血通络。【主治】肌内注射后局部硬结。【疗效】屡用效佳。【附记】又用马铃薯适量,捣烂用醋调,依上法用之。可通络散结,用之效佳。

(四)五味散结膏

【组成】大黄 50 克,土鳖虫、红花各 10 克,桃仁 5 克,细辛 4 克。【制法】上药共研细末,装瓶备用。【用法】取药末适量,用白酒或 75％乙醇调为稀糊状,外敷患处,上盖纱布,胶布固定。每日换药 1 次,5 天为 1 个疗程。【功用】活血通络。【主治】肌内注射后局部硬结。【疗效】屡用效佳,一般 1 或 2 个疗程可愈。

狐　臭

(一)复方密陀僧散

【组成】密陀僧、三仙丹、轻粉(比例为 4∶3∶3),滑石粉适量(不超过总药量 3/20)。【制法】轻粉另研细,然后与诸药混合研匀备用。【用法】用 1 块热馒头,撒满药粉趁热夹在腋下,10～15 分钟,或在劳动后,趁有汗时把药粉撒在患处。【功用】除臭止汗。【主治】狐臭(臭汗症)。【疗效】初次治疗臭味即除。4～7 天治疗 1 次;连续治疗 7～10 次即可显效。

(二)狐臭散

【组成】佩兰叶 9 克,滑石 12 克,枯矾 6 克。【制法】上药共研细末备用。【用法】用绷带将药粉包腋窝中,3 天一换。【功用】除臭止汗。【主治】狐臭。【疗效】屡用效佳。

(三)石香散

【组成】公丁香 18 克,红升丹 27 克,石膏 45 克。【制法】上药共研细末,装瓶备用。【用法】于每日洗浴后用棉球蘸药粉少许涂搽腋窝处,可掩盖臭味。【功用】收敛除湿。【主治】腋臭。【疗效】屡用有效。

(四)二石密陀散

【组成】滑石 70 克,炉甘石 15 克,密陀僧 10 克,冰片 5 克。【制法】上药共研细末,装瓶备用。【用法】于每日洗浴后,取药末适量外擦腋窝处。【功用】收敛除湿。【主治】腋臭。【疗效】屡用效佳。

毛 囊 炎

(一)五冰膏

【组成】五倍子末 3 克,冰片 1.5 克,鸡蛋黄 2 个。【制法】先将鸡蛋煮熟取蛋黄捣碎,放在铁勺内,用温火炒至蛋黄变焦,然后用武火炒至出油,去渣取油,再把五倍子末、冰片研细调入蛋黄油内成粥状备用。【用法】将患处洗净,涂敷上膏。每日 1 或 2 次,至愈为止。【功用】消炎解毒,燥湿敛疮,消肿止痛。【主治】毛囊炎。【疗效】屡用效佳。

(二)矾绿膏

【组成】白矾 60 克,铜绿、黄丹、松香各 15 克,猪鬃 30 克。【制法】将白矾、松香放入铁锅或铁勺加热熔化,猪鬃烧灰,连同黄丹、铜绿撒于锅内或勺内搅拌均匀,凉后研末备用。【用法】取药末适量以香油调匀,外敷患处,外加包扎,每日 1 或 2 次。【功用】燥湿、敛疮、止痛、生肌。【主治】毛囊炎。【疗效】治疗 52 例,治愈 39 例,好转 11 例,无效 2 例。【附记】敷药时忌服醋、酒、鱼腥等物。

(三)复方拔毒膏

【组成】①基础膏:松香 500 克,花生油 1000 毫升;②紫云拔毒膏乙方药散:乳香、没药、儿茶、轻粉、红粉、血竭、生硇砂各 15 克,樟脑 24 克,共研细末;③雄麝散:雄黄精 1.5 克,麝香 0.9 克,上肉桂、川胡椒各 0.3 克。以上各药研为细末,混合均匀,密存于玻璃瓶内。【制法】将①组药中的花生油放在锅中加热,继倒入松香,使其熔化,熬至滴水成珠。将油液倒入冷水盆内,使膏药凝固。并多次反复拉牵,至银白色,在水盆浸数日去火毒。数日后将基础膏热熔,撒入②组药拔毒膏散药搅匀。制膏备用。【用法】以 75% 乙醇消毒后,按患处大小取膏放在纱布上,并将③组药雄麝散少许放在膏药中间,敷在患处。【功用】解毒消炎,清热止痛。【主治】疖肿、毛囊炎。【疗效】治疗 73 例疖肿与毛囊炎患者,除 5 例皮肤过敏外,其余全部治愈。一般用药 2～10 天皮肤炎症消退,疼痛减轻。

疣

(一)半斑膏

【组成】生半夏、斑蝥各等份。【制法】上药共研极细末,用 10% 的稀盐酸调成糊状备用。【用法】先将扁平疣进行消毒,然后用消毒的小梅花针叩打疣的顶端,待微微出血,即将药膏涂于顶端,涂后稍有灼热感,继而干燥结痂。1 周后可脱痂痊愈。【功用】发疱攻毒,蚀疣通络。【主治】扁平疣。【疗效】治疗 25 例,均获痊愈,未见复发。

(二)醋梅膏

【组成】乌梅 4~6 克,食醋 20~30 毫升。【制法】将乌梅和食醋放入一玻璃瓶内浸泡 1 周后,取出乌梅肉研成糊状备用。【用法】令患者先用热水浸洗患部,然后用手术刀削平病变处角化组织,以渗血为度。取胶布 1 块视病变之大小,中间剪一小洞,贴在皮肤上,暴露病损部位,取药膏敷贴在病变组织上,外用 1 层胶布盖严,3 天换药 1 次。【功用】软化蚀疣。【主治】寻常疣。【疗效】治疗 100 余例,效果满意。一般用药 3~5 次即愈。

(三)石灰龙骨粉

【组成】石灰 5 克,龙骨粉 25 克,冰片 2 克。【制法】将生石灰浸入水中,混合液以 2~4 层纱布过滤。滤液沉降片刻后,将上层水弃去,留沉降之石灰呈半固体状,放入铁锅内用文火炒成微黄色为度(约炒 1 小时),然后取石灰粉 5 克,加龙骨粉 25 克,普鲁卡因 2 克,冰片 2 克,混匀、共研细末,密封装瓶待用。【用法】将药粉少许倒在疣面上,以拇指反复揉搓,直至疣动为止。再以拇指加压扭转,疣即脱落。以硝酸银棒涂抹后,敷消毒纱布,24 小时取下,血痂 7~10 天脱落。【功用】脱疣、止痛、止血。【主治】丝状疣(又称"刺疣")。【疗效】治疗 12 例,全部治愈。

淋巴结炎(附:肋软骨炎)

(一)樟脑膏

【组成】樟脑 30 克,铧头草(鲜)90 克。【制法】上药共捣烂如泥状备用。【用法】药泥加适量白酒调成糊状膏,加热后贴敷患处(药厚约 1 毫米),每日或隔日换药 1 次,外加包扎固定。【功用】清热解毒,消肿止痛。【主治】急性淋巴结炎。【疗效】屡用效佳,一般 3～5 次即愈。

(二)散结膏

【组成】穿山甲(代)、王不留行、乳香、没药各 20 克,红花 15 克,大黄 30 克。【制法】上药共研极细末,以香油适量调和成软膏状,装瓶备用。【用法】先用白酒擦洗肿块局部,再取油膏涂敷肿块处,并包扎。每日换药 1 次。【功用】通经散结,解毒止痛。【主治】慢性淋巴结炎。【疗效】屡用奇效。

(三)淋巴管炎膏

【组成】雄黄、川军各 15 克,冰片 3 克。【制法】上药共研细末,用凡士林调成软膏状备用。【用法】敷贴红线发源处,每日换药 1 次。【功用】清热解毒,祛瘀消肿。【主治】淋巴管炎。【疗效】用药后 3 小时左右,患者疼痛及寒热大减,24 小时后局部淋巴管及其周围组织炎症逐渐消失。连续用药 3 天痊愈。用此法治疗 18 例,全部有效。

(四)三黄二香散(膏)

【组成】大黄、黄连、黄柏各 30 克,乳香、没药各 15 克。【制法】上药共研细末,加米醋适量调成糊状备用。【用法】每日 1 料,分 2 次外敷患处,并包扎固定。【功用】清热解毒,散瘀止痛。【主治】肋软骨炎(热毒瘀结型)。【疗效】屡用效佳,一般 1～2 天疼痛消失,4～6 天肿胀压痛消失。【附记】又用蒲黄适量,研为细末,醋调敷患处。或当归、白芷各 10 克,共研细末,用 75% 乙醇调敷患处。均上盖纱布,胶布固定。每日一换。可活血止痛,治肋软骨炎,效果亦佳。

(五)五味三生丸

【组成】生川乌、生草乌、生半夏、北细辛各 3 克,大枣 10 枚(去核)。【制法】先将前 4 味药共研细末,大枣捣烂如泥,加盐水拌药,搓成丸如鸽蛋大小备用。【用法】若左腋红肿,将丸子 1 粒包在右手心,右腋有病包在左手心;左腿有病,包在右足心;右腿有病,包在左足心。再用阎王刺根 60 克水煎服,卧床盖被取汗,汗出肿消。【功用】解毒散结。【主治】淋巴结炎。【疗效】屡用神效。【附记】又用生大黄适量研末,醋调敷涌泉(双)穴,每日换 2或 3 次。或仙人掌去刺、捣烂,加冰片少许,调匀敷患处,每日 1换。验之临床,效果亦佳。

(六)蝎冰膏

【组成】蝎尾 3 克,冰片 1 克。【制法】上药共研细末,用凡士林调为膏状备用。【用法】取药膏适量,外敷患处,上盖纱布,胶布固定。3 天换药 1 次,连续 1 或 2 次。【功用】清热解毒,消肿止痛。【主治】幼儿急性颌下淋巴结炎。【疗效】屡用效佳。一般用药 1 或 2 次可愈。

痔　　疮

(一)消痔膏

【组成】乌药、大黄、当归、血竭、地榆各 150 克,黄柏、石菖蒲、红花各 75 克,黄连 15 克,冰片、白矾各 50 克。【制法】上药共研极细末,过 120 目筛,加凡士林 1500 克调匀成膏,装瓶备用(高压消毒)。【用法】先用 1∶5000 高锰酸钾溶液坐浴后,再将药膏涂敷患处,每日换药 2 次。【功用】清热解毒,散血消肿。【主治】外痔。【疗效】治疗 60 例,其中炎性外痔 23 例,痊愈 15 例,好转7 例,无效 1 例;血栓性外痔 37 例,痊愈 26 例,好转 10 例,无效 1例,总有效率为 96.67%。

(二)蝉冰膏

【组成】蝉蜕 15 克,冰片 12 克,麻油 30 毫升。【制法】先将蝉蜕用微火焙焦存性、研末,入冰片同研成极细末,用麻油调匀即成。【用法】每晚临睡前,先用金银花 20 克,木鳖子(捣碎)、甘草各 12 克,煎汤趁热熏洗患处,然后用棉签蘸油膏涂敷痔核上,连用 5~7 天。【功用】消炎、散结、止痛。【主治】混合痔。【疗效】

治疗 53 例,全部痛除、血止、核消。【附记】忌食辛辣、鱼虾等物。

(三)硝冰膏

【组成】芒硝 30 克,冰片 10 克,猪胆汁适量。【制法】先将前 2 味药共研细末,再用猪胆汁调匀成糊状(如痔疮表面有溃疡或分泌物多者加白矾 10 克)备用。【用法】外敷于痔疮处,再用纱布棉垫覆盖,胶布固定。每日早、晚各敷 1 次。【功用】消肿止痛。【主治】痔疮发炎肿痛。【疗效】试治数例,均愈。

(四)塞肛膏

【组成】龙骨、仙鹤草、儿茶各 60 克,血竭 20 克,乳香、没药、冰片、黄连各 18 克。【制法】上药共研细末备用。取药粉 50 克,用植物油或液状石蜡 50 毫升,凡士林 120 克,配制成药膏。【用法】用时将棉球蘸上药膏适量,塞入肛门内(即塞入出血痔疮的表面),便后换药 1 次。【功用】清热凉血,活血止血。【主治】痔疮出血。【疗效】屡用皆效。

(五)麝冰散

【组成】麝香、熊胆、冰片、刺猬皮各 0.3 克。【制法】上药共研极细末装瓶备用(勿泄气)。【用法】外痔:每日敷药 3 次。内痔:将药棉缠在如火柴杆粗细的小棍上,用凉水浸湿,蘸药末插入肛门内,随即将小棍抽出,任药棉留在肛门内。【功用】消肿止痛。【主治】内痔、外痔。【疗效】屡用屡验,效佳。【附记】又治痔瘘,取蛇胆,阴干即成胆条,塞入瘘管内。塞入时有凉的感觉。五六日瘘管随胆条脱出。

(六)痔疮膏

【组成】大黄、红花各 20 克,赤芍、乳香、没药、桃仁、五倍子各 15 克。【制法】将诸药择净,共研细末,装瓶备用。【用法】取药末 10 克,用清水少许调为糊状,涂敷于痔核上,外用敷料包扎,胶布固定。每日早、晚各 1 次,7～10 天为 1 个疗程。【功用】清热解毒,消肿止痛。【主治】痔疮。【疗效】屡用效佳。一般用药 1 个疗程可愈。

肛　　裂

(一)乳没膏

【组成】乳香、没药各 20 克,丹参 10 克,冰片 5 克,蜂蜜 30 克。【制法】先将前 4 味药共研细末,用 75%乙醇浸泡 5 天,加入蜂蜜调匀,煎熬加工成油膏状,装瓶备用。【用法】先嘱病人排尽大便,以 1：5000 高锰酸钾溶液坐浴 10 分钟左右,再用过氧化氢溶液清洗创面裂口,再以干棉球拭干泡沫,再取药膏外敷创面处,然后覆盖无菌纱布,胶布固定。每日换药 1 次,直至裂口愈合。【功用】活血止血,止痛生肌。【主治】肛裂。【疗效】治疗 32 例,效果颇佳。止血效果:32 例中敷药后全部止血,大多数患者 3~4 天便血停止;止痛效果:敷药后有 23 例患者在 3~5 天疼痛消失;裂口愈合效果:经治疗后,除 1 例因伴有混合痔创面未愈外,其余病例裂口全部愈合,愈合时间为 7 天左右。

(二)润肤膏

【组成】当归、生地黄各 15 克,麻油 150 毫升,黄蜡 30 克。【制法】先将当归、生地黄入油内煎熬,药焦后去渣,投入黄蜡,即成半液状油膏备用。【用法】每日排便后,清洗疮面,取药膏适量涂敷于患处。每日换药 1 次。【功用】润肤生肌。【主治】肛裂、手足皮肤皲裂、烫伤及一切疮疡结痂而干痛等症。【疗效】用治上症,效果颇佳。

(三)生肌膏

【组成】冰片、煅龙骨粉各 6 克,朱砂 7.5 克,煅炉甘石 64 克,煅石膏 143 克,凡士林 264 克,麻油适量。【制法】先取冰片及少许煅炉甘石共研成细末。再入煅龙骨粉,朱砂及余下的煅炉甘石,混合均匀,掺入煅石膏,拌匀后倒入凡士林内充分搅拌,最后加适量麻油调成软膏备用。【用法】肛门局部用红汞消毒后,据肛裂范围,涂满此膏,用纱布盖好,胶布固定。【功用】止血敛疮,封口止痛。【主治】肛裂。【疗效】治疗 74 例,效果满意。肛裂愈合,无不良反应。

丹　　毒

(一)增减黑布膏

【组成】五倍子粉 1500 克,黑醋 3000 毫升,蜜糖 500 克,冰片适量。【制法】用砂锅将黑醋与蜜糖煮沸,徐徐加入五倍子粉,搅拌,熬成药膏,加入冰片和匀备用。【用法】贴敷患处,每日换药 1次。【功用】消炎解毒,活血通络。【主治】丹毒。多发于手指或脚趾,局部暗红,伴紫斑、肿胀、灼热疼痛。【疗效】屡用效佳,一般 2～7 天可愈。

(二)二石膏

【组成】生石膏 50～150 克,寒水石 80 克,桐油适量。【制法】上药共研极细末,以桐油调匀成软膏状备用。【用法】取药膏涂敷患处,每日 1 或 2 次。【功用】清热解毒。【主治】丹毒。【疗效】治疗 10 余例,均获痊愈。

(三)丹毒外敷方

【组成】大黄、甘草、当归、川芎、白芷、青木香、独活、黄芩、赤芍药、升麻、沉香、木槿皮各 32 克,芒硝 96 克。【制法】上药水煎2 次,取汁 2400 毫升,去渣备用。【用法】用消毒纱布浸透药汁,取出贴敷患处,干则易之。【功用】消肿解毒,止痒止痛。【主治】小儿数种丹毒。【疗效】屡用神效。【附记】本方又治小儿尿龟丹,从两胁及脐间起,走入阴头皆赤,用上药加入桑根皮 32 克,如上法用之,效佳。

(四)消瘀膏

【组成】大黄 50 克,黄柏 30 克,蒲公英、姜黄、木瓜各 20 克,栀子 10 克。【制法】上药共研细末,过 6 号筛,用适量蜂蜜和水(2∶1)调匀成膏,备用。【用法】用时先用超出手术切口四周 1.5 厘米的无菌敷料覆盖切口,以胶布盖紧,再取药膏均匀摊涂于丹毒部位并稍高出红肿边缘。药厚约 2 厘米,敷料覆盖,每日或隔日换药 1 次。【功用】清热解毒,凉血活血,消肿止痛。【主治】术后丹毒。【疗效】治疗 210 例,均治愈。

烫 烧 伤

(一)广西烫伤膏

【组成】当归尾、陈皮、麦冬、红花、生地黄、甘草各 60 克,冰片、朱砂各 30 克,蜂蜡 300 克,花生油 2500 毫升。【制法】朱砂水飞过,冰片研末,过 80 目筛,将花生油入锅内加热至沸,把生地黄、麦冬、当归尾、甘草、陈皮、红花依次加入沸油中炸焦滤去药渣,油液中加入蜂蜡,搅拌至熔,倾入缸中待冷,入朱砂、冰片细粉,搅拌均匀备用。【用法】外敷患处。【功用】止痛生肌。【主治】烧伤。【疗效】临床屡用,效果颇佳。

(二)烫伤膏

【组成】虎杖 150 克,冰片 10 克。【制法】上药共研极细末,装入铝盒内备用。【用法】用时取药粉适量,加入适量凡士林调匀成软膏状待用。烫伤部位先用生理盐水清洗,如有水疱,将水疱剪开;如化脓感染,将脓液挤出,且分别用消毒纱布擦净渗出物及脓液,再将此膏均匀涂敷创面上。冬天包扎,夏天不包扎。每日换药 1 次。待伤势好转,可隔日换药 1 次。【功用】清热解毒、消肿止痛。【主治】烫伤,一度、二度烫伤尤宜。【疗效】屡用效佳,一般 10 次左右可愈。

(三)万灵膏

【组成】轻粉、红粉、冰片各 20 克,银珠 10 克。【制法】上药共研细末,过筛备用。一是用凡士林均匀调成 2% 软膏,二是将香油适量放入锅内熬至滴水成珠,加白蜡,夏天 500 毫升香油加白蜡 180 克,冬天加 120 克即成糊状,再加药粉调配成膏备用。【用法】将创面清洗、消毒后,薄薄地涂上一层万灵膏,每日 1 次,如有水疱时应剪开放水。【功用】消炎止痛。【主治】烧烫伤。【疗效】效果甚佳。一般一度烧烫伤涂药 2 次可愈;二度烧烫伤 5～10 天可愈。若采用暴露疗法,效果尤佳。

(四)烧伤膏

【组成】紫草 25 克,黄连末 10 克,蜂蜡 50 克,豆油 500 毫升。【制法】将豆油熬开放入紫草,焦后去渣,入蜂蜡,熔化后入黄连末,搅匀即成。【用法】涂敷患处,每日 1 次,或干后即涂之。【功用】清热解毒,润肌止痛。【主治】烧伤。【疗效】屡用效佳。

(五)玉红膏

【组成】当归、白蜡各 100 克,紫草 10 克,白芷 25 克,甘草 60 克,血竭、轻粉各 20 克,麻油 500 毫升。【制法】将当归、甘草、紫草、白芷入麻油中浸泡一夜后,用文火煎至药焦,去渣滤清,再熬至滴水成珠,加入白蜡熔化后,再加入轻粉,血竭末调和即离火 20～30 分钟,便凝结成膏,呈红紫色即成。【用法】将药膏均匀涂于纱布上,敷贴患处。【功用】消肿止痛。【主治】烧伤、烫伤,局部红肿疼痛或溃疡化脓,久不收口者。【疗效】屡用屡验。

(六)红榆膏

【组成】紫草、当归、地榆各 30 克,冰片 15 克,甘草 6 克,凡士林 60 克,豆油或麻油 500 毫升。【制法】先将紫草、当归、地榆、甘草共研细末,置豆油或麻油中,加热 100℃ 左右,放入冰片和凡士林,边加边搅动即成。再将制好之红榆膏分别制成纱布块或条,高压消毒后备用。【用法】无菌环境下操作,将皮表消毒冲洗引流,或切除焦痂处理。将红榆膏纱布块或条平铺于创面上,然后包扎。一般 6～7 天换药 1 次,感染者 2～3 天换药 1 次。【功用】解毒清热,去腐生肌,止痛收口。【主治】烧伤。【疗效】治疗 216

例,其中一度烧伤 22 例,均 1 次治愈,疗程 4～10 天;二度烧伤 148 例,141 例换药 1 或 2 次,3 次以上 7 例,疗程最长 36 天,最短 10 天;三度烧伤 46 例,均 5～6 天换药 1 次,3 次后皮肤新生,6～8 次可痊愈,仅 1 例三度烧伤,面积达 42％,于休克期死亡。

(七)慈航膏

【组成】鲜侧柏叶 240 克,川大黄(研末)、当归、地榆各 60 克,血余炭 90 克(男女各半,碱水洗净晒干)、槐树上露蜂房 1 个,黄蜡(冬用 150 克,夏用 210 克)、香油 1000 毫升,樟脑 10 克。 【制法】将香油入锅烧开,先下侧柏叶,依次下当归、血余炭、露蜂房,再次下地榆,俟炸至焦黑,捞出药渣,再下大黄粉、黄蜡,俟完全熔化、离火,再入樟脑,搅匀即成,存净缸中备用。【用法】将药膏摊于纱布上,贴敷伤面。烧伤部位如起疱,宜刺破使流出液体,然后敷膏,重者可加内服汤剂,防止火毒内攻。【功用】泻火解毒,凉血止血,活血止痛。【主治】水火烫伤。【疗效】屡用屡验,效佳。

静　脉　炎

(一)止痛散

【组成】红花、乳香、没药、桃仁、栀子各 30 克。【制法】上药共研细末,装瓶备用。【用法】取本散适量,用开水调为稀糊状,外敷于局部肿胀疼痛处,上盖纱布,胶布固定。每日换药 1 次,5 次为 1 个疗程。【功用】活血通络,消肿止痛。【主治】药物性静脉炎。【疗效】屡用有效。

(二)三黄丹参酊

【组成】丹参、红花、血竭、薄荷、樟脑、冰片各 20 克,黄芩 15 克,黄连、黄柏、制乳香、制没药各 10 克,95％乙醇 250 毫升。【制法】上药共研细末,加入 95％乙醇中,密封浸泡 5～7 天即成。【用法】取纱布浸透药酊,湿敷患处,或蘸药酊擦患处。每日 3～5 次,7 天为 1 个疗程。【功用】活血通络,消肿止痛。【主治】药物性静脉炎。【疗效】屡用皆效。

(三)金银花膏

【组成】金银花 400 克,玄参、伸筋草、桑枝各 150 克,透骨草、当归、红花、桂枝、没药各 100 克,川足 4 条。【制法】上药共研极细末,和匀,加凡士林 1000 克,调成软膏即成。贮瓶备用。【用法】用时取药膏适量,熔化,涂于消毒纱布上,贴敷于痛处,胶布固定。每日换药 1 次,10 日为 1 个疗程。连用 2 个疗程再复查。【功用】清热消肿,活血通络。【主治】下肢血栓性深静脉炎。【疗效】治疗 24 例,其中男 18 例,女 6 例;年龄 31—75 岁;病程 15 天至 27 个月。结果:痊愈 8 例,好转 9 例,有效 4 例,无效 3 例。总有效率为 87.5%。

(四)三叶贝母膏

【组成】大青叶、芙蓉叶、泽兰叶、马齿苋各 40 克,土贝母、大黄、黄连、紫草、汉防己、乳香、没药、川芎、丹参、王不留行、红花各 20 克,三棱、穿山甲(代)、全蝎各 15 克,冰片 10 克。【制法】上药共研细末,用凡士林调成 30%软膏,收贮备用。【用法】用时取软膏适量敷贴于患处,纱布覆盖,胶布固定。每日换药 1 次,3 次为 1 个疗程。【功用】清热解毒,凉血活血,消肿止痛。【主治】血栓性浅静脉炎。【疗效】屡用效佳。

(五)五香当归散

【组成】徐长卿、当归、丹参、鸡血藤、葛根、延胡索、桃仁、川芎、姜黄、郁金、血竭、乳香、没药、五灵脂、木香、白檀香、蒲黄、王不留行各 20 克,参三七、穿山甲(代)各 30 克,樟脑、冰片、白芥子、降香各 10 克,麝香 0.4 克,细辛 6 克。【制法】上药共研极细末,和匀,贮瓶备用。【用法】用时取药粉 20 克,用红花油和蜂蜜调成糊状,涂在患处,用石棉纸覆盖,胶布固定。每晚 1 次。【功用】活血化瘀,拔毒生肌。【主治】血栓性浅静脉炎。【疗效】多年应用,每收良效。

(六)水蛭草乌散膏

【组成】马钱子、大草乌、小草乌、岩乌、天丁各 20 克,水蛭、高脚虫、木姜子、紫荆皮、赛素草、蓖麻仁、小黄伞、苦味树各 30 克,香油 2000 毫升,樟丹 800 克。【制法】上药前 13 味共研为细末,加入香油文火煎熬 30 分钟后,用樟丹收膏,备用。【用法】用时取膏药适量贴于患处,3 日换药 1 次。【功用】温经散寒,活血通络。【主治】血栓性静脉炎。【疗效】临床验证 15 例,治愈 8 例,显效 5 例,有效 1 例,无效 1 例,总有效率为 93.33%。

网 球 肘

(一)网球肘膏

【组成】羌活、独活、桂枝、秦艽各 5 克,鸡血藤、乌梢蛇各 30 克,木瓜、川芎各 10 克,川乌、草乌、乳香各 5 克,木香 3 克。【制法】上药共研细末,用凡士林、甘油各半调为糊状,装瓶备用。【用法】取药膏适量,外敷于曲池、阿是穴,外盖纱布,胶布固定。每 3 天更换 1 次,至愈为度。【功用】活血化瘀,通络止痛,祛风除湿。【主治】网球肘。【疗效】屡用效佳。

(二)活血止痛膏

【组成】乳香、没药、参三七、桃仁、广地龙、刘寄奴、丹参各 6 克,血竭、香白芷、红花各 4.5 克。【制法】上药共研细末,用凡士林调为软膏状,装瓶备用。【用法】取药膏适量,敷于阿是穴(痛点),上盖纱布,胶布固定。隔日换药 1 次,至愈为度。【功用】活血化瘀,行气止痛。【主治】网球肘。【疗效】临床屡用,效果颇佳。【附记】临床应用,一般初起(急性)用本方,若日久未愈(慢性)者则选方(一)。验之临床、效果尤佳。

(三)徐氏黑膏药

【组成】①当归 20 克,红花 100 克,细辛、桂枝、生草乌、生川乌各 50 克;②肉桂 60 克,丁香 20 克,冰片 10 克,曲安奈德药粉适量。【制法】将①中诸药打碎混合,置于麻油 2500 毫升中浸泡 3 天,再将药油置于锅内,用文火熬炼,熬至药材变黑为度,并去药渣,再加黄丹 750 克,不断搅拌至均匀后离火,去火毒 3 天,接着黑膏药化开,摊膏(涂在牛皮纸上)备用。将②中诸药共研细末,过 100 目筛,和匀,贮瓶备用。【用法】用时取膏药化开,加入药粉,贴于肘关节处,外用胶布固定。3 天换药 1 次,3 次为 1 个疗程(注意肘关节处贴药前用温水洗净),用力搽至皮肤微红为好。【功用】舒筋通络,活血止痛。【主治】网球肘。【疗效】治疗 200 例,效果甚佳。

荨 麻 疹

(一)参敏散

【组成】苦参 30 克,氯苯那敏(扑尔敏)30 片,防风 15 克。【制法】上药各自单独研为细末,分别装瓶、密封备用。【用法】各取上药 1/3 混合均匀,填入脐窝,以纱布覆盖,胶布固定。每日换药 1 次,10 天为 1 个疗程,直至痊愈为止。【功用】疏风止痒,清热凉血。【主治】荨麻疹。【疗效】屡用有效。

(二)乌敏膏

【组成】乌梅 10 枚,氯苯那敏(扑尔敏)30 片,甘草末 15 克。【制法】先将乌梅去核,研为细末,将氯苯那敏、甘草末混合研为细末,再与乌梅粉拌匀,用米醋调为软膏状,装瓶备用。【用法】取药膏适量,外贴敷于肚脐处,上盖纱布,胶布固定。每日换药 1 或 2 次,10 天为 1 个疗程。【功用】清热、养阴、止痒。【主治】荨麻疹。【疗效】屡用屡验,效佳。

(三)止痒散

【组成】银柴胡、胡黄连、防风、浮萍、乌梅、甘草各等份。【制法】上药共研细末,过筛后装瓶密封备用。【用法】取药末适量,填满脐窝,用手压实,盖上纱布,胶布固定。每日换药 1 次,1

个月为1个疗程。【功用】疏风止痒。【主治】荨麻疹。【疗效】屡用效佳。【附记】用药期间忌食生冷辛辣及鱼、虾、蟹、蛋类食品。

痤疮(粉刺)

(一)五味三黄膏

【组成】黄芩、黄柏、苦参各15克,黄连5克。【制法】上药加水煎成150毫升的药液,过滤,待药液温度降至40℃左右,倒进装有300克熟石膏粉的器皿内,搅拌成糊状。【用法】令患者平卧,用纱布巾扎好头发后,用洗面奶清洁皮肤,个别有脓疱者,常规消毒后,用痤疮挤压器挤压有感染处,用脱脂棉将眉、眼、口遮盖,然后用药糊均匀地覆盖在整个面部,仅留鼻孔,5分钟后患者自觉微热,持续20分钟后转冷,即可揭去,用温水洗净面部,每周2次,5次为1个疗程。【功用】清热解毒。【主治】痤疮。【疗效】屡用有效,久用效佳。

(二)丹参四花煎

【组成】丹参、白芷、野菊花、蜡梅花、金银花、月季花、大黄各9克。【制法】上药中加入清水适量,煎取药液备用。【用法】用纱布蘸取药液(或浸透)热敷患处,冷则易之,每日2或3次,每次敷20分钟,直至痊愈为止。【功用】疏散风热,活血化瘀。【主治】痤疮。【疗效】屡用效佳。

(三)红倍三黄散

【组成】黄芩、大黄各20克,硫黄5克,五倍子、红花各10克。【制法】上药共研细末,装瓶备用。【用法】取本散适量,用清水、甘油各半调为稀糊状,外敷患处。每日2或3次,7次为1个疗程。【功用】清热解毒,活血止痛。【主治】痤疮。【疗效】屡用有效。

老年性皮肤瘙痒症

(一)红紫黄栀膏

【组成】红花、紫草、山栀子、大黄各等份。【制法】上药共研细末,加冰片少许,混合均匀,装瓶备用。【用法】取药末适量,用凡士林调为软膏状,敷于肚脐处,上盖纱布,胶布固定。每日换药1次,7次为1个疗程。【功用】活血凉血,祛风止痒。【主治】老年性皮肤瘙痒症。【疗效】屡用效佳。

(二)皮痒灵贴脐膏

【组成】当归、白芍、生地黄各30克,麦冬、远志、首乌藤各20克,苦参、地肤子、白鲜皮、川椒各15克,全蝎、蜈蚣各10克。【制法】上药共研细末,装瓶备用。【用法】取药末适量(约10克),用陈醋调为稀糊状,敷于肚脐处,上盖纱布,胶布固定。每日换药1次,可用热水袋热熨30分钟,7天为1个疗程。【功用】养血平肝,祛风润燥。【主治】老年性皮肤瘙痒症。【疗效】笔者临床验证50例,总有效率达100%。

(三)刺乌散

【组成】刺蒺藜、何首乌各等份。【制法】上药共研细末,装瓶备用。【用法】取药末适量,以米醋调为稀糊状,外敷于双足心涌泉穴,敷料包扎,胶布固定。晚敷晨去,7天为1个疗程。【功用】养血、祛风、止痒。【主治】老年性皮肤瘙痒症。【疗效】屡用皆效。

隐翅虫皮炎

(一)消肿药油

【组成】紫草50克,黄柏12克,大黄10克,麻油500毫升。【制法】上药加入麻油中浸透后,文火煎熬,至药焦去渣,再熬即成。【用法】局部皮肤常规消毒后,用棉签蘸药油外涂患处,或用纱布块浸透敷患处。每日3～5次,3天为1个疗程。【功用】清热解毒,凉血消肿。【主治】隐翅虫皮炎。【疗效】屡用效佳。

(二)白雄散

【组成】白矾、雄黄各 30 克,甘草粉 15 克,苏打粉 10 克。【制法】上药共研细末,装瓶备用。【用法】取药末以温开水调为稀糊状,敷于患处。每日数次,至愈为度。【功用】解毒消肿。【主治】隐翅虫皮炎、虫咬皮炎。【疗效】屡用效佳。

白 癜 风

(一)八味洁肤膏

【组成】蛇床子、密陀僧、补骨脂各 12 克,雄黄 10 克,硫黄、轻粉各 6 克,苦参、土茯苓各 8 克。【制法】上药共研细末,装瓶备用。【用法】取药末适量,用清水调为稀糊状,涂敷患处,每日 2 或 3 次,1 个月为 1 个疗程。【功用】补肾洁肤,解毒止痒。【主治】白癜风。【疗效】屡用有效。一般用药 1～2 个月始见疗效。

(二)密陀僧散

【组成】雄黄 7 克,密陀僧 20 克,白芷、白附子各 12 克。【制法】上药共研细末,装瓶备用。【用法】取黄瓜切片,蘸药粉反复涂搽患部,后敷患处。每日 2 次,7 天为 1 个疗程。【功用】活血通络,解毒祛风。【主治】白癜风。【疗效】屡用效佳。

(三)增色散

【组成】雄黄、硫黄、雌黄、密陀僧各 6 克,冰片 3 克,麝香、斑蝥各 0.6 克。【制法】上药均研极细末,混合均匀,装瓶备用,勿泄气。【用法】用新鲜茄蒂、黄瓜、胡萝卜等任选一种,蘸药末搽损害区,每日搽 3 次。【功用】解毒增色。【主治】白癜风。【疗效】屡用有效,久用效佳。

黄　水　疮

(一)茱龙膏

【组成】吴茱萸、干地龙各等份。【制法】上药共研细末,装瓶备用。【用法】取药末 20～30 克,用鸡蛋清调为糊状,敷于双足涌泉穴。上盖纱布,胶布固定。晚敷晨去,7 次为 1 个疗程。【功用】导热下行。【主治】黄水疮。【疗效】屡用有效。

(二)涂贴两用方

【组成】①鲜桑叶适量;②鲜蒲公英适量;③鲜野菊花适量。【制法】上 3 方药均捣烂取汁,药渣另用。【用法】取药汁涂患处,药渣外敷双足涌泉穴,上盖纱布,胶布固定。每日换药 1 次,日涂数次。【功用】清热解毒。【主治】脓疱疮。【疗效】屡用效佳。

(三)化毒散

【组成】黄连、乳香、没药、川贝母、雄黄各 60 克,天花粉、大黄、赤芍各 120 克,甘草 45 克,冰片 15 克,牛黄(代)12 克。【制法】除雄黄、冰片、牛黄另研细末外,余药共研细末,混合均匀即成,贮瓶备用,勿泄气。【用法】用时取药末适量,直接撒在患处,或用植物油调敷。一日 1 换。【功用】凉血解毒,活血通络。【主治】脓疱疮及有继发感染的皮炎、湿疹。【疗效】屡用效佳。

褥　疮

(一)七味白榆散

【组成】白及、地榆各 30 克,黄柏、龙胆草各 25 克,蒲公英、没药各 20 克,黄连 15 克。【制法】上药共研细末,装瓶备用。【用法】局部常规消毒,取 1/5 量药粉,均匀撒在患处,每日或隔日换药 1 次,连用 1～2 个月。【功用】活血化瘀,凉血解毒,祛腐生肌。【主治】褥疮。【疗效】屡用有效。

(二)石硼散

【组成】石膏 30 克,朱砂、冰片、硼砂各 15 克。【制法】上药共研细末,装瓶备用,【用法】局部常规清创;取本散适量,均匀撒在患处,创面暴露。每日用药 2 或 3 次,至结痂为止。【功用】清热解毒,消肿生肌。【主治】压疮。【疗效】屡用效佳。

(三)黄石散

【组成】生大黄、滑石、煅石膏各 50 克,黄柏 20 克,冰片 5 克,雄黄 15 克。【制法】上药共研极细末,装瓶备用,勿泄气。【用法】用时取药末适量,撒布于压疮局部。重者每日 3~4 次,轻者每日 1 次,至痊愈为止。【功用】清热解毒,燥湿敛疮。【主治】褥疮。【疗效】屡用效佳。

(四)珍珠褥疮散

【组成】地榆、生大黄、生黄芩、滑石各 15 份,红花、白及各 6 份,紫草 11 份,珍珠 1 份,生黄连、冰片各 5 份。【制法】上药除珍珠、冰片外,共研极细末,再与珍珠、冰片配研、和匀,装瓶备用。【用法】一般取药粉涂撒患处,伤口干燥用凡士林调敷,每日 1~2 次。【功用】清热燥湿,凉血解毒。【主治】褥疮。【疗效】治疗 107 例,用药 15 日,治愈 56 例,显效 34 例,有效 13 例,无效 4 例,总有效率为 96.3%。

七、五官科疾病

睑腺炎(麦粒肿、偷针眼)

(一)麦粒肿膏

【组成】黄柏、大黄、栀子、白芷各 50 克,秦艽、生天南星、陈皮各 20 克,天花粉、蜂蜜各 90 克,苍术 40 克,芝麻油(花生油亦可)500 毫升。【制法】将黄柏等 9 味药除去杂质、烘干,混合粉碎,过120 目筛。将芝麻油置锅内加热至 150℃左右,恒温 1 小时,炼去油中水分,杀死微生物。将蜂蜡用另一容器化开,透过 2 层纱布过滤于油内约 15 分钟,离火降温。待油温降到 100℃时,将药粉慢慢撒入油内,并不断搅拌至冷成膏。【用法】临用时,剪一块与肿物大小相近的脱脂棉片,将膏药涂于上面(约 1 毫米厚),贴于患处,戴上眼罩。每日换药 1 次。【功用】清热燥湿,消肿止痛。【主治】睑腺炎。【疗效】屡用效佳。【附记】禁入眼内。

(二)双天膏

【组成】天花粉、天南星、生地黄、蒲公英各等份。【制法】上药焙干共研细末,用食醋和液状石蜡调成膏状,高压消毒,装罐备用。【用法】根据肿物的大小,用不同量的膏剂,涂在纱布或胶布上敷贴局部(患处),每日换药 1 次。【功用】解毒、凉血、散结、消肿。【主治】睑腺炎。【疗效】治疗 143 例,均用药 1～5 天痊愈。

(三)热敷方

【组成】野菊花 20 克,蒲公英、地丁草各 30 克。【制法】上药水煎 2 次,取汁备用。【用法】趁热先熏患眼,候温用毛巾浸透,热敷患处,每日 2 或 3 次。【功用】清热解毒,消肿止痛。【主治】睑腺炎。【疗效】初起者治疗 1～2 天即可消散而愈。【附记】又用蛇蜕 1 张洗净,视患处剪适当大小,贴敷患处,每日 1 次。若已成脓,宜用手术刀或针头挑开脓头排脓,配合用药,疗效更佳。

(四)龙胆三黄散

【组成】龙胆草、生大黄、黄柏、黄芩、知母、甘草、金银花各等份。【制法】上药共研细末,加入榆皮粉 20% 拌匀,装瓶备用。【用法】取药末适量,用冷开水调成糊状,涂 1 层于纸上,贴在患处,7～8 小时换药 1 次。【功用】清热解毒。【主治】睑腺炎尚未破溃者。【疗效】屡用效佳。

结膜炎（暴发火眼）

（一）五黄丹

【组成】黄连 15 克，黄芩 24 克，黄柏 30 克，大黄、黄丹各 60 克，薄荷 120 克。【制法】上药共研细末，用葱汁、浓茶水调成糊状备用。【用法】敷两侧太阳穴及眼眶。如干，以茶水润之。【功用】清热泻火，疏风消肿。【主治】暴发火眼，红肿热痛。【疗效】试治数例，效果满意。

（二）天行膏

【组成】生地黄 15 克，红花 10 克，当归尾 6 克。【制法】将上药共捣烂如泥状备用。【用法】取适量贴敷患处。每日换药 1 次。【功用】清热、凉血、活血、止痛。【主治】急性结膜炎。【疗效】屡用效佳，一般 2 次即愈。

（三）归地双黄膏

【组成】黄连 30 克，黄柏、生地黄、当归尾各 60 克，紫草 90 克，麻油 1000 毫升，黄蜡 180 毫升。【制法】先将前 5 味药入麻油中浸泡 4 小时，然后将药和油倒入铜锅内用慢火煎沸至药焦为度，以纱布滤去药渣，把煎好的药油倒入先放有黄蜡的净瓷缸里，候冷即成紫红色的软膏。【用法】取软膏外敷患处，每 4 小时换药 1 次。【功用】清热凉血，活血止痛。【主治】急、慢性结膜炎。【疗效】屡试屡验，效佳。

（四）斑麝粉

【组成】斑蝥 10 克，麝香少许。【制法】上药共研细末，装瓶备用，或二药分装。【用法】使用时取斑蝥，用酒调制成黄豆粒大药饼，药面上加少许麝香，贴敷于内关、阿是穴（背部阳性反应点）上，于 1～2 小时除去。【功用】拔毒、消肿、止痛。【主治】急性结膜炎。【疗效】屡用皆效。【附记】又用一见消（别称白雪花、白花丹）鲜叶捣烂，贴敷内关穴（双），一夜后除去，治疗红眼病、眼云翳,3～7 天即愈。

翳　障

（一）毛茛膏

【组成】鲜毛茛适量。【制法】上药捣烂如泥状备用。【用法】用时取胶布剪成小方块,中间剪一黄豆粒大小的孔,贴于印堂及患侧太阳穴、内关穴,然后取药膏置于胶布孔中,外用胶布封住。12～24 小时,敷药处有刺激感即取下。外敷处起一水疱,注意保护,不要感染,令其吸收。吸收后再敷,一般需 2 或 3 次。【功用】拔毒消翳。【主治】翳障。【疗效】早期治疗,效果甚著。

（二）灵仙膏

【组成】鲜威灵仙根适量。【制法】上药捣烂备用。【用法】同"毛茛膏",另用 1 根较粗的威灵仙根,抽去芯,用作气筒吹气于翳障部位,每日 3 或 4 次,每日换 1 根新鲜的使用,至愈为度。【功用】散邪退翳。【主治】角膜薄翳。【疗效】屡用有效,一般 2～5 天即愈。【附记】又用鲜威灵仙叶捣烂,塞入患眼对侧鼻腔内。每晚睡前用 1 次,次日早晨取下,连用 2 或 3 次即可。

（三）地栀膏

【组成】鲜生地黄、生栀子各 6 克,鸡蛋清适量。【制法】上药共捣烂如泥状,加鸡蛋清调成软膏状备用。【用法】贴敷患眼上,每日 3 次。【功用】凉血、清热、退翳。【主治】云翳。【疗效】试治数例,均收良效。

（四）翳冰膏

【组成】翳子草 3 克,冰片 1.5 克,野菊花 5 克。【制法】上药共研细末,用人乳调成软膏状备用。【用法】贴敷患眼,每日换药 1 次。【功用】清热解毒,去翳明目。【主治】角膜薄翳。【疗效】屡试屡验,效佳。【附记】方中翳子草又名满天星、六月雪、白马膏。去叶、花及茎上表皮,烧灰入药。

卷 毛 倒 睫

(一)紧皮膏

【组成】石燕1对(煅为末),黄连、白矾各5克,铜绿2.5克,阿胶、龟胶、水胶、石榴皮、五倍子各15克。【制法】上药除胶外,共研细末,用水3～5碗,入大铜勺内,入药末搅匀,文火煎熬,以槐枝不断搅拌为糊状,入三胶搅匀成膏,再入冰片、麝香(研细)各1克,搅匀,瓷器收存。【用法】取膏涂敷上、下眼皮,每日3～5次。下而复涂,毛自出。冬天可行此法,5天见效,轻者30天全出,50天倒毛向外。【功用】消炎、收敛、复位。【主治】卷毛倒睫。【疗效】屡用效佳。

(二)鳖龙膏

【组成】木鳖子、地龙各10克,白芷5克,水胶15克。【制法】将前3味药共研细末,入铁勺内加水煎熬成糊状,加水胶拌匀即成,备用。【用法】取膏涂敷上、下眼皮,每日3次。【功用】祛风通络,消炎复位。【主治】倒睫。【疗效】屡用有效。

青 光 眼

(一)狼毒膏

【组成】大狼毒适量。【制法】上药捣烂如泥膏状备用。【用法】取膏贴敷前额及印堂穴,敷至出血,每隔5小时换药1次,连敷3天。【功用】拔毒明目。【主治】青光眼。肺受风邪,上攻于目,骤发头痛,头重,视物模糊,瞳变浅绿。【疗效】屡用有效。

(二)明目膏

【组成】秦皮、乳香、胡黄连各10克,珍珠(另研细)5粒,灯芯灰1.5克,白蜜适量,冰片少许。【制法】先将前3味药共研细末,与珍珠粉、灯芯灰、冰片同研和匀,用白蜜调匀成软膏状备用。【用法】用时取膏适量贴敷患眼,上盖敷料,胶布固定,1～2天换药

1次。【功用】清心肝热,活血养阴,明目。【主治】青光眼。【疗效】屡用有效。

视神经萎缩

(一)龙珍膏

【组成】龙胆草、槐角各 10 克,生珍珠(另研细)27 粒,冰片、雪水、竹上露水各少许,白蜜适量。【制法】前 2 味药研细末,与珍珠粉、冰片同研和匀,加入雪水、露水调匀,入白蜜调匀成软膏状备用。【用法】用时取膏药适量均匀涂于敷料上,贴敷患眼,包扎固定。每日换药 1 次。【功用】清肝解毒,凉血明目。【主治】视神经萎缩。【疗效】久用有效,配合内服汤剂,效佳。

(二)还睛膏

【组成】胡黄连、青黛、当归尾、香附子各 15 克,冰片 5 克。【制法】上药(除冰片外)共研细末,入冰片同研和匀,用白蜜调匀成软膏状备用。【用法】取膏适量贴敷双侧内关、肝俞穴,外以纱布盖上,胶布固定,2～3 天换药 1 次。【功用】清肝解郁,养阴散瘀。【主治】视神经萎缩。【疗效】屡用有一定效果。【附记】本病为顽固性之眼病,应以内治为主,辅以外治,可提高疗效。

近　视　眼

(一)复方生姜膏

【组成】鲜生姜(洗净去皮)、明矾面各 6 克,黄连面、冰片各0.6 克。【制法】上药共研成泥膏状备用。【用法】病人取仰卧位,用 3 厘米长、1.5 厘米宽的 2 层纱布条将眼盖好,然后在眉上一横指往下,鼻上一横指往上,两边至太阳穴区域内将药膏敷上,眼区可稍厚一些。敷后静卧,待药膏自然干裂时为止。每日敷药1 次。【功用】清热明目。【主治】近视眼。【疗效】治疗 298 只眼,显著进步 143 只,进步 129 只,无效 26 只。

(二)地冬膏

【组成】生地黄 120 克,天冬、菊花各 60 克,枳壳 90 克。【制法】上药共研成细末,以白蜜调和成软膏状备用。【用法】取药膏适量,贴敷双侧太阳穴上,并以纱布盖上,胶布固定。晚上贴敷,次晨取下。每日 1 次。【功用】凉血解毒,理气明目。【主治】近视眼。【疗效】屡用有效。

(三)穴贴宁

【组成】细辛、樟脑各 1.5 克,冰片 1 克。【制法】上药共研细末,过 140 目筛;入冬绿油 1 克,辣椒浸膏 0.5 克,凡士林 14.6 克,羊毛脂 8 克,搅拌均匀,最后加入麝香 0.3 克,充分混合,用液状石蜡适量调节稠度,密存备用。【用法】每次取小米粒大小的药膏放入耳穴上,外用胶布固定,取主穴为:肝、肾、脾、眼;配穴为:交感、枕、近视$_3$、近视$_4$、新眼点、后眼。每次贴主穴加配穴 1 或 2 个,5 天换贴 1 次,并检查视力,3 次为 1 个疗程。【功用】芳香通窍,提高视力。【主治】中小学生近视眼。【疗效】治疗 160 例,318 只眼(均经电脑验光后确诊),平均年龄 13 岁,经治 1~3 个疗程后,视力提高 1.0 或 3 行以上者 146 只眼;视力提高 1 行以上者 103 只眼;无变化者 58 只眼,视力下降 1 行者 35 只眼。

(四)视力矫正膏

【组成】当归、鹅不食草、女贞子、枸杞子、白菊花、蝉蜕、青葙子、桑椹、天麻、党参、白术、白花蛇、全蝎、干姜各等份。【制法】上药共研细末,过筛和匀,装瓶备用。【用法】用时取药末适量,用凡士林调和成软膏状,均匀涂于患者眼睛周围及眉头、眉中、眉尾及太阳穴处,上面覆盖一层纱布,将眼球露出。药膏保留 6~8 小时。每周治疗 3 次。【功用】养肝健脾,活血祛风,清肝明目。【主治】近视眼。【疗效】屡用有效,久用效佳。

翼状胬肉

(一)田冰膏

【组成】冰片 3 克,田螺肉 2 个。【制法】将田螺肉去杂质洗净,加冰片捣为泥状备用。【用法】睡前敷患眼,次晨洗净(防止流入眼内)。【功用】清肝明目。【主治】胬肉攀睛。【疗效】屡用效佳。

(二)石胡膏

【组成】胡黄连、石决明各 30 克,冰片 1.5 克。【制法】将前 2 味药研成细末,入冰片同研和匀,用白蜜调和成软膏状备用。【用法】取药膏适量贴敷患眼上,外用敷料盖上,胶布固定。睡前敷,次晨去,每日敷药 1 次。【功用】清热明目。【主治】眼生胬肉,睛上有翳。【疗效】屡用有效。

(三)炉硝散

【组成】川芎、白芷各 6 克,羌活、防风、黄芩、菊花、蔓荆子各 9 克,炉甘石 13 克,火硝 2.4 克,冰片 0.3 克。【制法】将前 7 味药,用布袋包裹,用水煮沸 20 分钟,取出药汁。入少许水,再煮沸 20 分钟,去渣取汁,将 2 次药汁用小瓦罐文火蒸干,使成糊状,然后将冰片、炉甘石、火硝等研成细末,渐渐加入调匀,即可使用。【用法】此药略有刺激性,用前先点 2 次 1% 丁卡因,每次隔 5 分钟,以使结膜表面麻痹,再用玻璃棒蘸药少许,涂敷于翼状胬肉表面,即闭目片刻。每日 2 次,10 次为 1 个疗程。【功用】祛翳明目,解毒消肿,止痒收敛。【主治】翼状胬肉。【疗效】一般 1 个或 2 个疗程即可痊愈。

睑缘炎(睑缘赤烂)

(一)蚕沙膏

【组成】晚蚕沙 15 克,麻油 30 毫升。【制法】将蚕沙入麻油内浸透研烂成膏状备用。【用法】涂敷患眼处,每日 2 或 3 次。【功用】祛风、清热、生肌。【主治】睑缘炎。【疗效】一般连用 2 或 3 次即愈。【附记】忌食酸燥热物。

(二)麻蜂膏

【组成】炉甘石(制)、乌贼骨(去壳)各 30 毫升。【制法】上药共研极细末,过筛,用麻油和蜂蜡各适量调和成软膏状,装罐备用。【用法】每取适量涂敷患处,每日 2 次。【功用】收涩止痒,退赤消肿。【主治】各种眼睑缘炎。【疗效】屡用皆效,尤以湿疹性睑缘炎为佳。

眼 外 伤

(一)生地片方

【组成】大生地黄切成大块片数片,三花酒适量。【制法】将生地黄片浸入三花酒中备用。【用法】每用生地黄片一块贴患处。【功用】凉血止血。【主治】眼外伤(打、碰伤眼睛)。【疗效】屡用有效。

(二)加味三黄膏

【组成】生黄连、生黄柏、生大黄、生石膏、芒硝、当归尾、赤芍、细辛、泽兰、芙蓉叶、薄荷叶各等份。【制法】上药共研细末,用生地黄汁、鸡蛋清、白蜜各适量调匀成软膏状备用。【用法】取药膏适量贴眼皮或太阳穴上,并包扎固定。每日换药 1 次,或睡前贴,次晨去。【功用】清热消肿,活血止痛。【主治】眼外伤。【疗效】屡用效佳。一般连用数次即愈。

(三)消肿膏

【组成】生大黄、芙蓉叶、生地黄、当归尾各等份。【制法】上药共研成细末,用鸡蛋清、人乳汁各半调匀成软膏状,装瓶备用。【用法】贴敷患眼和太阳穴上,每日 1 或 2 次。【功用】清热解毒,凉血活血,消肿止痛。【主治】各种眼外伤。【疗效】一般 2～5

天即可痊愈。【附记】若症重者应加服汤剂为宜。

耳　　鸣

(一)麝香散

【组成】麝香 1.5 克,全蝎 14 个,薄荷叶 14 张。【制法】将麝香研细,全蝎焙干研细,混合均匀,滴水捏作梃子,用薄荷叶包裹,分作 14 份,备用。【用法】塞入耳内。【功用】凉肝息风。【主治】耳鸣(肝风型)。【疗效】屡用有效。

(二)二仁锭

【组成】毛桃仁、巴豆仁各 2 粒,大生地黄 3 克,细辛 1 克。【制法】先将毛桃仁用开水浸泡,剥去壳衣后与巴豆同捣烂如泥,用草纸数层包裹,置微火上烘热数次将油吸去。再与生地黄、细辛同捣为泥,做成 2 个小锭,并以针将锭穿通备用。【用法】将药锭用脱脂棉花薄裹,塞在两耳孔内,每日换药 1 次,以耳不发鸣为止。【功用】凉血散瘀,祛风通窍。【主治】耳鸣。【疗效】屡用特效。一般连用 3~5 天即愈。

耳　　聋

(一)二甘丸

【组成】甘遂根 1 块,生甘草 5 克。【制法】先将甘遂根削成圆锥形锭,锭后端比耳孔稍大一些,以温开水将锭调透,并用脱脂棉花裹好,同时将甘草用水适量煎浓汁,待温备用。【用法】先将甘遂锭塞入患耳孔,待半小时后患者以甘草汁含口中,先叩齿数次,再将汁吐出,如此频频含吐,连续数次,耳可复聪。【功用】通窍复聪。【主治】突发性聋(暴聋)。【疗效】屡用特效。【附记】如患者口含小铁片 1 块,患耳孔旁放灵磁石或磁铁 1 块,其耳复聪尤捷。

(二)治聋散

【组成】巴豆(去油)、石菖蒲、苍耳子、远志各等份,麝香、冰片各少许。【制法】上药共研极细末,装瓶备用,勿泄气。【用法】取药末少许,葱裹为丸,棉裹包之,塞入耳中,至耳内觉响音即取出。【功用】芳香通窍复聪。【主治】耳聋。【疗效】屡用皆效。

化脓性中耳炎

(一)耳疳散

【组成】炒黑陈皮炭 3 克,青橄榄(瓦上煅透)2 枚,石榴花(瓦上焙枯)1.5 克,冰片 0.6 克。【制法】上药(除冰片外)共研细末,再入冰片同研和匀,装瓶备用,勿泄气。【用法】先用药棉卷去脓水,另以药棉蘸药,掺入耳底自干,每日换药 1 次。【功用】行散郁热、燥湿止痛、疗疳。【主治】慢性化脓性中耳炎。【疗效】临床屡用,确有较好的疗效。

(二)耳灵散

【组成】朱砂 0.3 克,玄明粉、硼砂、冰片各 1 克。【制法】上药各研极细末,混合均匀,装瓶备用。【用法】先用棉签将患耳中的脓液擦干,如耳中脓液较多者,则用过氧化氢溶液(双氧水)洗耳,然后用喷粉器将"耳灵散"药粉少许均匀地喷撒入耳腔,在鼓膜上涂薄薄一层淡赭色粉末为度。【功用】清热、消肿、止痛。【主治】急性和慢性化脓性中耳炎。【疗效】治疗 100 例,其中急性化脓性中耳炎 40 例,慢性化脓性中耳炎 60 例。干愈者 59 例,仍有湿润感者 23 例,好转 15 例,无效 3 例。获得干愈的患耳,治疗最短 1 天,最长者 12 天,大多数为 1~7 天。

(三)药捻方

【组成】红升丹 60 克,冰片 3 克,麝香 1.5 克。【制法】上药共研成极细末,用脱脂药棉搓成长 2~3 厘米,直径 0.1 厘米药捻,消毒备用。【用法】先清除外耳道脓性分泌物,再以 2%过氧化氢溶液(双氧水)擦拭干净,然后以 75％乙醇浸湿药捻,在药粉蘸匀,置于外耳道底部(注意药捻应与鼓膜保持约 2 毫米之距离,以免刺激鼓膜,产生不适)即可。每日换药 1 次,分泌物少时可隔日换药 1 次。【功用】清热解毒,散瘀利湿,宣窍收敛。【主治】化脓性中耳炎。【疗效】一般换药 2～5 次即脓止耳干。治疗 30 例,除 1 例疗效不明(治疗 1 次中止),2 例骨疡型短期复发外,其余 27 例用药 2～5 次而获痊愈。

(四)二黄矾石散

【组成】黄连 30 克,大黄 50 克,白矾、石膏、龙骨各 100 克,冰片 10 克。【制法】将黄连、大黄共研极细末,白矾、石膏、龙骨火煅,加入冰片共研极细末,然后将所有药物混合过 100 目筛,高压消毒 30 分钟,装瓶备用,勿泄气。【用法】先用棉签蘸 3％过氧化氢溶液洗去耳脓液及痂皮,再以 75％乙醇棉球拭净患处,取药末吹敷耳内少许。每日 3～5 次,直至痊愈为止。【功用】清热凉血,收湿敛耳。【主治】中耳炎。【疗效】屡用有效,久用效佳。

耳痛、耳痒

(一)胆矾散

【组成】熊胆(代)0.1 克,白矾(煅存性)、大生甘草(煅存性)各 20 克。【制法】先取白矾、生甘草分别煅烧存性,研为细末,过筛后,与熊胆共研为细末,和匀,装瓶备用。【用法】取消毒棉签,浸过氧化氢溶液,洗尽耳内脓液,再取此散 0.3 克吹入患耳病灶处,可立即止痛,然后用消毒棉球塞入耳内。【功用】消炎、祛湿、止痛。【主治】耳内疼痛难忍、流脓水、经久不愈、全身症状不显著者。【疗效】用药后可立即止痛,且疗效迅速,一般用药 2～4 次即可痊愈。

(二)治耳内奇痒方

【组成】蛇蜕 1 条,白酒适量。【制法】先将蛇蜕烧炭待冷,研成极细末,装瓶备用。【用法】先用滴管吸白酒适量,滴入耳内 1 或 2 滴,旋用消毒脱脂棉花棒拭净,再取吹管取蛇蜕炭粉,吹入耳内。【功用】消炎、祛风、止痒。【主治】耳内奇痒。【疗效】屡用特效,通常 1 次即愈。

耳疮、耳疖、耳瘘、耳瘤、息肉

(一)二粉散

【组成】轻粉、穿山甲(代,煅)、铅粉、黄丹各 9 克。【制法】上药共研细末,装瓶备用。【用法】每取适量以香油调和成糊状,涂敷患处,每日 3 次,至愈为度。【功用】拔毒消炎,消肿止痛。【主治】慢性耳壳及外耳道皮肤炎症。【疗效】屡用皆效。

(二)南星三黄散

【组成】天南星、甘草、陈皮、厚朴、苍术各 60 克,大黄、黄柏、白芷、姜黄各 150 克,金银花 100 克。【制法】上药共研细末,装瓶备用。【用法】每取适量药粉,以蜂蜜、茶水或香油调成糊状,涂敷患处,每日 3 次,至愈为度。【功用】清热解毒,祛风燥湿,消肿止痛。【主治】外耳道疖肿、耳疮。【疗效】屡用屡验,效佳。

(三)虎杖膏

【组成】虎杖 500 克,蒲公英 150 克,紫花地丁 100 克,冰片 50 克。【制法】上药共研细末,用凡士林调成软膏,装瓶备用。【用法】使用时将药膏涂于小纱布上,贴敷患处,或者把药膏涂敷于患处,每日换药 1 次。【功用】清热解毒,消肿止痛。【主治】耳鼻部疖肿。【疗效】治疗 22 例,全部治愈。一般换药 2~9 次痊愈。

(四)苍耳虫油(膏)

【组成】苍耳子虫 100 条,冰片 1 克,麻油 50 毫升。【制法】

将苍耳子虫和冰片共浸入麻油中,1 周后即可使用,此为油剂,若取苍耳子虫 0.5～1 条捣烂如泥,即为膏剂。【用法】取虫膏适量(视疔肿大小而定),放在疔肿红肿隆起处,也可将苍耳子虫研成糊状,敷在疔肿表面,若有空隙,用蘸有苍耳子浸油的小棉球填满,使苍耳子虫与疔肿紧密接触。每日换药 1 次。【功用】消肿止痛。【主治】耳鼻疔肿。【疗效】屡用特效。【附记】又取本膏贴敷,治疗鼻疔及其他部位疮疖肿痛,或取本油剂滴鼻中,治疗慢性鼻炎、鼻窦炎,均取得理想的效果。

(五)四黄归尾膏

【组成】黄连、黄柏、姜黄各 9 克,当归尾 15 克,生地黄 30 克,麻油 470 毫升,黄蜡 125 克。【制法】将前 5 味药用麻油煎焦去渣,待温加黄蜡烊化,拌匀待冷,装瓶备用。【用法】用时取膏涂敷疔肿处。每日 2 次,至愈为止。【功用】清热解毒,凉血活血,消肿止痛。【主治】耳鼻疔肿。【疗效】屡用屡验,效佳。【附记】此膏也可用于其他部位疔肿,无论溃破与否,均可用之,效佳。又用黄连 15 克,白矾 20 克,共研细末,用茶水或蜂蜜调敷患处,效果亦佳。

(六)耳瘘外用方

【组成】①止血粉:煅炉甘石、松香各 18 克,煅花蕊石、煅龙骨、象皮各 24 克,海螵蛸 30 克,樟丹 12 克,冰片 3 克;②提毒散:轻粉 15 克,红粉、樟丹、冰片各 3 克,煅石膏 60 克,炉甘石(煅黄去水飞)30 克;③珍珠散:珍珠粉、麝香各 7.5 克,白石脂 90 克,煅龙骨 150 克,煅石膏 60 克,煅石决明 750 克,冰片 30 克;④红粉纱条:京红粉 3 克,朱砂面 18 克,凡士林 84 克;⑤甘乳条:赤石脂、龙骨、乳香、炉甘石、海螵蛸各 4 克,凡士林 80 克。【制法】上 5 方分别共研极细末,方①～③分别装瓶备用;方④、⑤分别以凡士林调和成膏,涂于纱布条上备用。【用法】取侧卧位,暴露患部,小孩不能合作的需由护理人员予以固定,局部皮肤以氯己定(洗必泰)

液消毒后铺毛巾,用1％普鲁卡因5毫升加肾上腺素少许浸润麻醉下,以球头细探针自耳轮脚原发疮孔徐徐探入,至耳前脓肿疮口穿出,用弯手术剪顺探针将管道剪开,再用刮匙轻轻刮去基底管壁腐烂组织,同时找到支管瘘道予以切开,两侧皮瓣适当修整齐,使疮口底子口大显 V 字形,基底管壁不用剔除,伤面如有出血予以结扎止血,渗血可用止血粉(方①),包扎固定,隔日换药,以氯己定(洗必泰)胆清液洗伤口,敷提毒散(方②),填红粉纱条(方④)包扎,至伤口腐肉脱尽,肉芽红活正常时即上珍珠散(方③),甘乳条(方⑤),促进疮口愈合(换药过程中注意发现残存窦道,及时解决,否则远期疗效不理想)。在无焮肿的情况下进行手术。术前查白细胞计数加分类,出凝血时间,血小板计数,均属正常情况者方可手术,否则不宜。【主治】耳疮瘘。【疗效】治疗 84 例,疗程最短 3 周,最长 45 天,平均疗程为 23.3 天,治愈率为 98％。

(七)鸦胆子祛瘤方

【组成】鸦胆子 3 枚。【制法】将鸦胆子去其硬壳,压破去油备用。【用法】将鸦胆子 1 枚塞入患耳,每隔 2 天换药 1 次。【功用】蚀恶肉,疗赘疣。【主治】外耳道乳头状瘤。【疗效】用药 12 次,则瘤可以拉出。

耳壳皮肤炎

(一)碧玉散

【组成】黄柏、大枣肉各等份。【制法】上药烘干或晒干后共研细末备用。【用法】每取适量用香油调敷患处,每日换药 1 次。【功用】清热燥湿,调和营卫。【主治】急性耳壳及外耳道皮肤炎。【疗效】屡用效佳。

(二)青蛤散

【组成】蛤粉(煅)30 克,青黛 9 克,煅石膏 30 克,轻粉、黄柏各 15 克。【制法】上药共研细末,越细越好,装瓶备用。【用法】每取适量,先用香油调成块,再用凉开水调成稀糊状,涂敷患部,每日1或2次。【功用】清热、解毒、燥湿、消肿。【主治】急性、慢性耳壳及外耳道皮肤炎。【疗效】屡用有效。

耳源性眩晕

(一)药物敷贴方

【组成】桃仁、杏仁各12克,栀子3克,胡椒7粒,糯米14粒。【制法】上药共捣烂如泥,以鸡蛋清调成糊状,分3次用。【用法】于每晚临睡前贴敷涌泉穴,晨起除去,每日1次,每次贴一足,交替贴敷,6次为1个疗程。【功用】导热下降。【主治】内耳眩晕病(肝阳上亢型)。【疗效】屡用有效。

(二)药饼贴敷方

【组成】白芥子适量。【制法】上药研细末,装瓶备用。【用法】每次取3克以酒调和做成药饼,贴敷百会、翳风穴,若恶心或呕吐者配贴内关、足三里穴。每日换药1次或2次,直至病情缓解。必要时可隔药悬灸百会穴。【功用】祛痰止眩。【主治】耳源性眩晕。【疗效】屡用效佳。

耳郭假性囊肿

(一)黄白膏

【组成】栀子、大黄、白矾、雄黄(按2∶1∶1∶0.25比例配制),凡士林适量。【制法】上药共研极细末,与凡士林调和成50%软膏,装瓶备用。【用法】囊肿处经常规消毒后,持针器夹缝合针6号尼龙丝线引流,尼龙丝线于囊肿处,露端留出0.5厘米,以利拆除时钳夹加压(阳证方中去雄黄),3天后拆除弹性夹和引流尼龙线。每隔2～3天换药1次,直至痊愈。【功用】消肿敛疮。【主治】耳郭假性囊肿。【疗效】治疗22例,2例中断治疗,20例治愈。治愈时间平均为11.7天,换药次数4～6次。

(二)复方四黄膏

【组成】芙蓉叶、大黄、黄连、黄芩、黄柏、泽兰各80克,冰片2克。【制法】上药共研细末,与凡士林调和成软膏状备用。【用法】用时取药膏适量贴敷患处,用纱布将耳郭包好,2~3天换药1次,至愈为度。【功用】清热解毒,散血消肿。【主治】耳郭假性囊肿。【疗效】治疗6例均治愈。其中敷2次者3例,3次者2例,4次者1例。

(三)消肿膏

【组成】鲜鱼腥草(全草)30克。【制法】上药洗净泥沙,再用一道淘米水洗1次,取出捣烂如泥状备用。【用法】贴敷血肿局部,再用纱布包稳即可。每日换药1次。【功用】消肿止痛。【主治】耳郭血肿。【疗效】治疗5例,均于敷药2次或3次后痊愈。

鼻出血(鼻衄)

(一)鼻衄方

【组成】大蒜5瓣,生地黄15克,韭菜根汁适量。【制法】大蒜去皮与生地黄一起捣烂如泥,韭菜根洗净,切细捣汁半小杯加适量凉开水以备用。【用法】把捣烂的药物摊在青布上,做1个如铜钱大、厚0.3厘米的蒜泥饼,左鼻孔出血贴右足心,右鼻孔出血贴左足心,二鼻孔俱出血,两足心俱贴之。同时服用已稀释好的韭菜根汁。【功用】凉血止血。【主治】鼻衄。【疗效】屡用特效,一般5分钟可止血。

(二)塞鼻方

【组成】五倍子、海螵蛸、白及各15克,麻黄碱1.5克,甘油适量。【制法】将前几味药共研细末备用。【用法】用药棉卷成圆条状,蘸甘油至前半处湿后,蘸满药粉,塞入患侧鼻孔中,血止后3分钟取出。【功用】收敛止血。【主治】鼻衄。【疗效】治疗30例,均于塞后5~10分钟止血。【附记】又民间用食盐末擦治(用力擦)大椎穴、涌泉穴,1 分钟鼻衄减少,6 分钟鼻衄止。

(三)止血药膜方

【组成】血余炭、血竭、三七、大黄、蒲黄、白及、枯矾、五倍子各等份。【制法】上药共研成细末,过 120 目筛,再以聚乙烯醇为膜基质,制成药膜,剪成 10 厘米×8 厘米大小,以紫外线消毒后备用。【用法】用时嘱患者擤鼻腔内之凝血块,详细检查鼻腔,明确出血部位,将药膜折叠成条块状置于出血处,药膜之粗糙面与黏膜接触以利吸附。遇小动脉搏动性出血,可将药膜加厚捻成卷状旋转置入,以增加药膜与出血部位较好之接触,药膜置入后 2 分钟如未止血者,可将药膜更换 1 次,出血常可停止。【功用】收敛止血。【主治】鼻出血。【疗效】治疗 128 例,一般用药 1 次,2 分钟后,最多 2 次,鼻出血即止。

(四)止衄膏

【组成】 黄柏、牡丹皮、郁金、山栀子各 15 克,大蒜适量。【制法】上药共研细末,与大蒜捣匀成糊状,分为 3 份备用。【用法】用时取药糊,分贴双足心涌泉穴及肚脐处,待足心及脐部有强烈刺激感时除去,每日 1 次。【功用】清热泻肝,引火下行。【主治】经行鼻出血不止。【疗效】屡用效佳。

鼻炎(鼻窒)

(一)斑蝥方

【组成】斑蝥适量。【制法】上药生用,去足翅研细末,装瓶备用。【用法】用时取斑蝥粉适量,以水或蜂蜜调为稠糊状。病人取仰坐位或仰卧位,擦洗干净印堂穴。取 1 小块胶布,中间剪一黄豆粒大小的孔,先贴于印堂穴处,后将药粉直接涂于小孔之内,外以胶布贴盖,24 小时后去掉。【功用】 通窍拔毒。 【主治】鼻炎。【疗效】治疗 680 例,痊愈 537 例,显效 100 例,无效 43 例,总有效率为 93.58%。【附记】①1 次不愈者,1 周后可重复使用;②

外贴面积不宜过大,尤其注意不要让药物误入眼内或口中,以免发生意外;③贴后会引起皮肤局部发红起疱。水疱局限于表皮,不侵入深层,除短期色素沉着(停药后可自行消失),不遗留瘢痕。水疱较小者用75%乙醇棉球轻压片刻,促使其尽快吸收;较大者以消毒针头刺破,放出疱液,涂以2%甲紫药水,外敷消毒纱布,以防感染。

(二)鼻炎膏①

【组成】玄参、乳香各30克,黄柏35克,没药10克,广木香16克,辛夷20克。【制法】上药共研极细末,装瓶备用。【用法】用时取药末适量,用麻油熬,以黄丹收,调敷列缺、合谷、迎香、风池穴位处,上盖纱布,胶布固定。每日1次,每次2~5小时。1个月为1个疗程。连用3~5个疗程。【功用】滋阴泻火,活血化瘀,理气通窍。【主治】急、慢性鼻炎。【疗效】屡用有效,久用效佳。

(三)川芎散

【组成】川芎、辛夷各30克,细辛2克,木通15克。【制法】上药共研极细末备用。【用法】取少许,用棉裹药塞鼻中,湿则易之。【功用】疏风散寒,开鼻窍。【主治】急性鼻炎,鼻塞流涕。【疗效】屡用有效。

(四)鼻炎膏②

【组成】黄柏、乳香各25克,玄参10克,蛇蜕1.8克,木鳖子5克,头发5克,没药12.5克,阿魏2.5克,豆油500毫升,樟丹(约为药后的油量1/2)。【制法】先将豆油放于锅内,加热使之微沸,放入头发、蛇蜕,炸至略变黑色,放木鳖子,再放其他药物,炸至微焦。将锅离火,清除药渣。再将油倒入锅里加热至冒白烟,入樟丹,离火,待稍凉,搅入乳香、没药、阿魏药面,使均匀成膏。每贴膏药重5克。膏药应黑而细腻,软硬适度,贴牢后,旁扯不动,揭下后稍留痕迹为宜。【用法】先将鼻上部(两眼内角平行处)用湿布拭净,膏药用慢火烤或紧贴于热水容器外壁,待全部变软,展开贴于鼻上部,用手捋按至牢。一般睡前贴,早晨洗脸前揭下(用纸包严,1贴膏药可用 3～5 天),如有痕迹,可用棉花稍蘸豆油(或其他植物油)轻轻擦掉。【功用】清热、解毒、活血、通鼻窍。【主治】慢性鼻炎,过敏性鼻炎,干燥性鼻炎,萎缩性鼻炎。【疗效】治疗 65例,痊愈 5 例,显效 35 例,好转 17 例,无效 6 例,总有效率为87.7%。【附记】此膏用于治疗肥厚性鼻炎、鼻息肉也有一定效果。又用鹅不食草适量,研成细末,用纱布将药粉包成适合鼻前庭大小的圆形小球,用 60%乙醇浸泡 24 小时备用,将药球塞入患侧鼻前庭,每日 1 次,每次 24 小时,1 周为 1 个疗程。双侧鼻炎则交替使用。治慢性鼻炎百例,用药 1 个或 2 个疗程,均获良效。

过敏性鼻炎(鼻鼽)

(一)克敏灵

【组成】白芥子 2 份,延胡索、甘遂、丁香、白芷、细辛各 1 份。【制法】上药共研成细末,过 80 目细筛,用新鲜生姜汁调匀成糊状,装罐备用。【用法】用小匙取出一定量药膏放于 4 厘米×4 厘米的纱布棉垫中央,贴敷于大椎、肺俞(双)、膏肓(双)、肾俞(双)、膻中穴上,用胶布固定。每次贴敷 3 小时,5 天贴 1 次,3 次为 1 个疗程。【功用】散寒逐饮,理气化痰,祛风抗敏。【主治】过敏性鼻炎。【疗效】坚持使用,疗效显著。

(二)斑蝥散

【组成】斑蝥、全蝎各等份。【制法】上药烤干,共研细末,过筛,装瓶备用。【用法】用时取绿豆大小粉剂,贴敷于印堂穴(位于两眉之间),然后用直径 1 厘米左右圆形胶布封住,有灼热感时即除去。贴药处可起一小水疱,不必挑破让其自然吸收。待表皮愈合后再做下一次治疗。【功用】拔毒抗敏。【主治】过敏性鼻炎。【疗效】屡用皆效。【附记】此方有毒,不能入眼、入口,年龄太小,不能配合治疗的小儿最好不用此法。

(三)复方麝香膏

【组成】白芥子、细辛、甘遂、辛夷各等份,麝香适量。 【制法】将前 4 味药共研细末,装瓶备用。麝香研细另装。 【用法】用时取药末适量,用姜汁调成糊状,做成如铜钱大的药饼。药面放入少许麝香,分别贴敷于肺俞(双)、膏肓(双)、百劳(双)穴上,每次贴 6~8 小时后除去,10 天贴药 1 次,3~6 次为 1 个疗程。【功用】温化逐饮,通窍抗敏。【主治】过敏性鼻炎。【疗效】治疗 158 例,显效 29 例,有效 60 例,无效 69 例,总有效率为 56.4%。 【附记】①若出现水疱者,可挑破搽以甲紫药水,以防感染;②要注意天气变化,避免寒冷刺激和可能引起的过敏因素;③若适当配合固表扶正之中药内服,可提高疗效;④或用冲天椒阴干研细末,用蒜汁或姜汁调制成绿豆大,第 1 次贴于印堂、肺俞(双);第 2 次贴于迎香、脾俞(双)、肾俞(双),轮换使用,7 天为 1 个疗程,休息 3 天再进行第 2 个疗程,一般治疗 3 个疗程,可收良效。

(四)抗敏膏

【组成】白芥子 5 份,细辛、甘遂各 2 分,延胡索 1 份。 【制法】上药烘干,共研为细末,过筛,用鲜生姜汁或蜂蜜调成药饼,药饼中心放麝香少许备用。【用法】于夏季初伏时,取药膏贴敷百劳、肺俞、膏肓俞(均双侧),纱布覆盖,胶布固定,6~8 小时后取下药饼;中伏时,贴敷大椎、风门(双)、脾俞(双)穴,4~6 小时应取下;末伏时,贴敷大杼(双)、肺俞(双)、肾俞(双)穴,3~4 小时后取下。【功用】祛风解表,理肺平喘,调理阴阳。 【主治】过敏性鼻炎。【疗效】屡用神验。【附记】由于药物有刺激性,局部如起水疱,则按常规处理即可。

鼻窦炎(鼻渊)

(一)苍耳散

【组成】苍耳子、辛夷花各 15 克,香白芷 10 克,薄荷叶 3 克,细辛 5 克,冰片 1 克。【制法】上药共研极细末,装瓶备用,勿泄气。【用法】取少许,以消毒药棉薄裹之塞入患侧鼻孔中。每日 1 或 2 次,10 天为 1 个疗程。间隔 3～5 天再进行下 1 个疗程,直至痊愈。【功用】疏风清热,通窍止痛。【主治】鼻渊。【疗效】治疗 23 例(病程最长者 8 年,最短者 11 天)治愈 18 例,好转 3 例,无效 2 例。

(二)辛夷散

【组成】辛夷(取心去壳)、豆蔻仁各 3 克,川黄连 6 克。【制法】上药共研极细末,装瓶备用。【用法】以棉裹药,塞纳鼻中。【功用】化痰热,通鼻窍。【主治】副鼻窦炎,急性鼻黏膜炎,慢性肥厚性鼻炎,嗅觉迟钝或消失。【疗效】屡用均有较好的疗效。

(三)青苔方

【组成】新鲜青苔适量(以能填塞 1 侧鼻腔为度)。【制法】将药物洗净,然后用纱布包好备用。【用法】塞入鼻腔,12～24 小时另换新鲜青苔。凡患单侧者,塞患侧。双侧者交替使用。【功用】消炎排脓。【主治】鼻旁窦炎。【疗效】治疗 169 例,154 例痊愈(症状完全消失),9 例好转,6 例无效。其中 12 例经 0.5～1 年随访,未见复发。

鼻 前 庭 炎

(一)当归四黄膏

【组成】当归尾 30 克,黄连、黄柏、姜黄各 20 克,生地黄 60 克,麻油 500 毫升,凡士林 500 克。【制法】上药除凡士林外,浸入麻油中 2 天,用文火熬油至药焦,去渣滤清,取药油加入凡士林,文火徐徐收膏,装瓶备用。【用法】首先清洗疮面脓痂、浊涕,再用消毒棉签蘸药膏适量,涂敷疮面上,每日 2 次,7 天为 1 个疗程。【功用】清热泻火,凉血活血,消肿止痛。【主治】鼻前庭炎。【疗效】一般用药 1 个疗程即可痊愈。治疗 74 例,治愈 56 例,有效 16 例,无效 2 例,总有效率为 97.3%。

(二)当归五黄膏

【组成】当归 17 克,黄连、黄柏、姜黄、黄蜡各 10 克,生地黄 33 克,麻油 40 毫升。【制法】上药除黄蜡外,放入麻油中用文火炸焦,过滤去渣,加黄蜡微火熔化,待冷装瓶备用。【用法】用时先用温开水擦净鼻腔后,用消毒棉签蘸药膏适量涂敷患处,每日 3 或 4 次。【功用】清热泻火,凉血活血,消肿止痛。【主治】鼻前庭炎。【疗效】治疗 30 例,痊愈 25 例,好转 4 例,无效 1 例。

(三)二黄膏

【组成】硫黄 80 克,雄黄 20 克,樟丹 10 克,凡士林 200 克。【制法】上药共研极细末,入凡士林调匀成软膏备用。【用法】以棉签蘸药膏适量涂敷疮面。可沿鼻小柱上端,右鼻逆时针,左鼻顺时针旋转涂布。尽量不要探及鼻腔黏膜。每日 1 或 2 次。【功用】清热解毒,消肿止痛。【主治】鼻前庭炎。【疗效】治疗 45 例,治愈 41 例,有效 4 例。一般 2 次或 3 次即可痊愈。

鼻　息　肉

(一)硇砂散

【组成】硇砂 9 克,轻粉、白矾各 4.5 克,雄黄 6 克,冰片、生甘遂各 3 克。【制法】上药共研细末,装瓶备用,勿泄气。【用法】把棉球浸消毒甘油后蘸药粉少许或裹药塞入鼻腔,紧贴息肉表面,30 分钟后取出。隔 3 天上药 1 次,3 次不应,即终止治疗。【功用】逐火消炎,收敛腐蚀,通窍化息。【主治】鼻息肉。【疗效】治疗 85 例,痊愈 25 例,好转 50 例,无效 4 例。

(二)枯矾方

【组成】枯矾适量(以新制成者良)。【制法】上药研细末备用。【用法】先将患处用硼酸水或温盐水洗净,然后用适量枯矾末,撒布于消毒棉花上塞入鼻腔内,每日换药 1 次。【功用】祛腐生肌。【主治】鼻息肉。【疗效】效果很好。一般用药 2～3 天，息肉即萎缩消失，或脱落。

(三)藕节炭散

【组成】藕节炭 10 克，冰片 2 克，醋适量。【制法】将前 2 味药共研细末，装瓶备用。【用法】每用少许，用醋调成糊状，于睡前敷于息肉面上，次晨洗去，每日 1 次。【功用】收敛、散瘀、通窍。【主治】鼻息肉。【疗效】屡用有效。【附记】笔者临证喜用自拟息肉消化散或藕节散外用疗之，效佳。方药俱见《中药鼻脐疗法》一书。

鼻疔、疮、痈

(一)鼻疔膏

【组成】金银花、蒲公英、蚤休各 30 克，血竭、朱砂、胆矾、蟾酥各 10 克，京墨 3 克，麝香 4.5 克。【制法】先将后 6 味药共研细末待用，再将前 3 味药加水煎 2 次，二汁混合(约 1000 毫升)浓缩至500 毫升，再加上述药粉搅拌均匀成软膏状，装瓶备用。【用法】用时取药膏涂敷患处，每日 3～5 次。【功用】清热解毒，消肿止痛。【主治】鼻疔、鼻疮及一切疔毒、痈肿。【疗效】治验甚多，疗效显著。

(二)离宫锭

【组成】血竭、朱砂、胆矾、蟾酥各 10 克，京墨 3 克，麝香 4.5克。【制法】上药为细末，凉水调为锭。【用法】取锭用凉水磨浓汁，涂敷患处。【功用】解毒、消肿、止痛。【主治】鼻疔及一切疔毒肿毒，一切漫肿无头。【疗效】屡用皆效。

(三)黄白散

【组成】雄黄、白矾、瓜蒂、细辛各等份。【制法】上药共研细末，装瓶备用。【用法】用本散适量，取白雄狗胆汁调和为丸 1粒，塞入患鼻中。每日换药 1 次。【功用】解毒消肿，收敛祛腐。

【主治】鼻痛、鼻息肉、鼻痔、鼻疮。【疗效】屡用皆效。

(四)枯参散

【组成】苦参、枯矾各 30 克,煅石膏 15 克,冰片、轻粉各 1.5克。【制法】上药共研细末,装瓶备用。【用法】用少许干粉末撒患鼻中,或用生地黄汁调和成糊状,滴入鼻中,每日 2 次。【功用】消炎止痛,提脓拔毒,祛腐生新。【主治】鼻疮溃脓,味臭。【疗效】屡用屡验,疗效颇佳。治疗 17 例,通常连用 7 天多获痊愈。

酒糟鼻(红鼻子)

(一)枫杏膏

【组成】大风子仁、生杏仁、水银各 10 克。【制法】先将水银用铅粉 10 克在一起火煅后,共研为细末,然后与前 2 味药共捣烂,再加猪板油(去膜)同捣烂为糊状,装瓶备用。【用法】取此膏少许涂敷患处,每日 3 次。【功用】解毒、杀虫、化赤。【主治】酒糟鼻。【疗效】屡用特效。

(二)冰黄膏

【组成】大黄、硫黄各等份,大风子仁、冰片各适量。【制法】上药研细、捣烂,调成糊状备用。【用法】外用敷患鼻上,每日 3次。【功用】杀虫护肤。【主治】酒糟鼻。【疗效】效果良好。

扁桃体炎(乳蛾)

(一)冰蝎散

【组成】冰片 5 克,全蝎 10 克,菜油 2 毫升。【制法】先将前 2味药研细末,再调入菜油拌匀,做成如 5 分钱币大小的药饼备用。【用法】用胶布置药饼贴于外廉泉穴,24 小时更换 1 次。【功用】清疏风热,通络散结,消肿解毒。【主治】急性扁桃体炎。【疗效】治疗小儿急性扁桃体炎 46 例,年龄在 5－12 岁;病程多在 2～5天。体温均在 39℃以上。扁桃体肿大Ⅰ～Ⅲ度。全部治愈,其中贴敷 1～2 天治愈者 21 例；3～4 天治愈者 17 例；5 天以上治愈者 8 例。

(二)蝎尾外贴方

【组成】蝎尾数条,消炎镇痛膏 1 帖。【用法】用时取"消炎镇痛膏"半张,将蝎尾 2 小节置于中央,然后贴敷于两侧下颌骨下方肿大处。每日换药 1 次。【功用】拔毒消肿。【主治】急性扁桃体炎。【疗效】一般轻症 2～3 天,重症 3～5 天可愈。治疗数十例,基本痊愈。

(三)外敷散

【组成】儿茶、柿霜、白矾各 6 克,冰片 0.6 克。【制法】上药共研细末备用。【用法】取适量,以甘油调成稠糊状,贴敷患处外侧(下颌骨下方肿大处)。每日换药 1 次。【功用】消肿止痛。【主治】急、慢性扁桃体炎(乳蛾)。【疗效】屡用效佳。

(四)乳没三虫散

【组成】斑蝥 10 克,乳香、没药、血竭、僵蚕、全蝎各 5 克,玄参、樟脑各 2 克,冰片 1 克。【制法】上药共研细末,装瓶备用。【用法】取伤湿止痛膏 1 块,中间剪一小洞,将药膏正对双列缺穴,取药末适量放于小洞上面,再用伤湿止痛膏固定,2 小时后取下。每日 2 次,3 天为 1 个疗程。【功用】祛风散热,消肿止痛,化痰散结。【主治】乳蛾。【疗效】屡用效佳。一般用药 1 个疗程即显效。

咽喉炎（喉痹）

(一)外治异功散

【组成】斑蝥 12 个(去翅足、糯米炒),净乳香、净没药、黑玄参、上血竭、淡全蝎各 1.8 克,麝香、冰片各 0.9 克。【制法】上药共研极细末,装瓶备用,勿泄气。【用法】取此散如黄豆大,放膏药上,贴喉外耳下软骨处约 10 小时,去膏药,皮上起疱,用针刺破,涂甲紫。【功用】消肿止痛,祛风清热。【主治】咽喉肿痛。【疗效】屡用效佳。一般拔去毒水即愈。

(二)朱冰散

【组成】朱砂、冰片、轻粉各等份,独头蒜1个。【制法】将前3味药研细末,与大蒜同捣烂如泥备用。【用法】贴敷合谷穴(虎口),以胶布固定,纱布缠紧,勿令移动,24小时后取下。穴上必起黑紫色水疱,用消毒针刺破令水流出,外搽甲紫以防感染。【功用】拔毒、消肿、止痛。【主治】咽喉炎。【疗效】屡用神效。

(三)导热消肿膏

【组成】生吴茱萸30克,生附子6克,麝香0.3克,大蒜汁、面粉各少量。【制法】先将前3味药共研为细末,用面粉拌匀,加大蒜汁调匀,制成两个药饼备用。【用法】取药饼烘热,贴敷于双足涌泉穴,外用纱布覆盖,胶布固定。约3小时后足心发热,则火气下行,病即愈。【功用】清热解毒,活血利咽。【主治】咽喉肿痛。适用于急性咽喉炎、单纯性喉炎、咽炎及慢性咽喉炎急性发作等。【疗效】屡用效佳。【附记】去药后局部出现红赤,如有水疱,可按常规处理即可。

(四)二白冰片膏

【组成】白芥子、冰片各20克,肉桂、木香、干姜、吴茱萸、白胡椒、延胡索、细辛各10克。【制法】上药共研细末,用60%二甲亚砜调成糊状,分3份摊于特制硫酸纸上备用。【用法】取药膏贴敷于合谷、鱼际、天突穴上,以胶布固定。2天换药1次,直至痊愈为止。【功用】清热、解毒、利咽。【主治】急性咽喉炎。【疗效】屡用神验。【附记】治疗期间忌食辛辣刺激食物。

慢 性 咽 炎

(一)细辛膏

【组成】细辛、生附子、生吴茱萸各15克,大黄6克。【制法】

上药共研细末,用米醋调为药糊备用。【用法】取药糊适量,敷于双足涌泉穴上,用纱布包扎固定,每日换药 1 次。【功用】引热下行。【主治】慢性咽炎。【疗效】屡用有效,久用效佳。

(二)附骨膏

【组成】生附子 1 个,补骨脂 15 克。【制法】上药共研细末,用清水调为糊状备用。【用法】取药膏适量,外敷于双足心涌泉穴,外用纱布包扎固定。每日换药 1 次。【功用】引热下行。【主治】虚火喉痹(慢性咽炎、喉炎、咽喉炎)。【疗效】屡用皆效。

(三)附茱膏

【组成】吴茱萸 30 克,生附子 6 克。【制法】上药共研为细末,用面粉少量混匀,以米醋调为糊状,做成 2 个药饼,另加麝香 0.3 克备用。【用法】取药饼,微蒸热,贴双足心涌泉穴上,用纱布包扎固定。每日换药 1 次,至愈为度。【功用】导热下行。【主治】一切虚火喉症。【疗效】屡用有效,久用效佳。【附记】又用吴茱萸研末,用盐水调敷双足涌泉穴,每日 1 换,效果亦佳。

白　喉

(一)巴豆朱砂膏

【组成】巴豆(去壳研末)、朱砂各 0.5 克。【制法】上药共捣烂,做一小膏药备用。【用法】贴于患者两眉之间 8~12 小时,视局部变紫红色,并有小疱即除掉,不久小疱变为大疱可以挑破搽 1%甲紫。【功用】解毒通窍,逐痰行水。【主治】各种白喉。【疗效】治疗 59 例,假膜脱落最快不到 1 天,最慢 8 天。退热日期最快 1 天,最慢 8 天。全部治愈。

(二)蒜黄膏

【组成】独头蒜 1 个,雄黄少许。【制法】先将独头蒜捣成泥,再加入雄黄调匀如黄豆大备用。【用法】贴敷合谷穴上,上面盖以膏药,4~8 小时可出现水疱,取下药再搽甲紫,让水疱自行吸收消退。【功用】解毒消肿。【主治】白喉。【疗效】屡用效佳。

(三)牛膝山豆根散

【组成】怀牛膝、山豆根、黄柏、牡蛎、绿豆各等份。【制法】上药共研细末,装瓶备用。【用法】每用适量,用鸡蛋清和蜜水调成糊状,涂敷风府穴,外以纱布盖上,胶布固定,每日换药 1 次。【功用】清热解毒,导热下行。【主治】一切实火喉症。【疗效】屡用皆效。

失音(喉喑)

(一)清肺膏

【组成】党参、陈皮、贝母、半夏、桔梗、茯苓、桑白皮、知母、枳壳、杏仁、款冬花、麦冬、地骨皮、黄芩、生地黄各 32 克,炒黄连、木通、五味子、紫苏子、诃子肉、石菖蒲、甘草、生姜各 15 克,枇杷叶、百合各 128 克。【制法】麻油熬,黄丹收,阿胶 25 克搅。【用法】贴胸口。【功用】清肺、化痰、利咽。【主治】肺病及失音。【疗效】屡用有效。

(二)纳会膏

【组成】党参、川芎、当归、熟地黄、白芍、茯苓、菟丝子、五味子、杜仲、巴戟天、橘红、半夏曲各 32 克,牛膝、白术、补骨脂、胡芦巴、益智仁、甘草各 15 克,石菖蒲 10 克,加姜、大枣适量。【制法】麻油熬,黄丹收。【用法】贴脐下及脐中。【功用】温肾纳气,化痰养血,通窍发音。【主治】肾虚失音。【疗效】屡用屡验。

(三)麝斑散

【组成】斑蝥 12 克(拌糯米炒黄,去米)、血竭、乳香、没药、全蝎、玄参各 2 克,麝香、冰片各 1 克。【制法】上药共研细末,装瓶备用,勿泄气。【用法】先在患者颈前按压,找到明显的压痛点(阿是穴)后,以甲紫标记,再用小块胶布剪一小孔,对准标记处贴上,挑药末如黄豆大置孔中,上用胶布固定。夏天 2～3 小时即起疱;冬天

6小时后起疱。起疱后揭去胶布,以消毒针头刺破水疱,流出黄水,涂以甲紫,盖上敷料,数日可愈。【功用】滋阴、活血、排毒。【主治】失音。凡急慢性喉炎、喉头结核、声带息肉、结节、创伤等引起的失音,均可用之。【疗效】屡用神效,一般1次即愈。

牙痛、牙疳

(一)牙痛散

【组成】人中白、玄明粉、制硼砂各30%,地栗粉(与上药成比例)、血竭、朱砂各10%(和匀研细加入),新冰片(以上药总和量基础上1%细入)。【制法】上药共研极细末,装瓶备用,勿泄气。【用法】以药棉裹药末如蚕豆大放于病灶上(即蛀孔内),上下牙咬紧即可。【功用】解毒活血,杀虫止痛。【主治】龋齿痛(牙龈肿痛)。【疗效】屡用特效,止痛效果显著。【附记】又用大枣1枚(去核),纳信石1克,煅煨存性,取出待冷,研成细末。每取适量纳龋洞中。一般药后10分钟疼痛立消。

(二)牙疳散

【组成】人中白、绿矾、五倍子各等份,冰片少许,有虫者加槟榔。【制法】上药共研为极细末,装瓶备用,勿泄气。【用法】先用水拭净牙齿,再以此散敷之。【功用】消炎收敛。【主治】牙疳。【疗效】屡用皆效。

(三)麝脐散

【组成】牛膝(去芦)500克,藁本1280克,黄茄(细切)20个,郁李仁640克,麝香空皮子(细挫)100个。【制法】以上5味捣碎入罐子内,上用瓦片盖口,留一小窍,用盐泥固脐,烧令通赤,候令白色,即停火,以新土埋一伏时取出,后入下药,升麻、细辛(去苗)各500毫克,上药俱为细末混匀,装瓶备用。【用法】以少许涂敷患处。【功用】固齿止痛。【主治】牙痛动摇,风火疼痛。【疗效】屡用神效。【附记】用此药在很短时间内用温水漱口,临卧更贴少许,咽津亦无妨。

(四)矾黛散

【组成】白矾、黄柏、黄连、甘草各 3 克,青黛 6 克,冰片 5 克,硼砂 12 克,乳香、没药各 0.5 克,大枣 30 克。【制法】上药共研极细末,和匀,贮瓶备用。勿泄气。【用法】用时取药末少许放于患处。每日 2 次。【功用】清热解毒,消肿止痛,化腐生肌。【主治】牙周炎、牙龈红肿、出血、溃脓、牙齿松动。【疗效】屡用效佳。

(五)霜梅乳没散

【组成】白信石、川黄连、川黄柏、甘草各 5 克,大枣 50 克,青黛 10 克,硼砂 20 克,乳香、没药各 2.5 克,冰片 7.5 克。【制法】先将大枣去核切片,白信研末加入拌匀于瓦上,以炭火炙至烟尽为度,取出候冷研细,其他各药则分别研细,除冰片外皆调匀后收藏。【用法】先将患部洗净,然后把收藏的药加入冰片后,取少许撒敷患处,每日 5 或 6 次。【功用】清热解毒,化瘀止痛,祛腐生肌。【主治】牙疳。【疗效】屡用效佳。

(六)牙痛小降丹

【组成】防风、细辛、荜茇、荆芥、硫黄各 6 克,冰片 33 克。【制法】上药共研细末,取玻璃杯 1 只,砂纸 1 张,将砂纸包在杯口上,系牢,将药粉放在砂纸上,堆成圆柱形,然后在顶上点火,令药粉慢慢燃烧,待烧到药堆基底部(注意不要烧到砂纸)时,把药灰和砂纸除去,刮下玻璃杯内壁上的降丹,装瓶备用。【用法】取降丹少许放在棉花中,再将药棉贴于牙痛处,咬紧即可。【功用】祛风、消炎、止痛。【主治】各种牙痛。【疗效】临床应用多年,治疗各种牙痛均有较好的止痛效果。一般用药 8 分钟后即可止痛,效佳。

牙　　宣

(一)护齿膏

【组成】①防风、独活、槐枝各等份,当归、川芎、白芷、细辛、藁本各适量；②白蜡、黄蜡各 30 克，官粉、乳香、没药、龙骨、白石脂、石膏、白芷各 15 克（俱为末），麝香（为末）1.5 克。【制法】将①组药挫碎，入香油 250 毫升，浸 3 天，熬焦去渣，再入②组药，先将二蜡熔化成膏，余 8 味药细料，搅匀收瓷器内。备用。【用法】取膏适量，摊在牛皮纸上，贴于牙宣处。【功用】祛风活血，消肿敛疮，止痛。【主治】牙龈宣露。【疗效】屡用皆效。

(二)固齿白玉膏

【组成】官粉(研)、阳起石各 32 克，珍珠(研)10 克，龙骨 6 克(用僵蚕 49 条，防风、当归、川芎、猪牙皂、青盐、升麻、白芷、地骨皮各 15 克，细辛、藁本各 10 克，共研细末。用长流水 5 碗，同药入砂锅内，以桑柴火熬药至 3 碗，去渣，再入砂锅内煎至 1 碗，将阳起石、龙骨火煅通红，入药汁内淬之，如此 7 次，去汁，将龙骨、阳起石焙干研末即可)，麝香(研)6 克，象皮(研)15 克。【制法】用黄蜡 96 克，熔化滤净，再化，离火候温，方入前药(先共研极细末)和匀，趁热摊纸上备用。【用法】先以温开水漱口，再取膏药 1 小条贴于患处，闭口勿语。【功用】清牙宣，止疼痛。【主治】牙宣。【疗效】屡用皆效。

口腔炎(口疮)

(一)三子膏

【组成】莱菔子、白芥子、地肤子各 10 克，食醋适量。【制法】上药用砂锅炒至微黄，共研细末，与醋调成膏状。把药膏分涂于 2 厘米见方的纱布或白布上，膏厚为 2 毫米，1 厘米见方。【用法】贴于患儿双足涌泉穴上，胶布固定。【功用】消炎止痛。【主治】小儿口疮。【疗效】治疗 43 例，其中 38 例敷药 3~5 次即愈。

(二)口炎散

【组成】山豆根、大黄各 30 克，人中白 2 克，青黛 20 克，砂仁 10 克，儿茶、白矾、没药、黄连各 15 克，冰片 3 克。【制法】上药共研细末,过 100 目筛,装瓶消毒备用。【用法】口腔消毒,用 2%甲紫调敷患处。【功用】消炎止痛。【主治】口腔炎。【疗效】治疗 26 例,全部治愈。

(三)青砂散

【组成】青黛、硼砂、人中白、儿茶各 30 克,薄荷末、玄明粉、马勃各 15 克,冰片 6 克。【制法】上药共研极细末过细筛,装瓶备用,勿泄气。【用法】用冷盐开水含漱后,取药粉撒敷患处,每日 3 次,口腔内不易撒布之患处,可用芦管吹之。【功用】清热解毒,生肌止痛。【主治】口腔溃疡,走马牙疳,牙床红肿溃疡及咽喉疼痛。【疗效】治疗百余例,全部治愈。轻者 1 天,重者 2～5 天即愈。

(四)五倍青黛散

【组成】五倍子 5 克,青黛、冰片各 7.5 克,硼砂 10 克,人中白 12.5 克。【制法】上药共研细末备用。【用法】局部(患部)外敷,每日 2 或 3 次。【功用】清热、消肿、止痛。【主治】口腔炎,牙龈炎。【疗效】治疗口腔炎 24 例,牙龈炎 8 例。24 例阿弗他性口炎,经外敷 3～5 次治愈。

(五)二石青黛散

【组成】青黛 4 克,硼砂、玄明粉各 1.4 克,煅炉甘石、煅石膏、人中白各 1 克,雄黄 0.6 克,冰片 0.4 克。【制法】上药共研极细末,装瓶备用。【用法】先用茶水漱口,取药粉撒敷患处疮面,每日 1 或 2 次。【功用】清热解毒,敛疮止痛。【主治】口疮、口糜。【疗效】屡用效佳。

口　臭

(一)沉香散

【组成】沉香、麝香各 5 克,细辛 25 克,升麻、藁本、藿香、甘松、白芷各 5 克,石膏 200 克,寒水石 100 克。【制法】上药共研细末,贮瓶备用。【用法】每日早、晚取药末少许揩牙。【功用】清热祛风,芳香消臭。【主治】口臭,洁齿令白。【疗效】屡用效佳。

(二)茶韦槟榔散

【组成】儿茶、石韦、槟榔各 10 克,大黄 5 克。【制法】上药共研极细末,装瓶备用。【用法】用时取药末 5 克用开水浸泡 30 分钟,每日早、晚漱口或刷牙即可。【功用】泻胃火,除口臭。【主治】口臭(胃火上炎型)。【疗效】治疗 50 例,用药 3～5 日,均治愈。

(三)大黄炭散

【组成】大黄炭 100 克,藿香 30 克,冰片 10 克。【制法】上药共研细末,贮瓶备用。【用法】用时取此药粉适量刷牙,泡水漱口。每日早、晚各 1 次。【功用】芳香清热,泻火除臭。【主治】口臭。【疗效】屡用效佳,一般经用药 3～7 日后口臭症状均消失。

唇、舌病

(一)陀僧膏

【组成】南密陀僧(研末)640 克,赤芍、当归、赤石脂(研末)、百草霜(研筛)各 64 克,乳香(去油研末)、没药(去油研末)、血竭(研)、儿茶各 15 克,苦参 128 克,银黝 32 克,桐油 640 毫升,香油 320 毫升,川大黄 160 克。【制法】先将赤芍、当归、苦参、大黄入油内炸焦过滤去渣,熬至滴水成珠不散,再下密陀僧末,用槐、柳枝搅至滴水成珠,将百草霜细细筛入搅匀,再将余药及银黝筛入,搅匀,倾入水盆中,众手扯千余下,再收入瓷盆内,常以水浸之。【用法】按患处大小,取膏外敷之。【功用】清热解毒,活血通络,消肿止痛。【主治】茧唇及诸般恶疮,流注瘰疬,跌仆损破,金刃损伤等症。【疗效】屡用神效。【附记】凡外证初起或无内证者,用蟾酥饼贴之,陀僧膏盖之。

(二)唇风煎

【组成】白鲜皮 15 克,蛇床子、川楝皮各 10 克,地肤子、苦参各 30 克。【制法】上药置砂锅内加水煮沸约 10 分钟离火,过滤去渣,取汁待温。【用法】将药汁温热,患唇浸泡于药液内,每次浸泡 15 分钟,或用纱布浸透药液,外敷唇部,戴上口罩,可以自由活动,每日用药 1 次,每次用药时间宜长。【功用】清热解毒,祛风除湿,止痛止痒。【主治】唇风,证见唇部有糜烂发痒,灼热疼痛、肿胀,液体渗出,结痂等。【疗效】屡用效佳。【附记】又用儿茶,用醋磨汁,涂患处,每日 3 次,少则 3 天,多则 10 天即愈。

(三)舌疮散

【组成】生石膏 3 克,冰片 0.3 克,青黛、龙胆草、蒲黄各 0.6克,血竭 0.1 克。【制法】上药共研细末,装瓶备用。【用法】先用金银花 2.4 克,甘草 1.5 克,加开水约 100 毫升,浸泡、待冷,取消毒棉签饱蘸此水清洗舌面后,再取此散撒敷患处,每日 3 或 4 次。【功用】清热解毒,消肿生肌。【主治】小儿舌疮,或腐破,大小不等,或呈癣状破溃,弥漫成片,或如烫伤或如剥蚀,舌色鲜红或如常色,口角流涎,痛不吮乳。【疗效】屡用效佳,一般 3 天可愈。

(四)黄连膏

【组成】黄连、黄柏各 9 克,当归尾 15 克,生地黄 30 克,姜黄 3克,黄蜡 120 克,香油 360 毫升。【制法】将香油入锅内,再将前 5味药入油内炼焦、去渣,下黄蜡化尽,用纱布过滤,倒入瓷缸内,以柳枝不停搅之,候凝为度,备用。【用法】外敷患处。亦可将纱布入油膏内,做成黄连油布,贴于疮面。【功用】润燥生肌。【主治】各种燥疮,唇鼻干燥,肌肤皲裂。【疗效】屡试屡验,效佳。【附记】此外,用鲜威灵仙根(或干品)洗净捣烂,取适量加糖半匙共捣如泥,做成蚕豆大之药饼,敷贴印堂穴,包扎 2～4 小时,皮肤轻微灼热疼痛取下,勿再敷。约 24 小时,即起一水疱,水疱吸收后,留有色素沉着,数月后即可自行消散。用治牙龈出血、鼻出血及扁桃体炎,均有效果。

下篇 备用贴敷通治方

乾坤一气膏

【组成】当归、赤芍、白芍、白附子、白芷、生地黄、熟地黄、炮穿山甲(代)、木鳖子仁、巴豆仁、蓖麻仁、三棱、莪术、续断、五灵脂、肉桂、玄参各 32 克,乳香、没药各 38 克,麝香 10 克,阿魏 64 克。【制法】麻油熬,黄丹收。【用法】贴肾俞(遗精、白带贴丹田)。【功用】行气血,消痰湿。【主治】诸风痰湿所致瘫痪,流注,各种恶疮,百般怪症,男子夜梦,妇人赤白带下,男女精寒血冷不育不孕。【疗效】凡上述诸病症,用之皆效。

除湿膏

【组成】羌活、草乌、苍术、防风、黄柏、威灵仙、甘遂、大戟、葶苈子、半夏、川乌、厚朴、槟榔、泽泻、白芥子、赤茯苓各 64 克,炒黑豆、白术、蓖麻仁、赤芍、乳香、没药、黄芩、陈皮、皂角刺、栀子、生姜各 32 克。【制法】麻油熬,黄丹收,加滑石 128 克,松香 192 克搅匀。【用法】贴肚脐。【功用】祛热、祛湿、活血、疏风。【主治】湿热诸症。【疗效】屡用神验。

犀羚三黄膏

【组成】大黄、当归、生地黄各 60 克,黄柏、黄连、黄芩、川芎、柴胡、葛根、薄荷、连翘、赤芍、栀子、知母、黑丑各 32 克,犀角(水牛角代)、羚羊角(代)片各 10 克。【制法】麻油熬,黄丹收,滑石、石膏各 128 克搅匀,或加生甘草。【用法】贴胸口。【功用】泻火解毒。【主治】一切实火诸症。【疗效】凡实火引起之诸症,用之皆效。

五热膏

【组成】薄荷 246 克,生地黄 192 克,麦冬 128 克,当归、柴胡、蒲黄、木通各 64 克,黄芪、党参、黄连、生甘草、酒白芍各 32 克。【制法】麻油熬,黄丹收。【用法】贴胸口或肚脐上。【功用】清泻三焦火热。【主治】心、肺、胃、肝、胆、肾热,以及上而酒毒,膈热,消渴,下而血滞,五淋、血崩。【疗效】用治上述病症有效。

养神膏

【组成】牛心 1 具,党参、熟地黄、茯苓、黄芪、白术、当归、远志、枣仁、柏子仁、益智仁、麦冬、木鳖子仁、半夏各 32 克,酒赤芍、五味子、陈皮、甘草各 15 克,黄连 12 克,肉桂 6 克,陈胆南星 24 克。【制法】麻油先熬牛心去渣,入余药。麻油熬,黄丹收,下朱砂 21 克,生龙齿、郁金、石菖蒲各 15 克(俱为末)搅匀。【用法】贴胸口。【功用】养心脾,安神益智。【主治】一切神志病。【疗效】屡用神效。

外台时气膏

【组成】鳖甲、茵陈、栀子、芒硝各 64 克,大黄 160 克,常山、炒杏仁各 93 克,巴豆仁 38 克。【制法】麻油熬,黄丹收。【用法】贴肚脐上。【功用】清热解毒,软坚导滞,行气截疟。【主治】一切时气、瘴气病、黄疸、疾疟、赤白痢疾。【疗效】临床用之多效。

行瘀膏

【组成】大黄 128 克,芒硝 64 克,柴胡、瓜蒌根、桃仁、当归、生地黄、红花、穿山甲(代)、莪术、三棱、川芎各 32 克,乳香、没药、肉桂各 22 克,川乌 10 克。【制法】麻油熬,黄丹收,下花蕊石 32 克,血竭 15 克(俱为细末)搅匀。【用法】贴患处。【功用】活血化瘀。【主治】一切瘀血症。【疗效】凡血瘀引起的多种病症均有效。

黄连润肌膏

【组成】黄连 30 克,黄柏、当归尾、生地黄各 60 克,紫草 90 克,麻油 1000 毫升,黄蜡 180 克。【制法】先将前 5 味药放入麻油内浸 4 小时,倾入铜锅,用慢火煎沸至药焦为度,以纱布滤去药渣,把煎好之药油倒在先放有黄蜡的干净瓷缸里,候冷即成紫红色软膏备用。【用法】皮肤病,各种溃疡及烫、烧伤等,经一般疮面消毒,可以直接涂敷患处,亦可用纱布涂成软膏贴于患部。眼结膜炎及鼻腔炎等用棉签蘸药膏涂敷。【功用】解毒、润燥、活血、止痛、生肌。【主治】烫、烧伤,急慢性眼结膜炎,睑缘炎,干燥性鼻腔炎。因真菌、葡萄球菌等引起各种化脓性皮肤病及各种溃疡等。【疗效】用治上述各病症均有良效。

太乙保安膏

【组成】羌活、草乌、川乌、僵蚕、独活、麻黄、桂枝、当归、乌药、防风、荆芥、高良姜、海风藤、闹羊花各 30 克。【制法】上药用麻油 1500 毫升熬至药焦去渣,下黄丹 200 克收膏备用。【用法】贴患处。【功用】祛风除湿,温经散寒,活血通络。【主治】五劳七伤、风寒湿气、筋骨疼痛、痰喘咳嗽、心痛、腰痛、疟疾、痢疾、脚气、跌打损伤、瘰疬、阴毒、臁疮。【疗效】用治上述病症,常获良效。

二龙膏

【组成】活甲鱼、鲜苋菜各 500 克,莪术、三棱各 50 克,乳香、没药各 155 克,肉桂 27.5 克,沉香 25 克,麝香 12.5 克。【制法】取麻油 12 升置铁锅内加热,将活甲鱼同鲜苋菜共入锅中,炸至将焦时,将甲鱼取出切碎,再置入锅中,同时将莪术、三棱(先捣碎块)入锅内共炸至全部炸焦,捞出残渣,取油过滤(即为药油)。依法炼油,下黄丹(火上或离火下丹)收膏搅匀放入冷水中搅成 500~1500 克 1 块,将水控净,再放入冷水中浸泡 10~15 天,每日换水 1 次以去火毒。再取膏油用武火熔化,待爆音止,水气去净,凉温,兑入细料(先将乳香、没药、沉香、肉桂 4 味药共研为细粉,和匀,过 80~100 目筛,再将麝香置乳钵内研细,与乳香等细粉陆续配研和匀,过筛即成细料)搅匀。约制药膏 1300 克。将药膏分摊于布褙上,微凉,然后向内对折,收贮备用。【用法】温热化开,贴于脐上。【功用】消积化痞。【主治】气滞瘀积所引起的积聚痞块,肚腹胀痛,面色萎黄,消化不良。【疗效】屡用有效。

五积六聚膏

【组成】木鳖子 25 克,阿魏、三棱、白术、桃仁、红花、赤芍、丹参、乳香、没药各 15 克。【制法】上药用香油 500 毫升炸焦、去渣,熬至滴水成小珠,加樟丹 300 克熬成膏。【用法】每用 50～100 克摊白布上,再以少许石楠藤、冰片研细放膏药中,贴患处。【功用】活血化瘀。【主治】五积六聚。【疗效】屡用有效。

五福膏

【组成】全蝎、斑蝥各 30 只,蜈蚣 30 条,巴豆 30 粒,独头蒜 30 头。【制法】先用清油 500 毫升将上药炸焦,取出研细末,再入油内熬至滴水成珠,加黄丹、铅粉各若干,老嫩适中即成。【用法】外贴患处。【功用】解毒散结,消肿止痛。【主治】各种阳证疮疡,已溃未溃者及刀伤、骨折等。【疗效】临床屡用,皆有奇效。

独角莲膏

【组成】香油 1000 毫升,樟丹 500 克,独角莲 400 克。【制法】先将香油加热到 180℃时,入独角莲炸焦为度,过滤去渣,再将滤过之香油,熬炼至 320℃时,离火下丹,搅拌收膏。【用法】用时加热摊于布上,贴于患处。【功用】消肿止痛,软坚散结。【主治】肝炎、肝硬化、胆囊炎、乳腺增生症、鼠疮瘰疬、骨髓炎、肝硬化腹水等症。【疗效】屡用皆效。

涌泉膏

【组成】大海龙 1 对,生附子 75 克,香麻油 1000 毫升,黄丹325 克,制阳起石末、麝香各 25 克,冬虫夏草、高丽参、川椒、母丁香、零陵香、穿山甲(代)、锁阳各 15 克。【制法】先将生附子切去节头,用童便、甘草水浸 1 天后,洗净,与大海龙、零陵香、穿山甲、锁阳一起切碎,用香麻油浸(春 5、夏 3、秋 7、冬 10 天)。然后用木炭火熬至药焦去净渣,将油再熬至滴水成珠时,称准重量,每500 克药油加黄丹 325 克,用小火熬至滴水成珠,用槐枝不住手搅,再下制阳起石末、麝香末各 25 克,冬虫夏草末、高丽参末、川椒末、母丁香末各 15 克,搅匀,埋土内 7 天祛火毒,收存备用。【用法】每用膏 3 克,摊如钱大,贴两足心(涌泉穴),10 天一换。【功用】温肾固精、散寒通络,舒筋止痛。【主治】下元虚损、五劳七伤,咳嗽痰喘气急,左瘫右痪,手足麻木、筋骨疼痛、腰脚软弱,男子遗精、白浊,妇人赤白带下等症。【疗效】用治上述各症,皆有良效。

风湿止痛膏

【组成】乳香、没药、冰片、樟脑、薄荷脑、红花、金银花、当归各 100 克,石蜡、丁香各 50 克,生川乌、生草乌、冬青油、干姜各150 克,肉桂、荆芥、防风、白芷、三棱各 200 克,苯海拉明 2.5克,橡胶 1600 克,松香 1800 克,汽油 5000 毫升,氧化锌 2100克,凡士林 700 克。【制法】取乳香、没药、丁香制成粗粉,用90%乙醇浸渍提取至尽,提取液中加入冰片、樟脑、薄荷脑、冬青油、苯海拉明使溶解备用。肉桂、红花等植物药材酌予碎断,水煮16 小时,过滤,浓缩成浸膏(膏量约为药材量的 1/8)。橡胶切成碎块,用汽油泡 12 小时后充分搅拌使溶解,依次加入熔融的松香和氧化锌的混合物,凡士林、石蜡药材浸膏、乳没等的纯溶液。每次加入后均搅匀,最后成黏浆状物,摊涂在布帛上,即得。【用法】将患处洗净擦干,按痛处大小贴敷。【功用】祛风除湿,化瘀止痛。【主治】风寒湿痹引起的腰、肩、四肢、关节、肌肉诸痛。【疗效】屡用皆效。

安阳精制膏

【组成】生川乌、生草乌、乌药、白及、白芷、白蔹、木鳖子、木通、木瓜、三棱、莪术、当归、赤芍、肉桂各 24 克,大黄、连翘各 48克,血竭、阿魏各 10 克,乳香、没药、儿茶各 6 克,橡胶 256 克,汽油

800 毫升,松香 288 克,凡士林 112 克,氧化锌 336 克,石蜡 8 克。
【制法】取血竭、阿魏、乳香、没药、儿茶制成粗粉,用 90% 乙醇 1.5 倍量,浸渍 72 小时以上,时加搅拌至提取至尽,取上清液备用。其余植物性药材用水煮浓缩成膏。按"风湿止痛膏"制法,制成橡胶硬膏。【用法】将患处用温水洗净擦干,取此膏贴敷患处。【功用】消积化块,逐瘀止痛,舒筋活血,祛风散寒。【主治】男子气块、妇女血块、腹内积聚、风寒湿痹、胃寒诸痛及手足麻木等症。【疗效】用治上述各症,效果颇佳。

胆汁二连膏

【组成】川黄连、胡黄连各 1 克,牛胆汁、蜂蜜(精制)各 50 毫升。【制法】先将二连洗净、晒干,研为粗末,加蒸馏水适量煎 2 次,集 2 次煎出液放冷后滤过,滤出液盛于蒸发皿中,加入牛胆汁、蜂蜜。测定酸碱度(pH)酌加硼砂、硼酸、精制食盐、冰片,使之呈中性,以减少点眼时的刺激性。消毒、密贮备用。【用法】眼睑带状疱疹用之涂抹,其余眼疾用之点眼。每日 4～6 次。【功用】消炎止痛。【主治】眼睑带状疱疹,匐行性角膜溃疡,急性流行性结膜炎,沙眼,疱性眼炎,边缘性角膜溃疡,树枝及盘状角膜炎,蚕食性角膜溃疡,角膜软化症。【疗效】屡用皆效。

阿魏化痞膏

【组成】大蒜、香附、大黄、川乌、三棱、当归、莪术、穿山甲(代)、白芷、使君子、厚朴、蓖麻子、木鳖子、草乌、蜣螂、胡黄连各 100 克,乳香、没药、芦荟、血竭各 15 克,阿魏 100 克,樟脑、雄黄、肉桂各 75 克。【制法】将乳香、没药、芦荟、血竭、阿魏、樟脑、肉桂等 8 味药单包另研细待用。另取麻油 12 升,将大蒜等 16 味药酌予碎断,一起置于铁锅内炸至枯黄色时,捞出残渣,取油过滤,即为药油。再依法炼油,下丹(分火上下丹或离火下丹),搅匀收膏,即放入冷水中搅成 500～1500 克 1 块,将水控净,再放入冷水中浸泡 10～15 天,每日换水 1 次,以祛火毒。取膏油 12 升加热熔化,待爆音停止水气除尽,凉温,兑入上备细料(先研细、过筛、和匀)搅匀,再将膏药油分摊于布褙上,微凉,向内对折,收贮备用。【用法】温热化开,贴于胸口或脐上。【功用】消积化痞。【主治】积聚痞块,胸胁胀满,肚腹疼痛,以及妇女癥瘕,血块和肝脾大等症。【疗效】用治上症,徐徐调治,每获良效。

消痞狗皮膏

【组成】生地黄、枳壳、苍术、五加皮、桃仁、山柰、当归、川乌、陈皮、乌药、三棱、草乌、川军、何首乌、柴胡、防风、刘寄奴、猪牙皂、川芎、肉桂、羌活、赤芍、威灵仙、天南星、香附、荆芥、白芷、海风藤、藁本、川续断、高良姜、独活、麻黄、甘松、连翘各 15 克。【制法】用麻油 2 升将上列药物炸焦去渣,下净血余炭 100 克熔化,下黄丹 1500 克,熬成即可应珍膏。取可应珍膏 750 克加入以下细料药:阿魏 50 克,肉桂、公丁香各 25 克,木香 20 克,乳香、没药各 30 克,麝香 5 克,搅匀即成本膏。微凉摊膏备用。【用法】将膏微火熔开,贴于肚脐上。【功用】祛风除湿,活血化瘀,化积消痞。【主治】腹中积聚痞块,肠寄生虫,胸胁胀满,肚腹疼痛,以及妇女癥瘕血块,痢疾等。【疗效】凡用治上述各症均有效。

毓麟固本膏

【组成】川附子 100 克,牛膝、川续断、甘草、大茴香、天麻子、紫霄花、补骨脂、肉苁蓉、熟地黄、杜仲、小茴香各 150 克,锁阳 25 克,海马 200 克,沉香 15 克,龙骨、乳香(皮)、母丁香、没药、木香各 50 克,鹿茸(去毛)30 克。【制法】将海马、沉香、乳香、没药、鹿茸、母丁香、木香 7 味单放,研细、和匀,过 80~100 目筛,即成"细料"。另取麻油 12 升置于铁锅内,将杜仲等 14 味药(先酌予碎断)倒入,加热炸焦,捞出残渣,取油过滤,即为药油。依法炼油,每 1000 克药油加黄丹 500 克,搅匀,放入冷水中搅成 500~1500 克 1 块,将水控净,再放入冷水中浸泡 10~15 天,每日换水 1 次,以去火毒。再取膏加热熔化,待爆音停止,水气去尽,凉温,兑入细料搅匀。将膏分摊于布褙上,微晾向内对折,收贮备用。【用法】温热化开,男子贴于肾俞穴、女子贴于脐部。【功用】补肾固精,散寒止痛。【主治】 下元虚弱引起的梦遗滑精,疝气偏坠,腰酸腿软,及妇女痛经带下,男女不育等症。【疗效】用治上述各症均有效。